スキマ時間でスキルMAX!

ストーリーで身につく外科センス

がん・感染症センター都立駒込病院
寺尾 保信

埼玉医科大学国際医療センター
去川 俊二

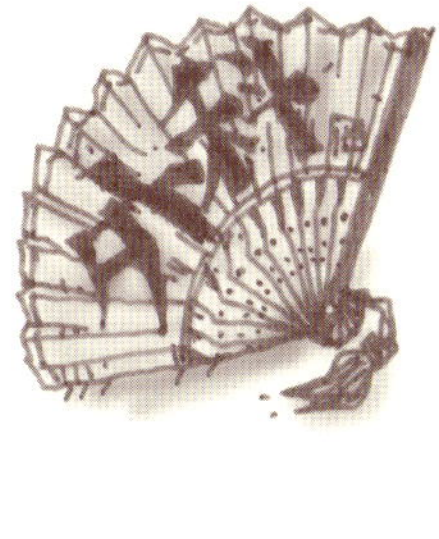

克誠堂出版

スキマ時間でスキルＭＡＸ！
ストーリーで身につく外科センス

はじめに

外科と名の付く職業に就く者であれば、だれでもカッコよく手術をしたい、手術で患者さんを幸せにしたい、と思っているのではないでしょうか。

外科医のカッコよさや患者さんを幸せにする手段は、変わりつつあります。これからの外科医には、内視鏡手術などの低侵襲手術と臓器移植などの高難度手術が求められます。ロボット支援手術は普及し、再生医療も外科の世界を変えるでしょう。

しかし、細分化された最先端の医療の裏で、シンプルな疾患の治療が置き去りになっていませんか？　大きく切開した創、感染した創、治癒しにくい創、外傷や良性腫瘍、それらを外科医らしくスマートに治せますか？

そんな外科総論的な外科医の基本、それがこの本のテーマです。堅苦しい教科書ではありません。ある総合病院を舞台に繰り広げられる外科医たちの物語を楽しんでください。

二〇一九年十月

再建外科医　寺尾保信
去川俊二

もくじ

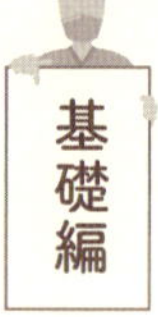

BASIC

応用編

ADVANCE

概念編

PHILOSOPHY

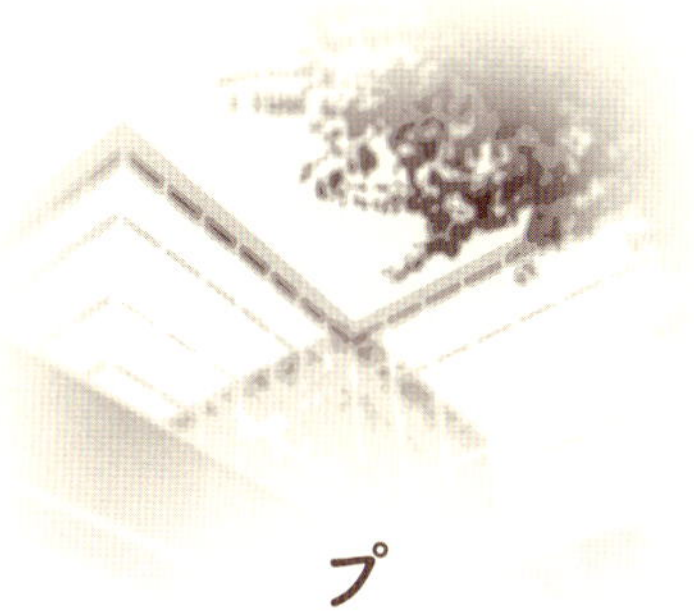

プロローグ

「四月から採用になった後期研修医の江草俊一先生と藤井明日香先生だ」

外科部長の相葉和也は、医局の入り口で直立不動の姿勢で固まる二人を紹介した。

「江草俊一です。僕たち、先生方のロボット支援手術を学びたくて、初期研修に引き続きこの病院で研修することにしました。よろしくお願いします！」と俊一が意気込んだ。

「あら、ダヴィンチ手術もいいけど、その前に学ぶことが山ほどあるからね」

医局長の新見理子が諭すように言った。

「はい、術後管理や手術助手など、先生方のお役に立てるよう頑張ります！」と明日香も負けじと熱意をアピールした。

「おいおい、君たち、ちょっと勘違いしてるんじゃないか？　外科医になるってところから教えないとな」

相葉は芝居がかったしぐさで額に指を押し当て、ため息を漏らす。

「えっ？　外科医になる？？」と二人は困惑した。

「まあまあ、そのうち分かるよ。肩の力を抜いて頑張ろうぜ」

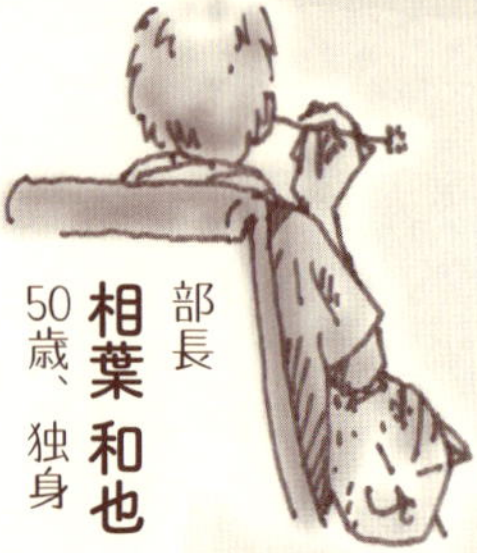

部長
相葉 和也
50歳、独身

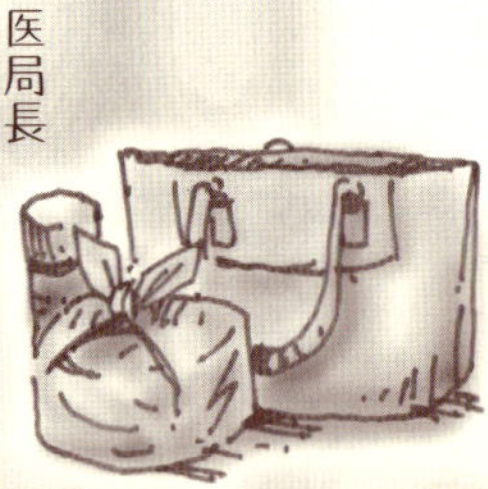

医局長
新見 理子
42歳
公務員の夫と
小学4年の娘、理奈

先輩外科医の木津直志が俊一の肩を叩く。「俺たちも指導するから心配するな」

「そういえば、木津も最初は同じこと言われてたもんな」

渕上亮介が同期の直志をからかう。「ちなみに木津は子持ちで俺は独身」

「先生、変なアピールしないで下さい！」

後期研修三年目の谷口茉奈が明日香に微笑んだ。

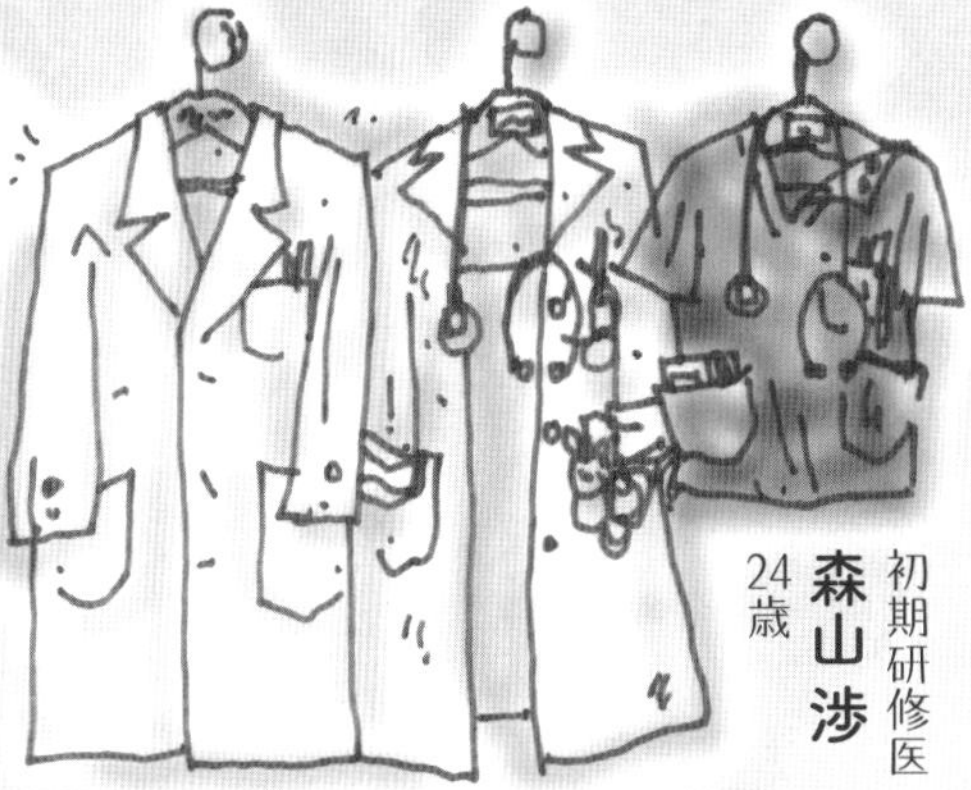

初期研修医
森山渉
24歳

後期研修医1年目
藤井明日香
26歳

後期研修医1年目
江草俊一
26歳

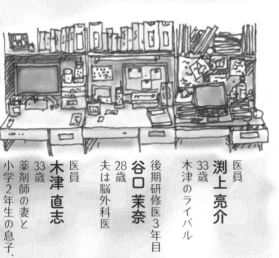

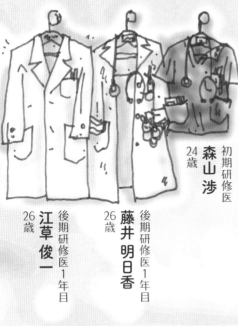

医員
渕上亮介
33歳
木津のライバル

後期研修医3年目
谷口茉奈
28歳
夫は脳外科医

医員
木津直志
33歳
薬剤師の妻と
小学2年生の息子、蒼佑

「女性同士、よろしくね」

「とりあえず自己紹介は済んだな。他科の先生は手術室で紹介しよう。魑魅魍魎《ちみもうりょう》が跋扈《ばっこ》してるから覚悟しろ」

相葉は不敵な笑みを浮かべると、白衣を羽織って手術室へと向かった。

俊一は明日香と目を合わせる。先程まで期待に輝いていた瞳には、不安と戸惑いの影が差していた。

「俺たち、大丈夫か？」

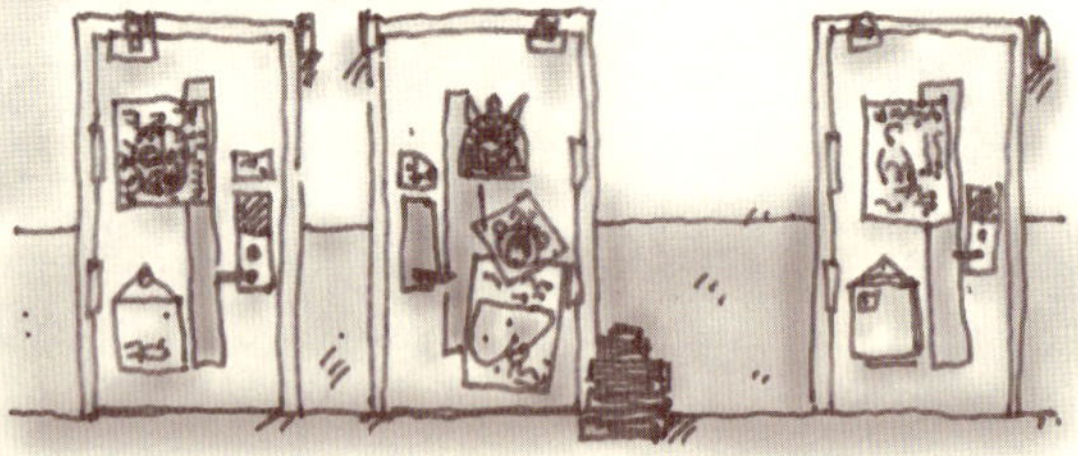

乳腺外科医
櫻井 雅紀
46歳

肝臓外科医
松岡 智
52歳

形成再建外科医
長瀬 太一
50歳

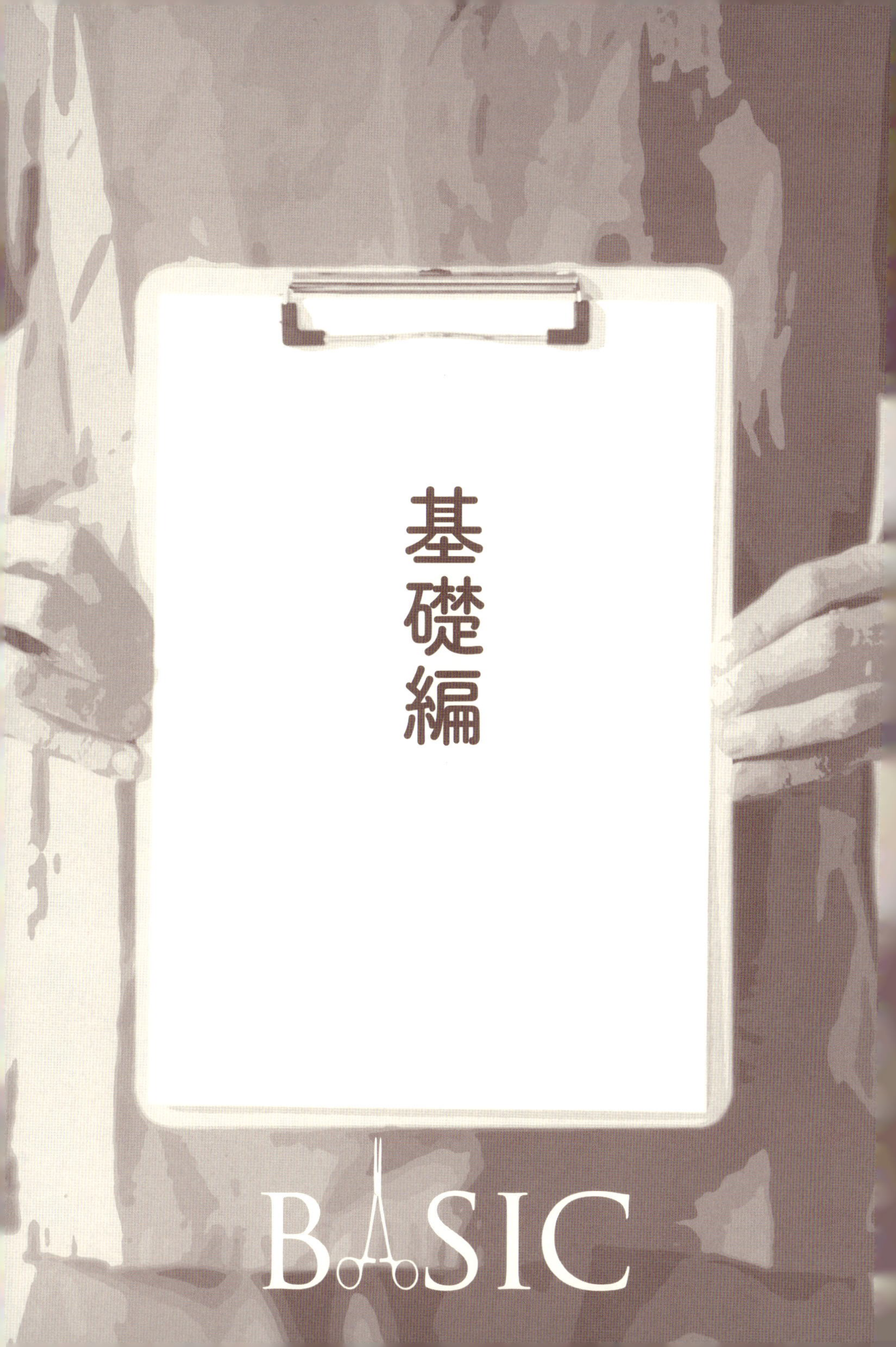

基礎編

BASIC

BASIC

1 創傷治癒

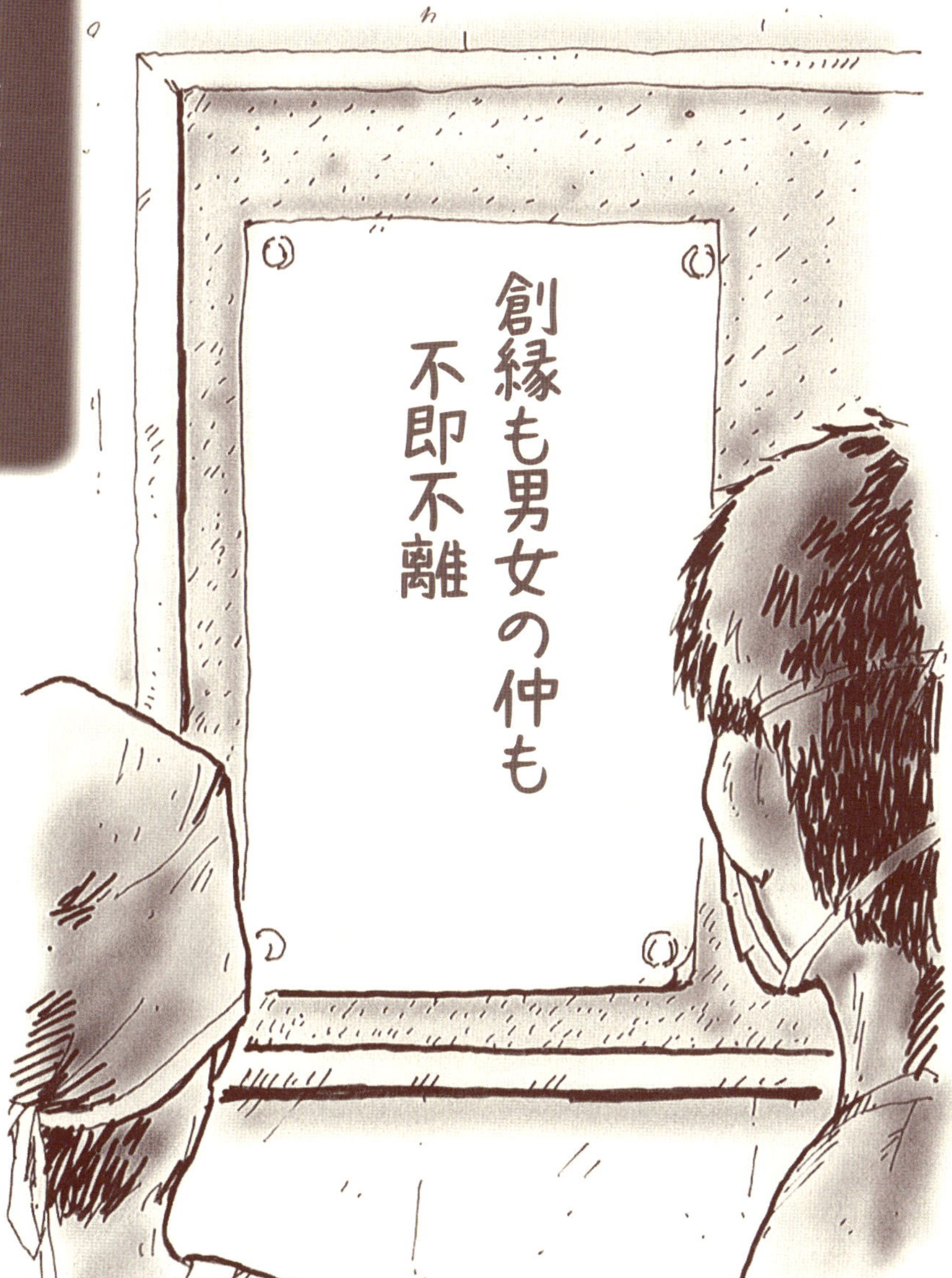

創傷治癒のしくみ

——傷は縫うから治るのではない

心電図に乱れはなく、血液データも問題ない。術後の容体は安定してきたと判断していいだろう。江草俊一は時計を見た。午後七時——

二年間の初期研修を終え、今月から外科の後期研修医となった俊一は、プライベートより仕事を優先する日々を過ごしていた。しかし、今日だけは遅刻できない。

「すみません。今日はこれで失礼します。彼女の誕生日なんで」と俊一は外科部長の相葉和也に許可を得る。ロッカールームで急いで着替え、鞄の奥に鎮座する指輪を確認した。そう、俊一は今日、意を決して彼女にプロポーズをするつもりなのだ。

麻衣とは学生時代に知り合った。先に卒業した彼女は、現在都心の出版社に勤務している。しかし、俊一がこの病院で研修を始めてからは会えない状況が続いていた[1]。

記念すべき日に選んだ店は予約困難なイタリアンレストラン。オーナーシェフの苗字の前にリストランテと書かれたその店は、「超高級」に分類される人

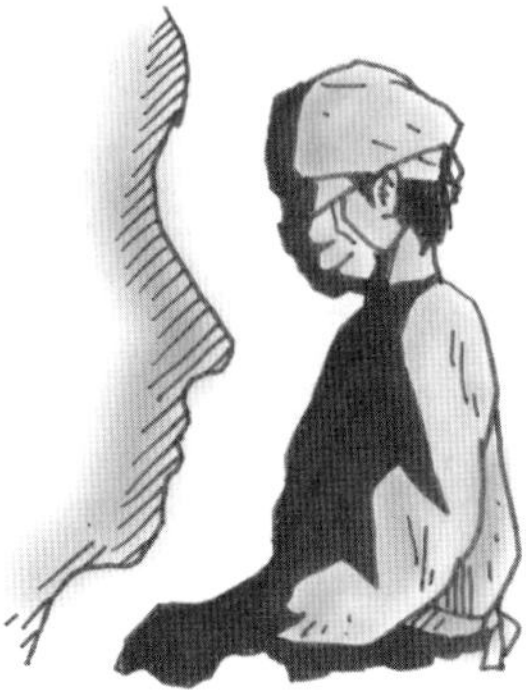

1 今後は働き方改革や労働基準監督署の介入で、残業ができなくなる?「忙しくてすれ違う」ことは減るかも知れないが、合理的と評価するには解決すべき課題がありそう。

気店だ。俊一は医師としての夢を話し、その夢に向かって仕事に励む毎日を熱く語った。

幾何学模様に彩られたドルチェが出されたタイミングで、「機は熟した」と思った俊一は鞄に手を伸ばした。が、その刹那、麻衣の口から思いがけない言葉がこぼれる。

「今日はありがとう。でも、俊一君無理してない？」

「へっ？」出鼻をくじかれた俊一は間抜けな声を漏らす。

「私はちょっと窮屈。もちろん、こんな素敵な場所でおいしい食事ができるなんて幸せなんだけど」麻衣はジェラートをすくったままのスプーンを置いて、うつむいた。

「普段会えない分、誕生日ぐらい贅沢したっていいじゃん」俊一は動揺を隠せない。

「忙しいものね、俊一君。それでも、私はもっと普通のシチュエーションでお互いのことや普通の会話を…」

「俺の夢の話が気に入らないの？　この店も予約するの大変だったんだぜ」

「そういうことじゃ…でも本質はそういうことかもね。特別な体験って、安心できる日常があってこそ楽しめるんじゃない。俊一君、私のこと分かってくれてる？」

「もちろん、分かってるよ。趣味はボルダリング、好きな食べものは…」

「もういい。今日はありがとう。おやすみなさい」

麻衣は一人席を立って帰ってしまった。俊一と鞄の中の指輪を残して。

「今日は朝から元気がないな。昨日何かあったのか?」

手術も終盤、皮膚を縫合する相葉の助手をしながら、俊一は昨日の喧嘩別れのシーンをサマライズして報告した。[2]

「なるほどねぇ。ちょっと縫ってみろ」と相葉は鑷子と持針器を俊一に渡す。[3]

何かアドバイスをもらえるのかと思っていた俊一は話の接ぎ穂を失うが、折角の皮膚縫合の機会と、気持ちを切り替える。

細かい間隔で真皮縫合を行い、仕上げの皮膚縫合のナイロン糸をぎゅっと結んだ。きつく閉じられた創には、血液が漏れる隙間もない。[4]

「この縫合は今の江草たちの状態と同じだな」と縫い終わったばかりの創を抜糸しながら相葉は言った。

「へっ? どういうことですか?」と俊一は呆気にとられる。

「江草の縫合は、糸で無理やりくっつけているだけじゃないか。創は縫うから治るんじゃない。創傷治癒の生体反応が起こって治るんだ。[5] これってつまり、恋愛だろ?」

「???」俊一の頭は疑問符だらけになった。「教えてください!」

どんな創でも瘢痕が残る。この瘢痕をいかに薄くするかが、創をきれいに治すカギになる。[6] 創がくっつくのは体の反応の結果であって、縫ったからではな

2 手術とは、上司とパーソナルスペース(不快に感じる対人距離)で数時間過ごす仕事である。場を和ませるために、時には自虐ネタも。ただし、上司のギャグは空間をさらに不快にするので要注意。

3「縫っといて」は外科ではありがちな場面? しかし患者にとっては縫い跡も大事な手術結果。初心者に縫合を任せる場合は正しい指導を。

4 初心者はとにかく強く結びたがる。「しっかり結べ」と指導する悪習が原因か。緩まないことと、きつく縛ることは別。糸による組織の挫滅を想像すべし。

5 縫うからつく、という発想がきつく結ぶという行為につながる。縫うことによる組織の壊死は創傷治癒を妨げる。皮膚であれば醜形瘢痕で済むが、腸管では漏れや狭窄を引き起こすことも。

6 薄く接着剤を塗ったイメージ。パテ埋めでは醜形瘢痕になる。

い。創面から免疫系細胞やサイトカインが放出されて環境が整い、血管の新生、肉芽の増殖が起こって創が埋まる。縫うという操作は、この過程を手助けする行為に他ならない。

「そのためには、まず準備。手術操作で挫滅した皮膚をそのまま縫合したんじゃ、余計な炎症が残って条件が悪い。[7] 挫滅した創縁はメスでリフレッシュ。これをせずに創を縫うなんて、喧嘩の原因を知らずに再び仲直りしようとするようなもんだ」

「原因…それがよくわからなくて」とうなだれる俊一にかまわず相葉は続ける。

「最小限の瘢痕で治すためには、創面をそっと近づけた状態で数か月間安静に保つ。糸で強く結んで固定すると、糸に挟まれた皮膚や脂肪は酸素不足で壊死してしまう。その結果、余計な炎症を作り、それが醜い瘢痕や創感染の原因となる」

「つまり、今のぼくたちはそっと近くにいる状態ではなく、糸で強く縛った状態…」

「だから彼女は窮屈だって言ったんだろ？　創は生体反応で治癒し、恋愛は心の反応でくっつく」

　得意げに恋愛を語る相葉に、俊一は素直に肯くだけだ。

「数か月もの間、縫合部を緊張のない状態に保つために真皮縫合がある。創の緊張が弱い場合は細い糸で適度に寄せればいいが、創の緊張が強い場合は創縁から離れた真皮を太い糸でしっかり寄せる。[8] そうすると創縁の真皮の負担は少

7 創縁は筋鈎の牽引で挫滅されたり、電気メスで焦がされたりで踏んだり蹴ったり。傷んだ皮膚を二〜三ミリ幅でメスを使ってリフレッシュするのだが、これが案外難しい。切除する皮膚をモスキートなどで保持してピンと張ると切りやすい。

8 太い糸は抗張力が強いだけでなく長持ちする。糸の種類にもよるが、2-0は4-0の約二倍。

なくて済む。やってみろ」と相葉は持針器と鑷子を俊一に渡した。

「心地よく寄せられた創面の間で、何か月もの時間をかけて瘢痕はじっくり熟成していく。吸収糸の抗張力が失われる頃には、瘢痕はすでに安定してるだろう。[9] 恋愛もこれと一緒で…」相葉の恋愛論はさらに続くのであった。

——一か月後

「相葉先生！」

「相変わらず騒々しいな。その後、彼女とは上手くいってるのか？」

「はい。あの時は、彼女が仕事や二人の将来に不安抱えていたのに、忙しさにかまけてちゃんと向き合っていなかったんですね。埋めるべき距離をそのままにして、くっつこうとしたのが窮屈で不安だったようです。そんな状況でプロポーズしてたら醜形瘢痕を残すところでした」というと、俊一は突然姿勢を正した。「いい距離で向き合った結果、瘢痕が成熟してプロポーズ成功しました！」

「それはよかった。結婚という絆は、また新たな創傷治癒みたいなもんだ。油断せずに新しい関係を成熟させるんだな」という相葉に
「一つ質問があるんですが」俊一がいたずらっぽい顔で訊ねる。

「なんだ？　何でも聞け」

「先生、どうして離婚したんです？」

9 組織通過性が良いモノフィラメントの吸収糸で、抗張力が長持ちするポリジオキサノン系のものがよい（基礎編11参照）。緊張が強い体幹では2-0程度の太い糸、緊張のない顔面などでは4-0から6-0の細い糸を使用。

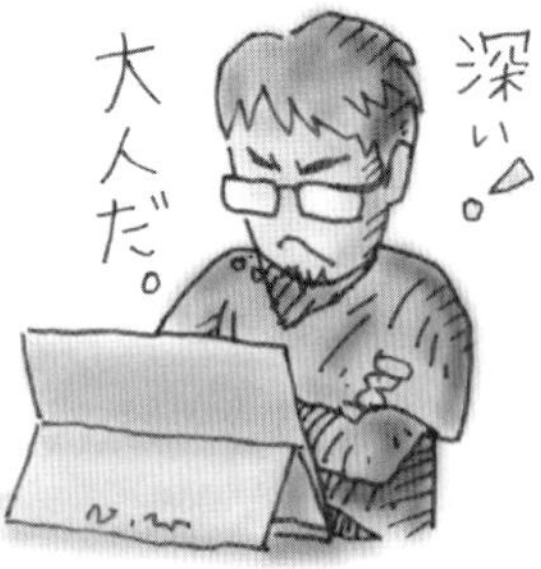

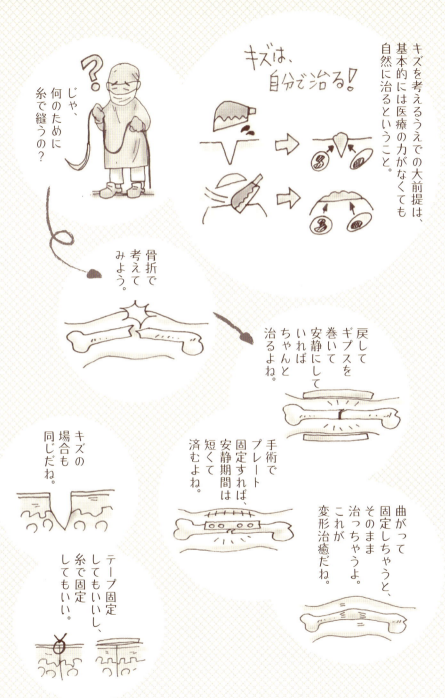

キズを考えるうえでの大前提は、基本的には医療の力がなくても自然に治るということ。

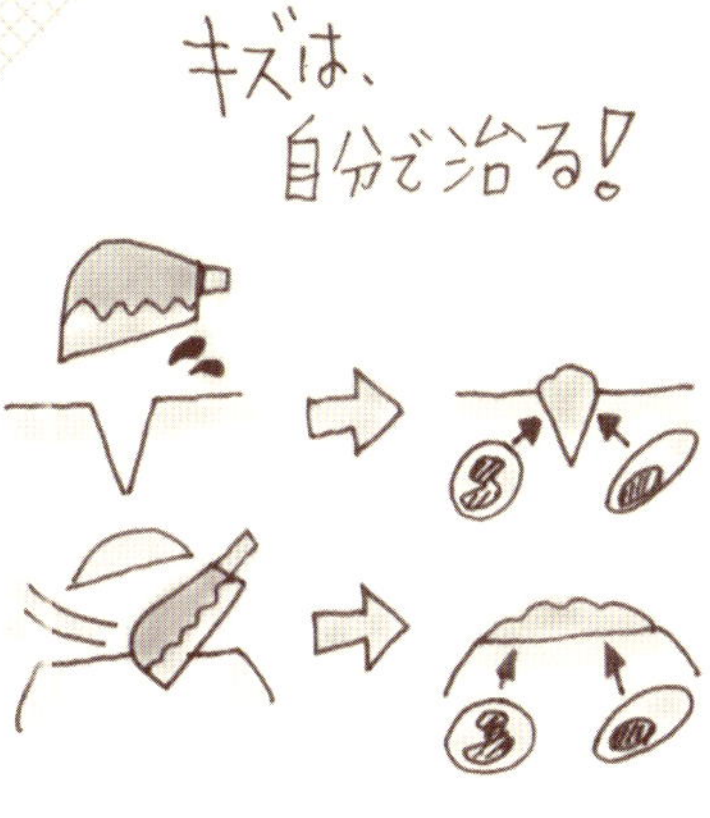

じゃ、何のために糸で縫うの？

骨折で考えてみよう。

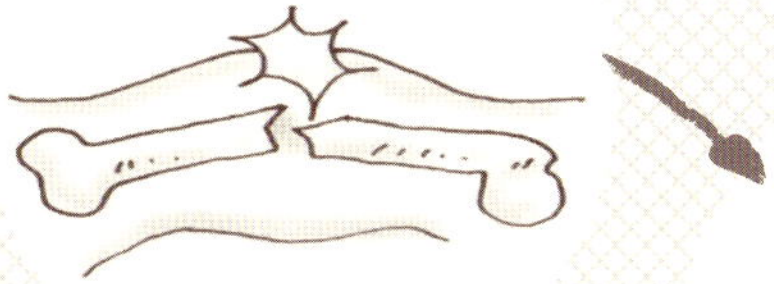

戻してギプスを巻いて安静にしていればちゃんと治るよね。

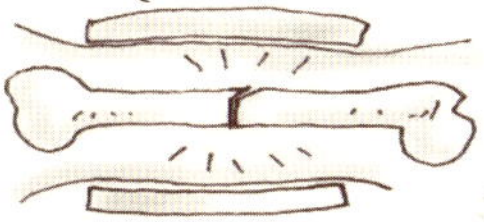

手術でプレート固定すれば、安静期間は短くて済むよね。

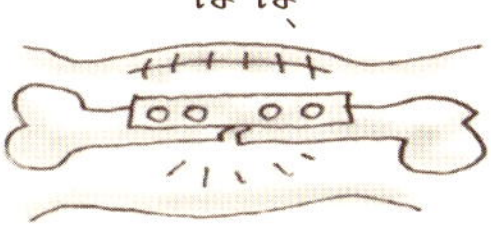

曲がって固定しちゃうと、そのまま治っちゃうよ。これが変形治癒だね。

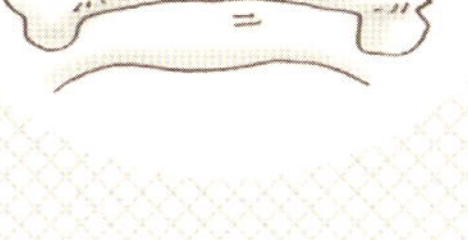

キズの場合も同じだね。

テープ固定してもいいし、糸で固定してもいい。

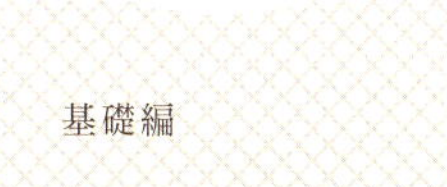

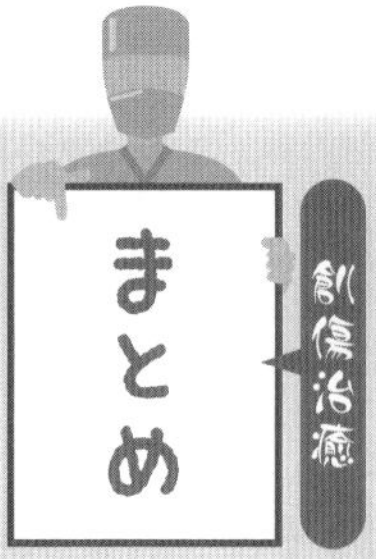

まとめ

創傷治癒

1 縫合とは、**創傷治癒の環境を整える**行為である

2 痛んだ創縁は、**縫合前にリフレッシュ**する

3 真皮縫合による長期固定で、**最小限の瘢痕に成熟**させる

これはちょっと強引に寄せてキズもぴったり合ってないわ。

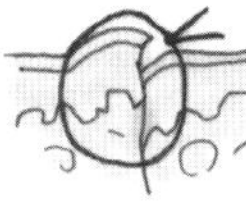

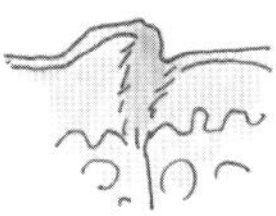

あらら、やっぱりキレイには治らないね。変形治癒みたいなもん、醜形瘢痕になるね。

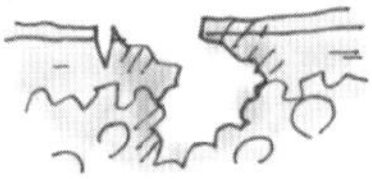

あちゃー、創縁がヒドいね。ケガによるものか、もしかして手術操作で痛めたかな。

治る時に化膿したり開いたり治っても醜形瘢痕だね。

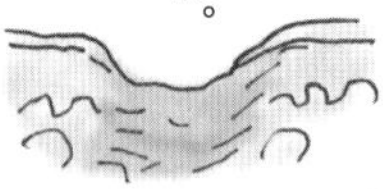

創縁をリフレッシュしてから縫えばキレイに治るんだね。

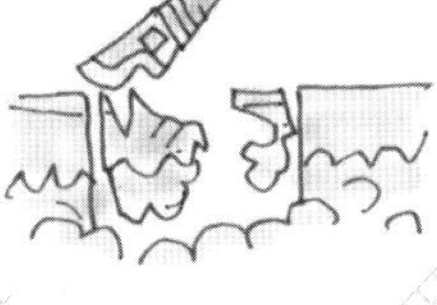

2 外傷処置

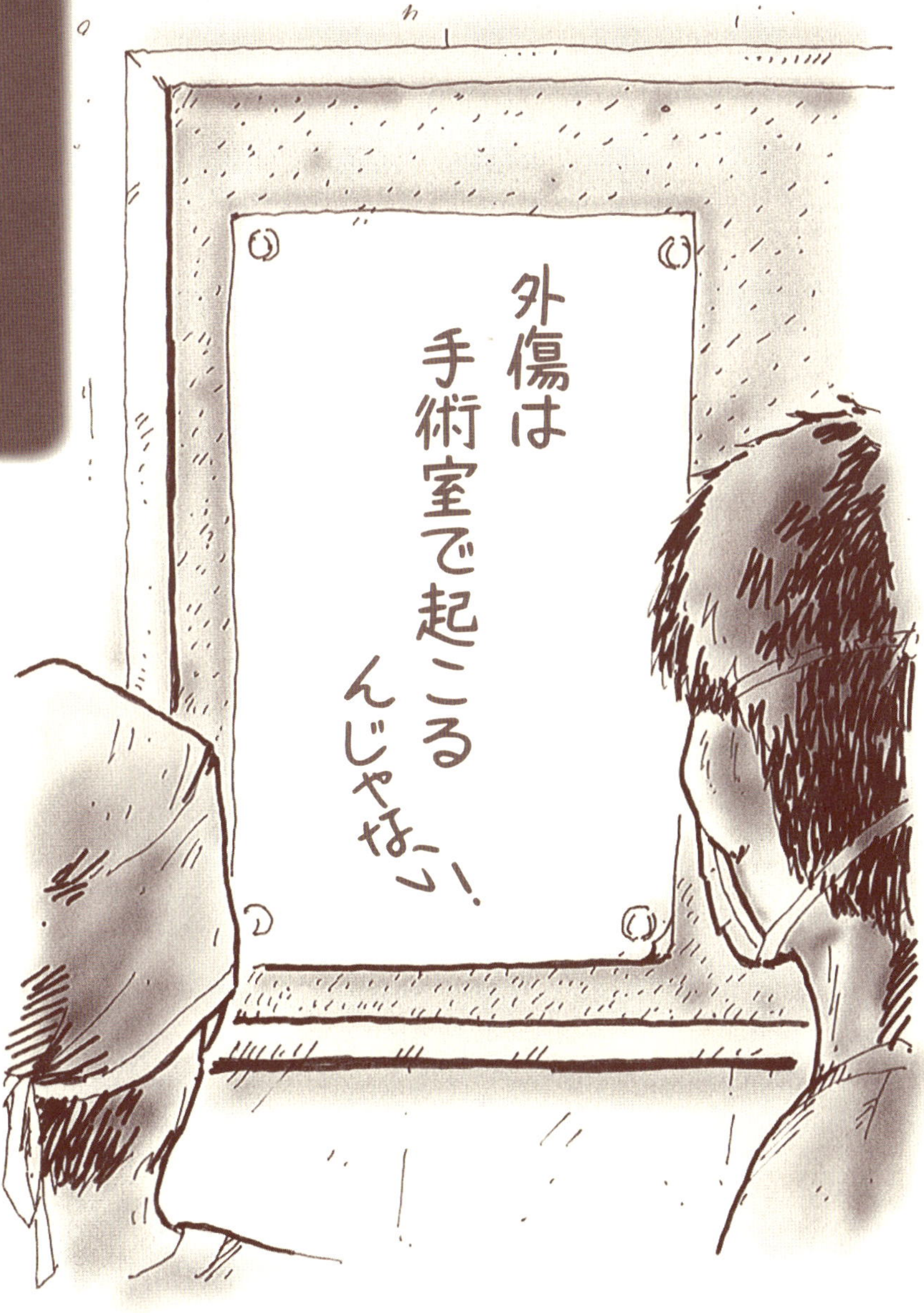
外傷は
手術室で起こる
んじゃな～い!

外傷の応急処置

——運動会で怪我に遭遇したら

携帯電話の着信音で目を覚ますと、温もりを孕んだ五月風《さつきかぜ》に揺れる万国旗越しに、和やかな青空が広がっていた。

当直明けの日曜日、木津直志は小学二年生の息子、蒼佑の運動会に駆け付けていた[1]。グラウンドから少し離れた芝の斜面に寝ころんで、息子の出番を待っているうちに眠ってしまったようだ。携帯電話で直志を起こしたのは妻の佳織だった。

グラウンドに視線を移すと佳織が手を振っていた。その動きが表現するところは「私はここよ」ではなく「早くしなさいよ」だ。蒼佑たちの五十メートル走がすでに始まっているようだ。直志は慌ててビデオカメラを持ってグラウンドへと向かった。

ゴール地点に陣取ってビデオを覗き、ズームアップで最終組の子供たちを捉える。蒼佑と並んでスタートの構えを取るのは、仲良しのアキラ君だ。

パンッという合図とともに五人の子供たちが飛び出した。スタートでわずかにリードしたアキラ君を蒼佑が追う。「がんばれ、蒼佑！」直志の声が届いたのか、蒼佑がアキラ君に追いつく。勝負の行方は？　と思った瞬間のことだった。

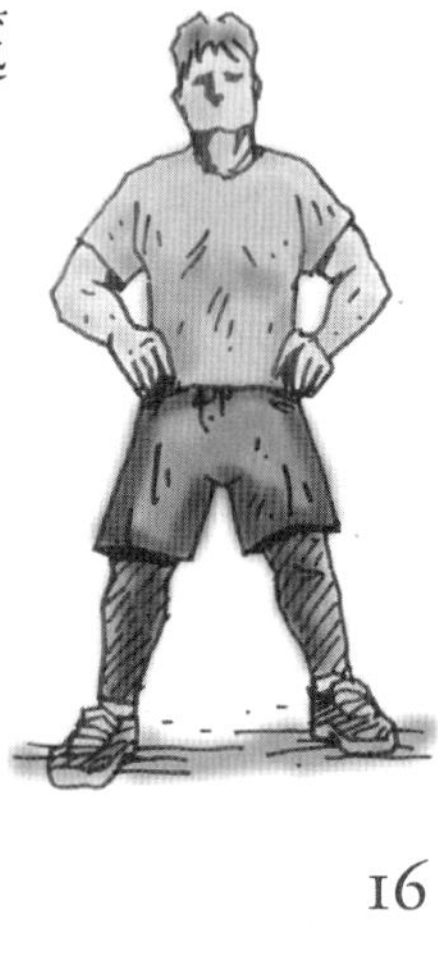

1 家族の行事は早めにチェックして当直の回避を。運動会は雨天順延の罠があるので要注意。以前は十月に運動会を行うことが多かったが、最近は涼しい時期から練習できる五月開催が増えている。秋の行事とも重複しない。受験の影響も？

互いの腕が触れて二人はバランスを崩し、もつれるように地面に転がった。素早く起き上がった蒼佑は、倒れたままのアキラ君に気付いて抱き起こした。二人は足を引きずりながら最後まで走ったが、ゴールにたどり着いたのは他の三人がテープを切った後だった。

「パパ、早く！」レンズに向かって蒼佑が叫ぶ。直志が駆け寄ると、アキラ君は膝を擦りむいて血を流していた。創は砂で覆われている。

直志は痛みをこらえて顔をしかめるアキラ君を抱えて、救護テントに連れて行った。初老の校医は、保健室の備品である救急箱の中から消毒薬と綿棒を取り出して、ちょんちょんと創につけ、ガーゼを当てて包帯を巻こうとする。[2]

「えっ？」と直志は戸惑う。こんな処置では…

アキラ君をはさんで、何か問題でも？　という校医の視線。振り返ると、蒼佑と佳織、そしてアキラ君の両親の目が直志に訴える。[3]

「パパ！」、「あなた！」、「木津さん！」

何とかして！

「ちょっと待ってください！　私、外科医なんです」直志は呆気にとられる校医ににじり寄り「すみません」と謝った。

アキラ君に向き直り「ばい菌がまだいるかも」と声をかけて包帯を解いた。[4]

「佳織、お弁当が入ったバッグを」

直志は受け取ったバッグからミネラルウォーターのペットボトルを取り出し

2　昭和三十三年（その後改正）に施行された学校保健安全法には、保健室に備えるべき備品が記されているが、外傷処置に関するものは旧態依然としたラインナップのまま。

3　「とりあえずこのまま病院に連れて行こう」でも間違いではないが、外科医であるなら正しい応急処置をしたい。家族もそれを求めている。

4　乳幼児であれば、押さえつけて早急に処置を終わらせるのも大切だが、押さえつけられる恐怖を感じとる年齢の子供には、ちゃんと状況を説明することが必要。次の診察に備えて、悪者にならないように。難しいけど。

た。

「お水で洗って、ばい菌を退治するよ」と直志はミネラルウォーターで創を洗う。[5]飲み口を半分指で塞いで、ペットボトルを握る。高圧洗浄だ。

「うっ」とアキラ君がうめき声をあげる。かわいそうだが、血液が固まると砂を取るのはさらに痛い。「がんばれ、もうちょっとだよ」と直志は励ます。二本目の洗浄が終わると、創面から砂は無くなっていた。

「次はラップだ。弁当の中にあったよな？」

おにぎりを包んでいたラップをミネラルウォーターで洗って創面にあて、その上をガーゼで覆った。ガーゼを直接擦過傷にあてると血液で固着してしまい、剥がす時に激痛をともなう。ラップであれば簡単に剥がすことができるのだ。[6]

「まだ血が出てるよ」と蒼佑が心配そうにのぞき込む。

「これぐらいは押さえておけば大丈夫[7]」

とりあえずの応急処置としてはこれでいいだろう、と直志は判断した。[8]

「蒼佑君パパ、消毒はしなくていいの？」アキラ君のお母さんが心配そうに訊ねた。

「ええ、創に消毒は必要ありません。痛いばかりで殺菌効果は不完全ですから。それに、消毒薬は創の治りを妨げることもあるんですよ[9]」と直志は説明する。

「ありがとうございました。蒼佑君はケガしなかった？」

「うん」と答える蒼佑の目に涙が滲む。「ごめんね。ボクがぶつかっちゃったから」

5 水道水でも十分だが、ペットボトルは使い勝手の良い携帯用洗浄液。

6 一般的なポリ塩化ビニルデンのラップは、適度な通気性と水透過性があって高機能。野菜も呼吸できるという。身近にあって使い勝手も良い。ただし、ラップでぐるぐる巻きにして放置してはダメ。

7 四肢の出血は、基本的には圧迫すればよい。指や手の出血に対して中枢側を縛っては、組織の壊死を来しかねない。

8 創の状態によっては、この後に病院で縫合処置や破傷風トキソイドの接種などを行う。

9 消毒薬は創傷治癒に必要な細胞にも作用し、創の治りを妨げる。外傷や術後の縫合創は消毒すべきではない。

「おたがいさまだよ。それより、ボクたちビリになっちゃったね」とアキラ君。

「そんなことないわよ。みんなの拍手聞こえなかったの？」

佳織は二人のお尻をポンとたたいた。


その日の夕方、早めの風呂から上がった直志は、のどを鳴らして冷えたグラスにビールを注いだ。太陽の下で過ごした当直明けの体は、いつも以上にビールを欲していた。

忙しい毎日は外科医としての成長を実感させてくれる。それに比べ、今日の出来事はほんの些細な経験だった。しかし、なぜかいつもとは違う充実感がある。

「パパがいてくれてよかったよ」蒼佑は特訓の成果が出せなかったのに嬉しそうだ。

「そうよ、パパはやるときにはやるんだよ」妻の軽口も心地よい。

外科医として家族に喜ばれるのは初めてだな、と直志は思った。[10]

「パパ、今日はかっこよかったよ」

いつにも増して旨いビールを飲みながら、直志は心の中に広がる充実感の理由が分かった気がした。

10 これをしくじると、家庭内での評価に影響が…

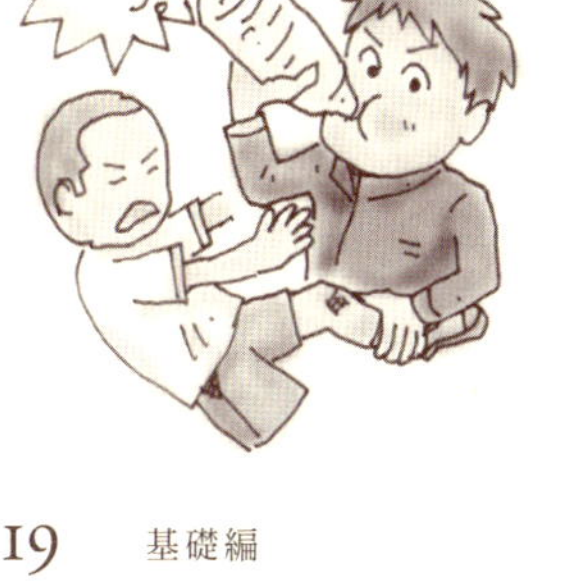

さぁ、転んじゃいましたよ、
擦過傷＝すりキズです。
まずキズの治し方について
考えてみましょう。

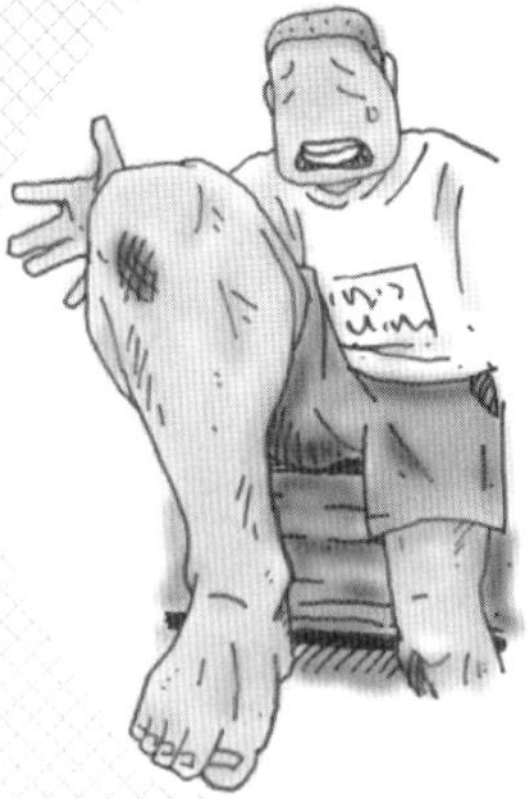

- キズを治す
- 痛みをとる
- キレイに治す

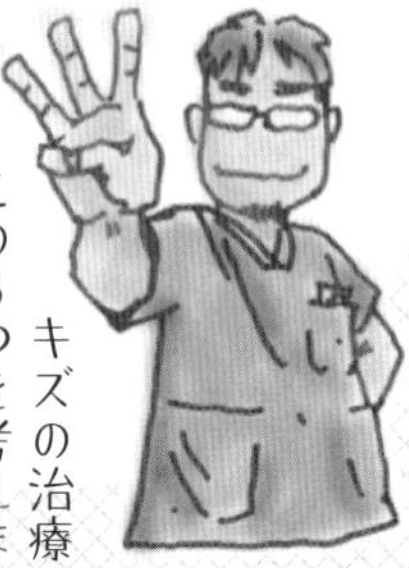

キズの治療は、
この3つを考えます。
まず、ちゃんと治す。
そして、痛みを無くす。

砂や草木だけでなく、
血腫や壊死組織も
体にとっては
「異物」と同じで、
創傷治癒を阻害します。

切創や裂創では、
異物を取り除いて、
組織を修復して、
針糸やステープラー、
テープなどで一次治癒させます。

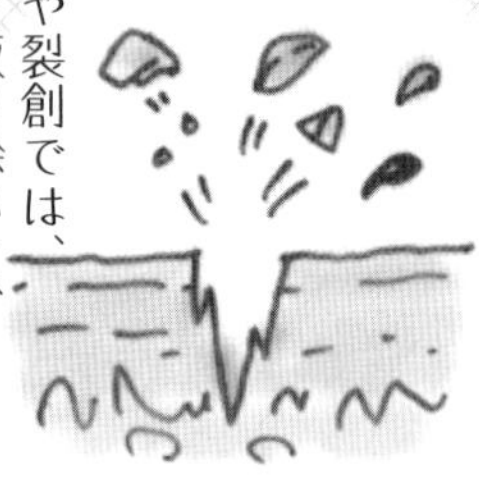

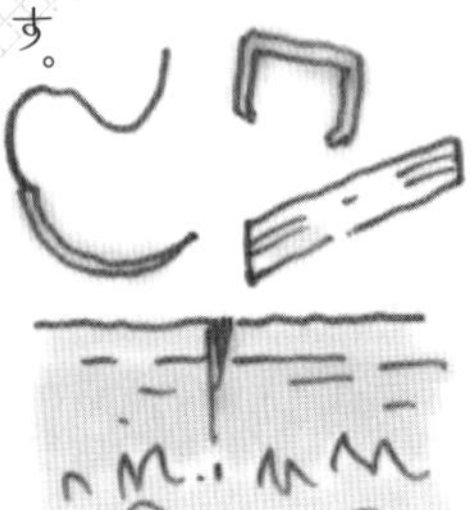

擦過傷も
一緒です。
まず、異物を除去。
組織の移動は少なく、
欠損だけのことが多いので、
二次治癒させることになります。

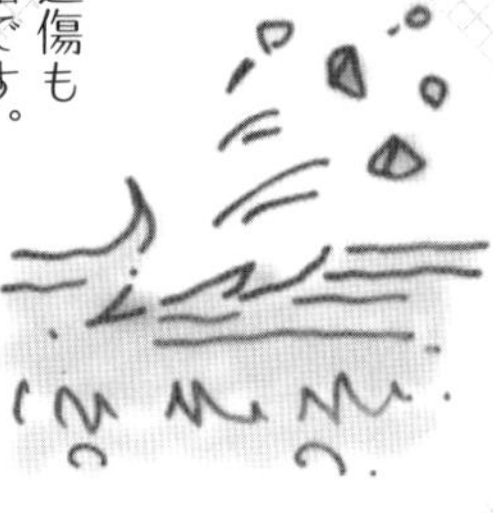

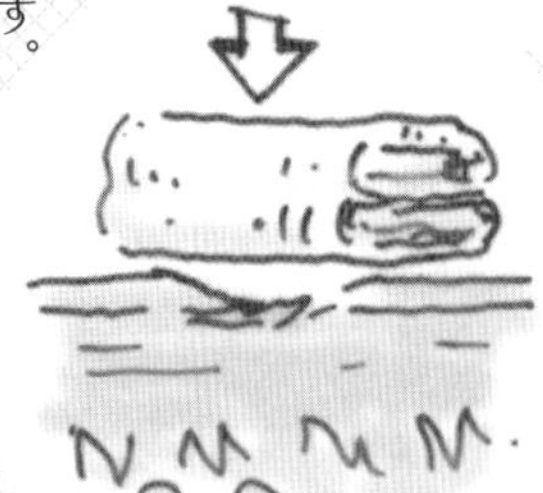

ということで、まずよく洗います。
日本の水道水はとてもきれいですから、
水道水で流してください。

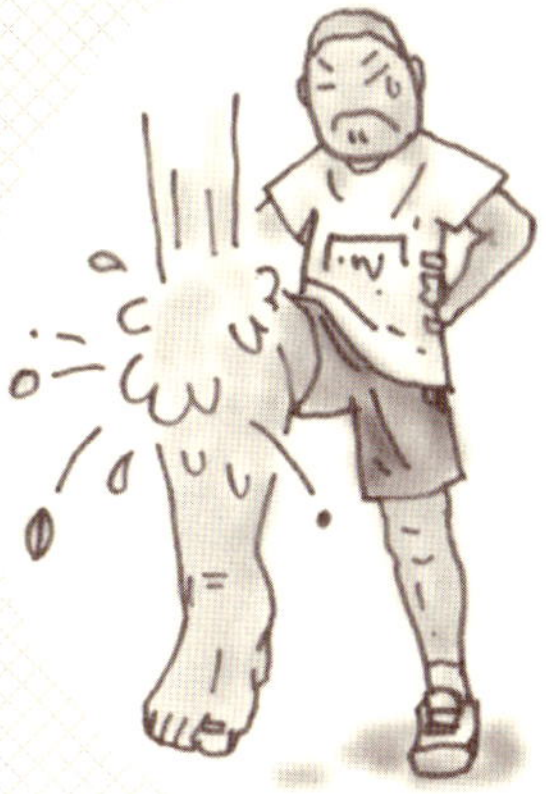

医療行為で患者さんに
負担をかけることを
「侵襲」と
いいます。

侵襲を
可能な限り
減らすことも
大切な医療の基本です。

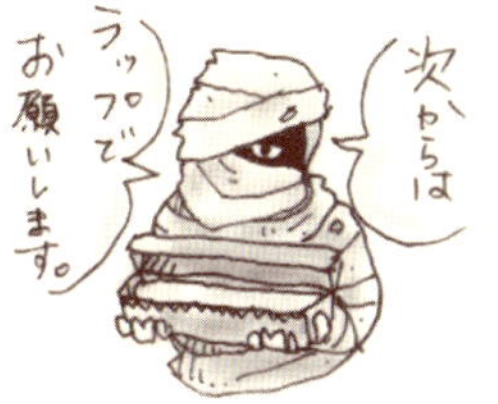
次からは
ラップでお願いします。

お話にあったように、
ペットボトルの
水でも良いですね。
目的は「異物」の
除去です。

キズからの汁
(滲出液)を
吸い取る
ためには
ガーゼが
有効です。

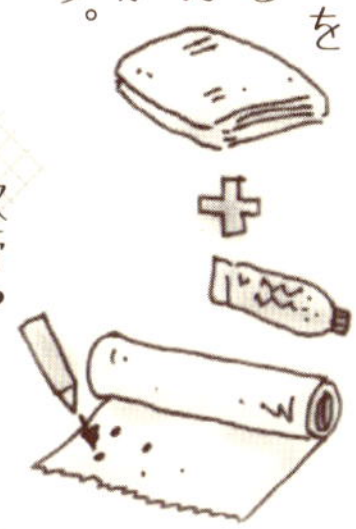

でも直接だと
剥がす時に痛いだけでなく、
治りかけの組織も
除去してしまいます。

軟膏や
穴を空けた
ラップの上から
ガーゼを
当てると
よいでしょう。

一般薬局では、
ツルツルが付いた
キズ用のガーゼも
あります。

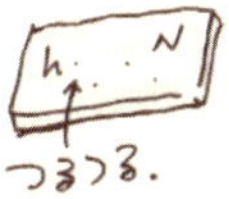
つるつる。

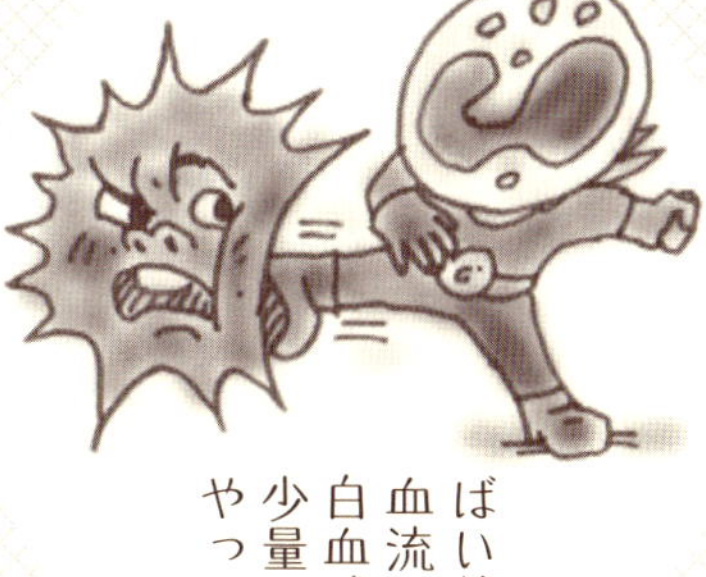

ばい菌?
血流が良ければ、
白血球などの免疫で
少量の普通の細菌を
やっつけます。

キズが
ある程度治ったら、
日焼けを避け、
適度な
圧迫を
することで、
キズはキレイに
治りやすくなります。

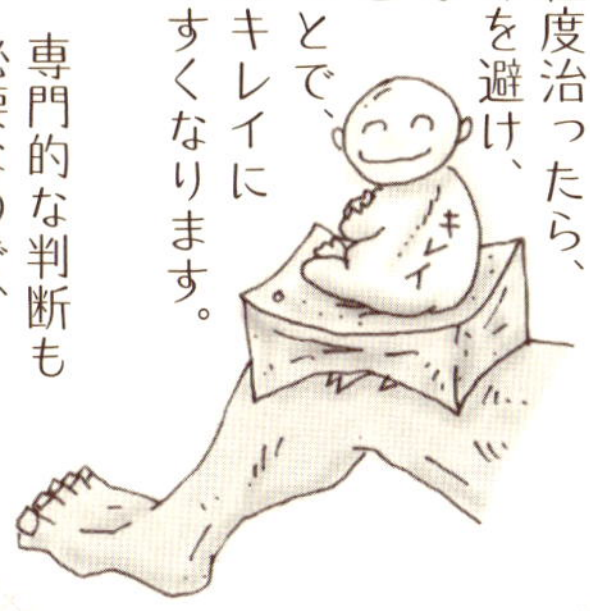
キレイ

専門的な判断も
必要なので、
形成外科などの
専門医にかかりましょう。

外傷処置

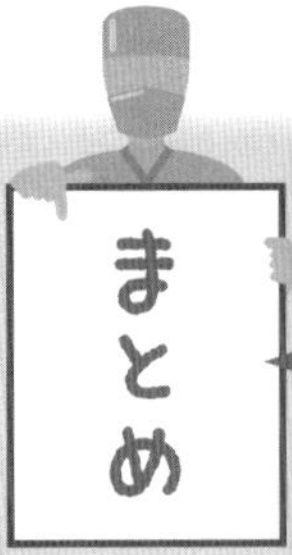

1 外傷処置は、**異物除去と洗浄**から始める

2 現場での創洗浄は、**水道水やペットボトルの水**でよい

3 擦り傷や挫滅創は、**フィルム剤や調理用ラップ**で覆うと痛くない

3 切開の技

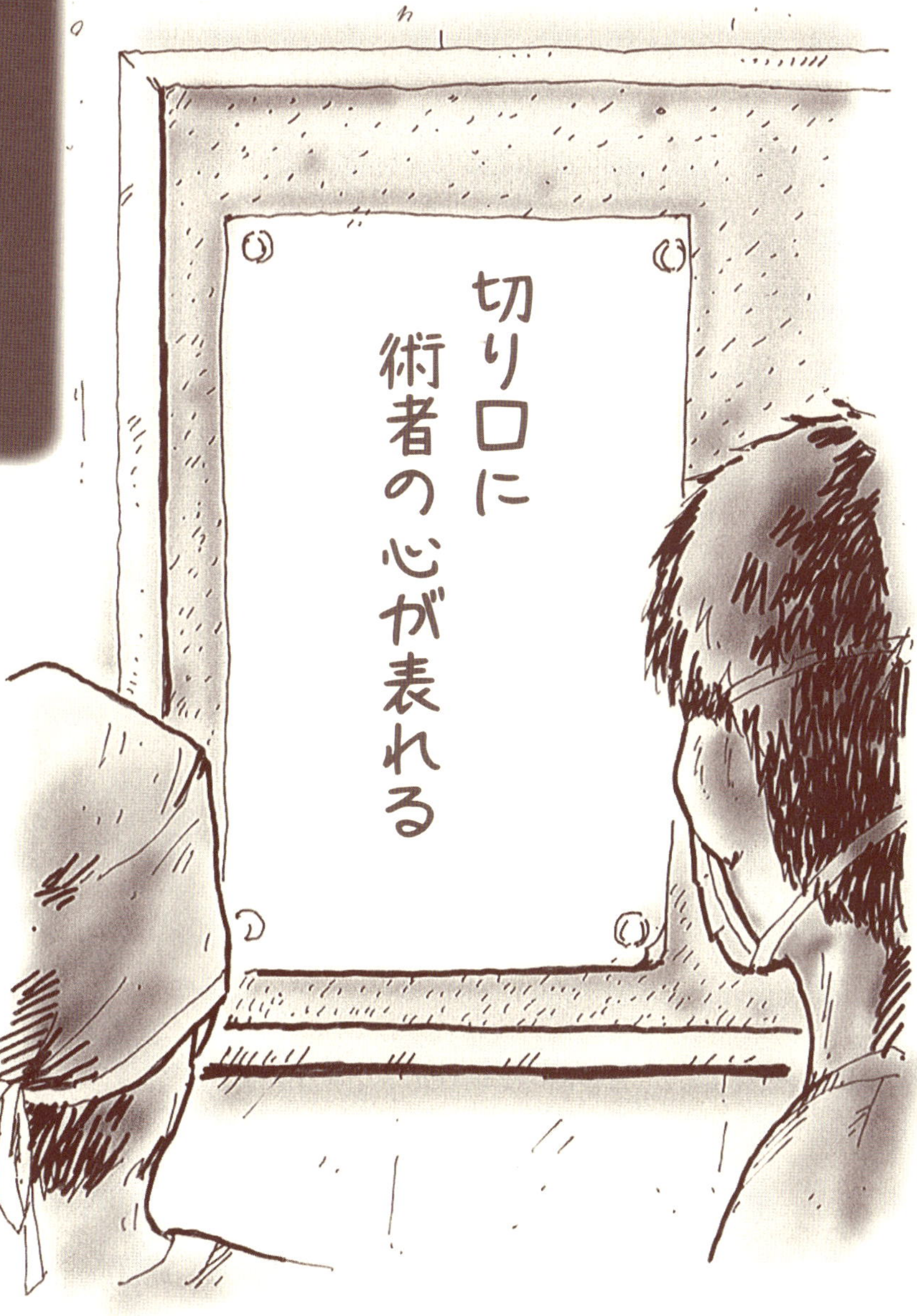

カッコいいメスの所作とは

――切れ目の美学

「いらっしゃいませ。お久しぶりですね」

淡い小紋の絽紬《ろつむぎ》に博多帯を合わせた優艶な女性が、格子戸を引いて相葉和也を迎え入れた。[1] 相葉が贔屓《ひいき》にしている料理屋だが、最近は焼き鳥や居酒屋に浮気して足が遠のいていた。

「その代わり、今日は新人を連れてきたよ。研修医の江草君だ。こちらは優香さん」相葉は二人を紹介した。

「あ、江草です」相葉の後ろできょろきょろしていた江草俊一が慌てて挨拶をする。

「いらっしゃいませ。相葉先生にいじめられてない？」と優香がやさしく訊ねると、

「いえ、公私ともお世話になっております」と俊一は硬く答えた。

二人は相葉の指定席である奥のカウンターに並んで座った。この店「福江」では、優香の出身地である長崎から空輸される新鮮な魚を食べさせてくれる。裏通りにひっそり佇むこの店に、相葉が通い始めて五年になる。

「ちょっと先生、なかなかの美人じゃないですか」と俊一が相葉の脇をつつく。

1 著者の妄想。こんな店を探し続けて三十年。現実はコスパ重視の居酒屋。

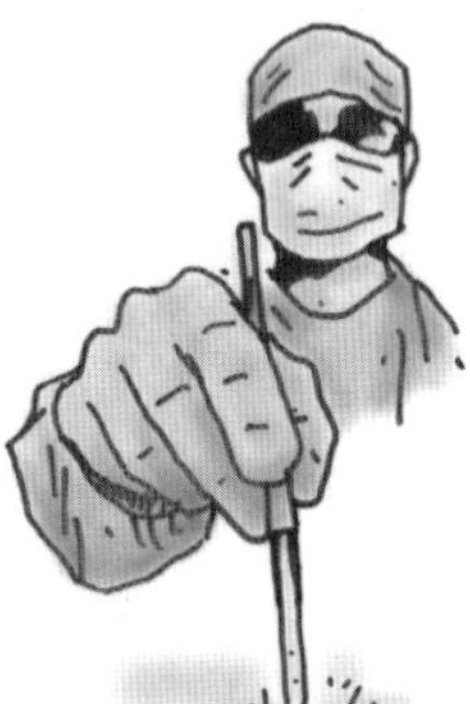

「そんなことより、まずは反省会だ」相葉は頬が緩まないように取り繕って、生ビールと料理を注文した。

背部の脂肪腫の切除だった。[2] 良性腫瘍ということもあって、俊一が生まれて初めてメスを持ったのだが……

相葉がマーキングした線の上を俊一は慎重にメスの刃を滑らせるが、力が入っている割に皮膚は切れない。焦って再びメスを入れたが、真皮の途中までしか届かない。さらに力を込めて刃を立てると、脂肪までざっくり切れて創はたちまち出血で見えなくなってしまった。

俊一はその場面を思い出し、カウンターに額が付くほどに項垂《うなだ》れた。

「皮膚切開って難しいだろう？　あんなに何度も切り直して創面をギザギザにしたら、傷跡もきれいにならんよ。それに所作が美しくない。まずは、メスの構造と使い方を理解しないと」相葉はビールグラスを半分ほど空けてから講義を始めた。

「一般に皮膚を切るメスの刃は十番、十五番、二十一番の円刃《えんじん》だ。[3] 十番台の刃は三番のメスホルダーに、それより大きな二十番台の刃は四番のメスホルダーに付ける。メスホルダーの持ち方もいくつかあるけど、外科医の開腹手術のように横方向に真っすぐ切る場合は、親指と他の四本の指を向かい合わせて弦楽器の弓を扱うように持つ。形成再建外科のようにいろいろな方向に細やかに切

2 デビュー戦は虫垂炎や鼠径ヘルニア、良性腫瘍などが多い。特に良性腫瘍では皮膚切開が重要。必要最小限の長さ、的確な深さ、クリアな真皮切断面、初心者のうちからこだわるべき。

3 形成外科などでは先が尖った十一番のメス（尖刃（せんじん））も使う。口唇裂など非常に細かい切開、小さな角を作る場合などに有効。十一番メスは立てて使う。

る場合は、ペンを持つように持つんだ」相葉は箸をメスに見立てて見本を見せる。

「メスは洋包丁やナイフと同じ両刃だが、刃の元側から先に引いて組織を切る。[4] 重要なのは、刃先ではなく刃の腹で切るということ。メスを立てて刃先で切るのは、見た目に不格好で理にかなっていない。メスは力任せに使うんじゃなくて、メスと自分の手の重さを利用して刃と組織の間に摩擦を作って切るもんだ。メスを立てたら、この重さを感じることはできないだろ。だけど」と相葉はいったん言葉を切る。

「最近のメスは、安全性や経済性からプラスティック製のホルダーに刃を付けたディスポーザブルのものが多くて、重さを感じることができない。[5] そのせいか、若い外科医は力任せに刃を押し当てる癖がついてしまってるんだよな」

なるほど、と肯きながら俊一は聞き入る。

「それにメスは皮膚を切るだけじゃない」と相葉の講義は続く。

「熟練した頭頸部外科医は、メスを使って頸動脈や内頸静脈を剥離して頸部リンパ節を郭清する。剥離する組織を軽く牽引しながら、そっと剥離面に刃を当てて横に引くんだ」

相葉はメス代わりの箸を付け出しのトコブシにあてて、そっと殻から外して見せた。

「こうすると、重要な血管や神経を損傷しない。もちろん、場所や状況によって剥離鉗子や剪刀、さらに電気メスやシーリングデバイスなんかも使うけど、

4 両刃の洋包丁やナイフは、剣と同じで押し切りが基本。片刃に比べて利き手を選ばず、真っすぐ切りやすい。それ故にメスは両刃。ただしメスは引いて切る。

5 メスが必要なくなる時代も来るだろうが、メスを使ううちは拘りたい。手に馴染む道具はそれなりの理由がある。道具を作る人の技がある。

外科医はもっとメスの使い方を覚えたほうがいいな」

「うーん、なんとなく分かるんですけど、もっと具体的に教えてください」と俊一には遠慮がない。

「普段から見せてんだけどなぁ」相葉はため息をついて板場に視線を移す。

「親父さん。今日の刺身は何ですか？」

カウンターの中では、優香の父親が柳刃包丁をリズムよく引いて刺身を切っている。

「ヒラマサ、アジ、コチに水イカだよ[6]」長崎近海の食材である。

「よく見てみろ」と相葉は俊一に顎で指示する。

「和包丁はメスと違って片刃だが、引いて切るのはメスと一緒[7]。どの食材も微妙に硬さが違うのに、身の繊維を壊さないように一気に一太刀で切る。親父さんの手に力は入っていないだろう？」

包丁さばきに見入っていた俊一は「確かに」と呟いた。「カッコいい…」

「手術のことは分からないけど」と親父さんが教えてくれる。

「力任せに切ると、身が潰れて舌触りが悪くなるし旨みも逃げる。すっと引いて切ると、やさしい切り口になるんだよ」

初夏の魚介が松の葉に開いた胡瓜と共に、花伊万里に涼しげに盛られていた。

「食材や客に対する心遣いを感じるだろう？　きれいに切ってあげたい、美味しく食べてもらいたい、という親父さんの心が包丁に現れていると思わないか？」

6 アオリイカのことを九州では水イカという。甘味が深く、イカの王様。刺身でも煮ても焼いても美味。

7 片刃の和包丁や日本刀は引いて切る（根野菜など硬いものは押し切り）。片刃は薄くスライスしやすい。肉であっても薄いスライスには和包丁が良い。刃を研ぐ文化も片刃だからこそ。

相葉は見事な包丁さばきに見惚れて言った。

「外科医も患者に対する優しさをもって切るべきだな。ワンストロークで脂肪層の手前まで切る、必要最小限の長さで切る、切る方向も考慮する。[8] そうして切開した切れ目には、術者の心遣いが表れるもんだ。そのためのメスの使い方を覚えると、所作も落ち着き、創の治りもきれいになる[9]」

「いやーおいしかったですね」と店を出た俊一は腹をさする。「いい店ですね。料理は旨いし、優香さんは美人だし。先生は両方目当てで通ってるんでしょ？」

「余計なこと言ってないで、帰って復習でもしろ。だいたい研修医は糸結びばかり練習して、切ったり縫ったりの練習はしない。助手の練習はしても術者の練習をしないってのは、どういうことだ？」

「はい！　忘れないうちに復習したいんで、明日も切らせてください」

残心《ざんしん》の精神のない俊一であった。

8 深部の展開のための皮膚切開であれば、必要最小限の長さに留めたい。皮膚を大きく切開しながら深部の筋層や腹壁を小さく開くような、無駄な切開はしない。切開の方向にも注意（基礎編5、12を参照）。

9 上達には姿勢や所作も大切。合理的な動きは美しさを醸し出すという点では、武道や能楽の「型」に通じるか。

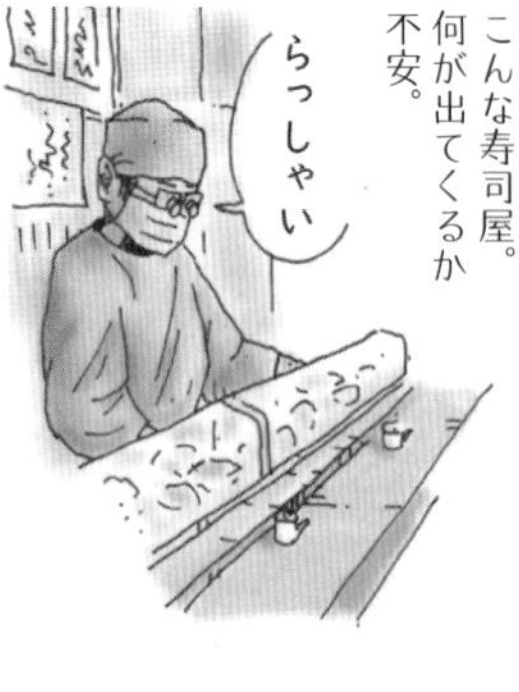

あったらコワいこんな寿司屋。何が出てくるか不安。

ドラマみたいに
「メス！」
と言っても…、

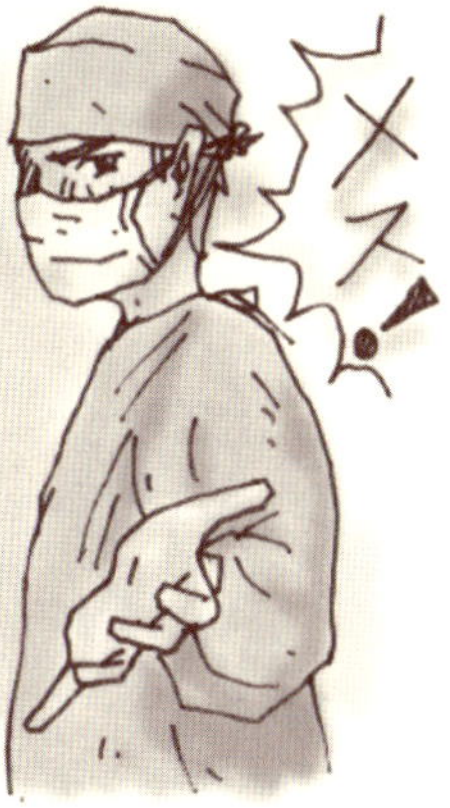

何が出てくるか
分からない。
メス刃にも
いろいろあるので

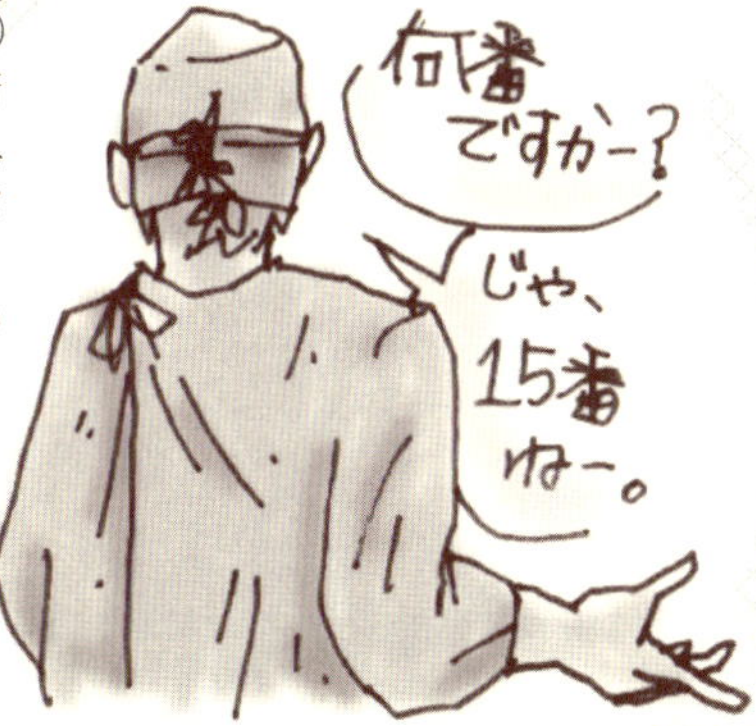

「○番くださーい」と
優しく言わなくてはなりません。

15番は、われわれ
形成外科医が
よく使う、小柄な円刃
（先が丸い刃）。

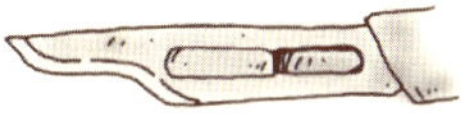

11番は
別名「スピッツメス」。
先がとがった
尖刃です。

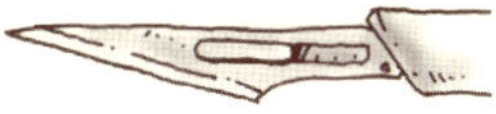

10番は
程よい大きさの円刃。
円刃は皮膚を長く切るのに
適してます。
垂直方向の
押す力と、
水平方向の
引く力と
斜めのベクトルで
切れるので、
切り始めは
浅くなります。

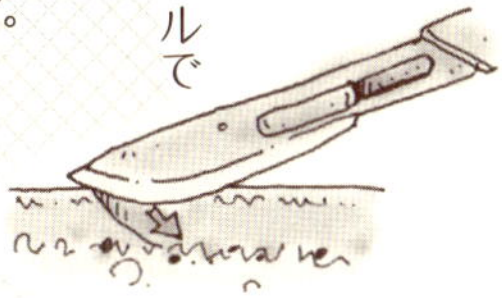

円刃は
メスの腹で切るため、
切開のポイントが
先端とはズレます。
細かい作業には
慣れが必要ですね。

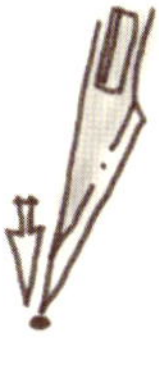

尖刃は切開ポイントが
先端にあるので、
より細かい作業向き。
血管ぎりぎりで
癒着の強い組織を
剥がす時なんか、
いいよね。

真皮の下に
血管が多い（真皮下血管網）ので、
その手前まで切る
とは言いますが、

頸部の切開なんかは、
浅頸筋の下まで
一気に切れ、
なんていいますね。
ここら辺は、
部位や科によって
結構違うんでしょうね。

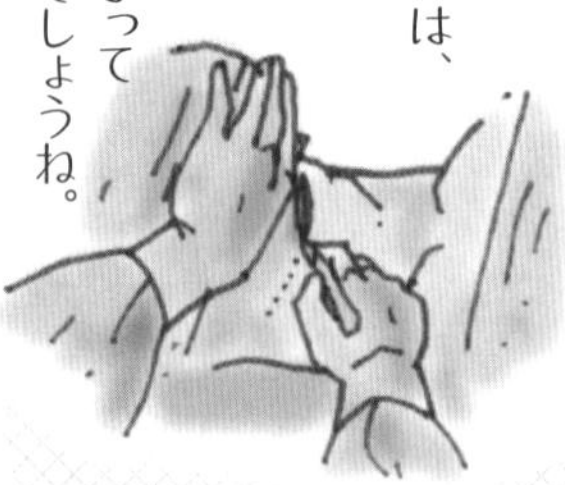

メスの持ち方には
バイオリンボウ・ホールディングと、
ペン・ホールディングがある。

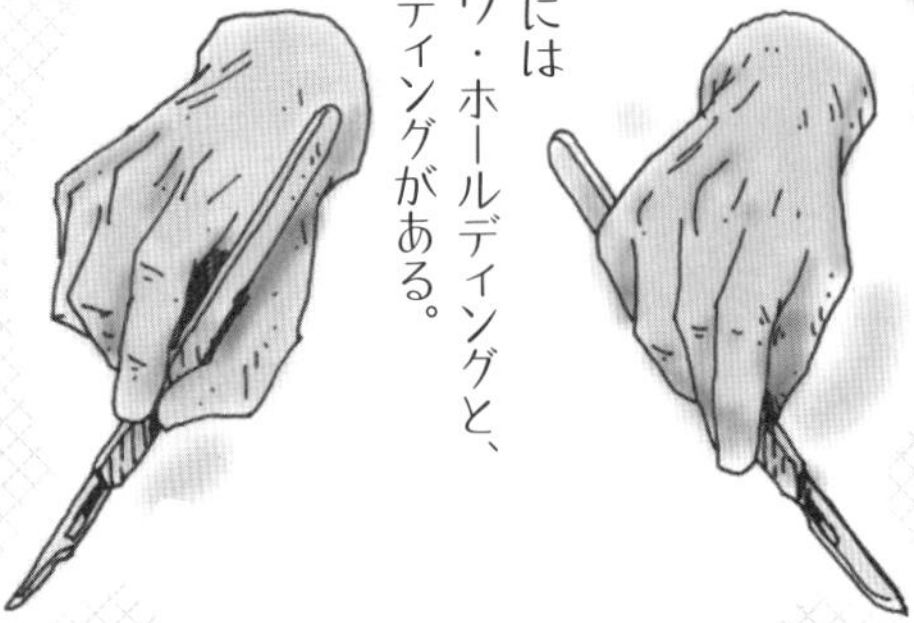

バイオリンの
弓の持ち方とは
かなり違うよう
だけど。

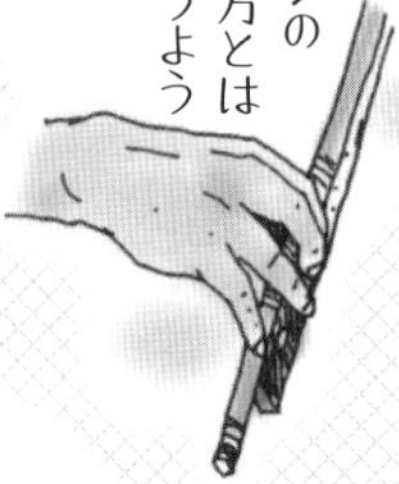

メスの柄を
手の上に
持ってくる（ペン）か、
手の中（下）に
持ってくる（ボウ）かの
違いですね。

ペン・ホールドは縦向きに、
ボウ・ホールドは横向きに
持つことになります。

ピンセットなども
同じように持てるので、
術野によって
持ち変えられると便利。

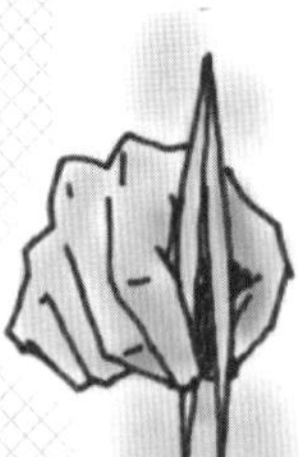

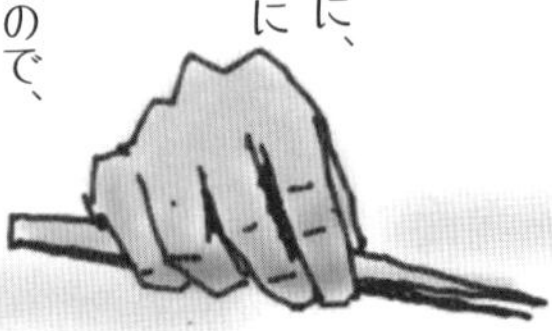

僕はマイクロで
血管縫う時に、
ピンセットの
ボウ・ホールドを
多用します。

切開の技

まとめ

1. 切開では、力まずに**メスと腕の重さ**を感じて切る
2. 円刃は立てずに**刃の腹**で切り、尖刃は立てて**刃先**で切る
3. キレイな傷跡は、ワンストロークの**滑らかな切開面**から生まれる

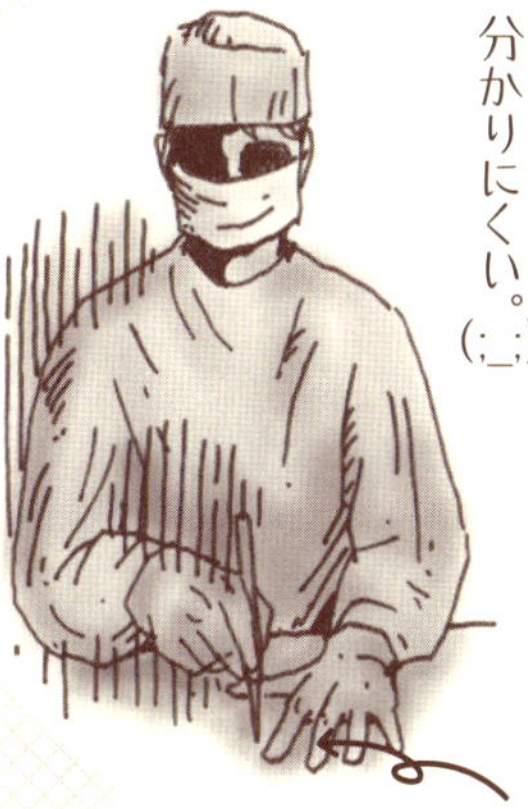

最近はプラスチックのメス柄も出てきたので、メス自体の重さは分かりにくい。(;_;)

メスの手も重要だけど、場を作る対の手もすご～く重要！

メス先に、肩から指先までの上肢全体の重さをどっしりかける感じで、力を抜いて、すぅーっといくんだな。

とか、職人みたいなこと言ってるから、外科学は発展しにくいんだろうな。

COLUMN

決断を患者に委ねる？

インフォームド・コンセントでは、医師が治療の選択肢を説明し、患者が自己決定する。しかし医師は、自己決定を自己責任と混同し、責任を回避しようとしていないか？

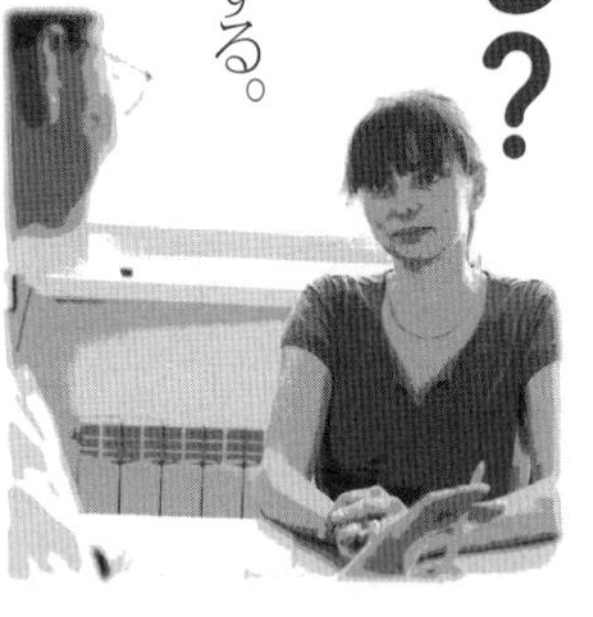

医師の立場で考える

説明の際には、治療効果が見込まれる選択肢はすべて提示する。患者の希望も聞く。しかし多くの場合、心の中では優先順位は決まっている。自分の中の第一選択を推すことは間違いだろうか？

患者の立場ではどうか

一方、患者は人生の岐路に立たされている。それぞれの道を説明する医者はどんな人だろう？　信頼に値する人物だろうか？　熱意や誠意に欠けた説明では、どの選択肢も色あせて見える。客観的に「ご希望は？」と言われるより、利点と欠点、自分の状況をすべて吟味したうえで「私はこの方法で治療したい」と言われた方がいい。医師の覚悟を聞きたいのだ。

あくまでも決定権は患者にある

患者の自由意思に任せてよい場合はある。しかし、選択肢の優劣の重量配分は、告知直後と時間経過後で変化する。一次的な感情で誤った選択をするかも知れない。それを自己責任とすることはできない。

＊＊＊

医師は客観性と主観性を持って、「私はこの方法であなたを治したい」という覚悟と熱意を表明すべきではないか。そのうえでの患者の決定権である。インフォームド・コンセントとは、患者が医師を見定める機会でもあるのだ。

4 剥離の技

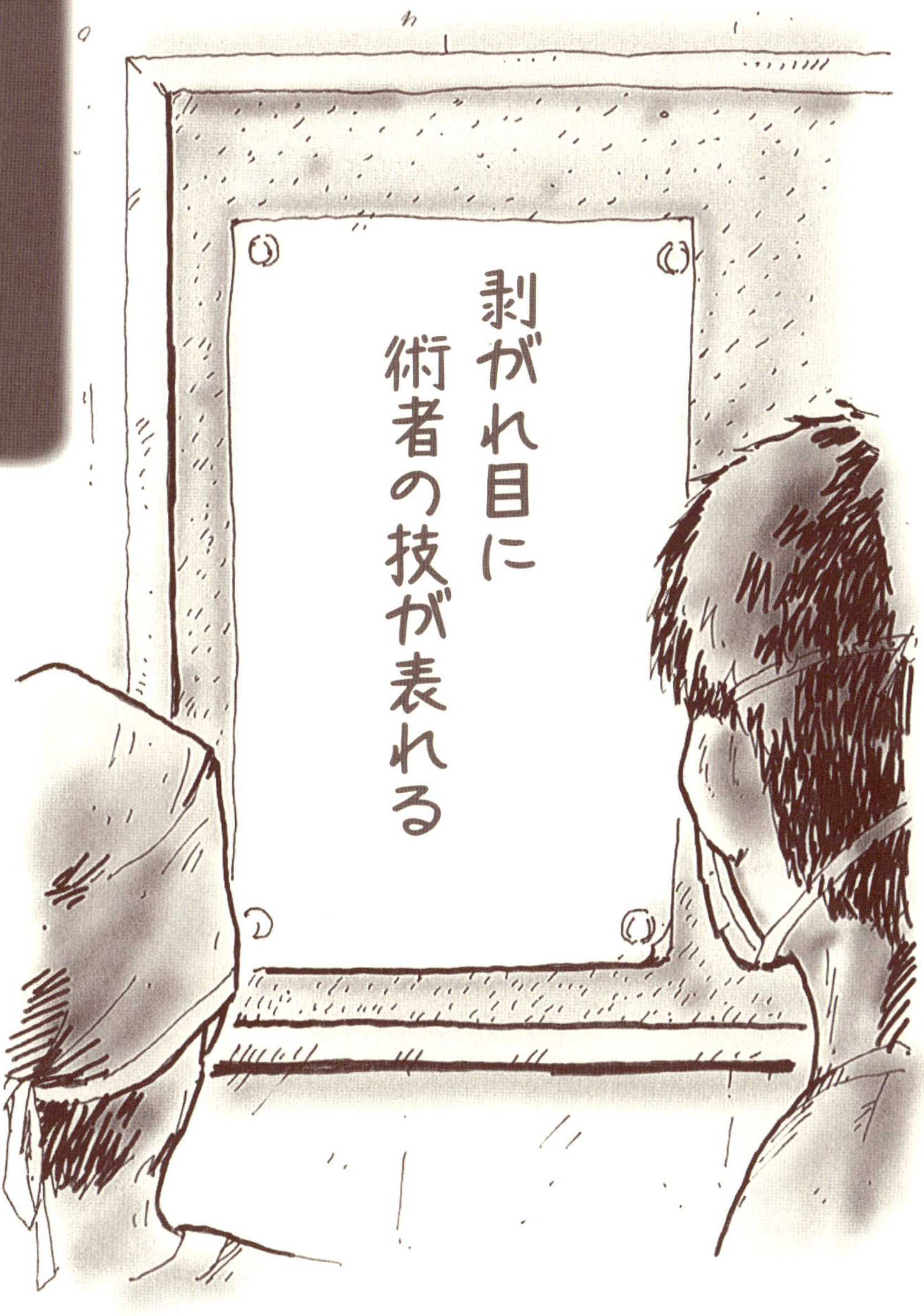

カッコいい剥離の所作とは

——剥がれ目の美学

筋膜上を電気メスで切開し、皮弁を挙上していく。[1] そろそろこの皮弁の命綱となる穿通血管が、筋膜を貫いて現れるはずだ。形成再建外科の長瀬太一は、右手の電気メスを剥離剪刀に持ち替え、左手に皮弁を持った。皮弁を九十度ぐらいに軽く翻転して、皮弁と筋膜の間の疎な結合織の剥離を進めると、穿通血管が見えてきた。[2]

乳房切除術と同時に再建を行う乳房一次再建の場面である。下腹部の皮膚と脂肪を胸に移植するこの手術（穿通枝皮弁移植）では、皮弁に繋がる細い穿通血管を腹直筋の中で剥離して、深下腹壁動静脈を経由し外腸骨動静脈まで遡《さかのぼ》る。その分岐部で切り離した深下腹壁動静脈の断端を胸部の血管（内胸動静脈あるいは胸背動静脈）と吻合することで、組織移植が完成する。

長瀬は左手にマイクロ鑷子、右手は剥離剪刀とバイポーラ止血器を交互に持って、直径一ミリ程度の穿通血管を丁寧に剥離していく。[3] この細い血管はバイポーラのわずかな熱や剥離操作の牽引で損傷しやすい。そのため、血管ぎりぎりではなく少し離れた部位で、筋線維の切離や穿通血管の分枝の焼灼、血管

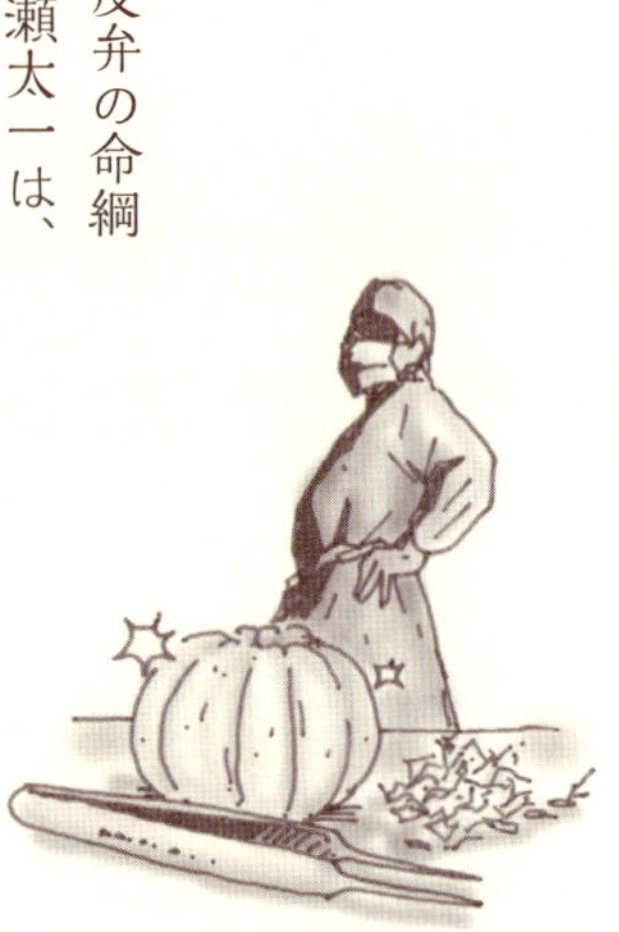

1 電気メスは通電しなければ剥離子となる。組織に押し当てて鈍的に剥離し、残った血管に対してスイッチを入れて止血する。

2 皮弁を強く翻転すると、筋膜から立ち上がる血管も引き延ばされて見え難くなる。適度な牽引で剥離すべき線が見えてくる。この剥離操作はメスで行ってもよい。剥離面に水平に当てる刃の圧と組織を牽引する力の加減で、疎な組織のみが剥がれていく。

3 バイポーラも通電しなければ鑷子となる。鑷子を開く力で組織を分け、把持して通電することで焼灼する。

に交差する神経の剥離を繰り返す。こうして穿通血管は深下腹壁動静脈に合流した。

長瀬はバイポーラを剥離剪刀に持ち替えた。比較的しっかりした血管鞘に包まれた深下腹壁動静脈は、剥離剪刀やモスキート鉗子で血管に沿って剥離する。[4]剥離剪刀は、血管から剥離した組織をそのまま切離できるので効率が良い。

「ちょっとやってみるか」

血管茎の剥離が腹直筋下層まで進むと、長瀬は助手を務めていた外科研修医の藤井明日香に言った。乳腺外科で研修中の明日香は、志願して乳房全摘術に引き続き再建手術の助手に入っていた。

明日香は鑷子と剥離剪刀を持って、腹直筋の下で蠢《うごめ》く深下腹壁動静脈を剥離していく。しかし、覆いかぶさる脂肪ごと血管を剥離した際、隠れていた細い分枝を引き裂いてしまい、術野がたちまち赤く染まった。

「闇雲に剥離するんじゃなくて、剥離しやすい組織の境目で剥がすんだ」

長瀬は助手の位置からモスキート鉗子を持った手を伸ばす。脂肪組織を剥離して血管を露わにしてから、動脈と静脈を包む鞘に鉗子の先端を当ててそっと開いた。

「鞘、膜、疎性結合織、ここで剥がせば剥離は簡単だ。余計な脂肪が血管から剥がされていれば分枝にも気付きやすいだろう? 分枝は太さに応じてバイポーラで焼灼するか結紮をすればいい」

「はい」と明日香は長瀬の動きに倣って剥離していく。

4 ある程度の太さがある血管は、周囲に組織を付けずに血管鞘に沿って剥離した方が早い。しかし、手術既往や血管変性で動脈が攣縮しやすい場合は、あえて組織を付けて剥がすこともある。リンパ節郭清では血管鞘に沿って攻める剥離が必要だが、移植の血管剥離では攻めない剥離を行うことも。

「上手じゃないか」と褒めつつも「あとは剥離のストロークの幅だな。分枝が近い部位は細かいストロークで、分枝がない部位や血管から離れた場所では大胆に。[5]すべてをちまちまやってたら無駄に時間がかかる」と長瀬は指導する。

「なるほど。剥離する場所が具体的に決まっていれば、手が進みます」

コツを覚えた明日香は剥離を進める。鞘に沿って剥離して、分枝は焼灼。剥離して焼灼。この枝は太目だから結紮かな？　とその時、

「ストップ。それは肋間神経だ。[6]血管から剥がして温存しなさい」

「わっ、すみません。でも、この神経、べったり血管にくっついていますけど」

「今度は神経に沿って剥がすんだ。その方が出血のリスクが少ない」

明日香はどうにか外腸骨動静脈からの分岐部まで剥離を終えた。


「えーっ、藤井、血管茎の剥離をやらせてもらったの？　俺なんか、今日も鼠径ヘルニアだぞ」と同期の江草俊一が、医局でみかんの皮を剥きながら愚痴る。

「あら、その鼠径ヘルニアに苦戦してたのは誰でしたっけ？」

医局長の新見理子は俊一の呟きを聞き逃さなかった。

「ヘルニアは膜の剥離、血管は鞘の剥離、剥離操作という点では同じこと。良性腫瘍の手術なんかは剥離そのものじゃない。[7]今は何の手術をしたかではなく、どういう操作を覚えたかが大切なんだからね」

「分かりました！」と俊一が調子よく答えて、みかんをひと房、口に放り込んだ。

5 剥離のストロークとは剥離の圧。大きなストロークで本幹に近い部位の分枝を損傷すると、本幹にも影響が及ぶので要注意。本幹に影響しないところでは大胆に。鉗子のサイズを変えるのも有効。そのために剥離鉗子は多種類ある。

6 腹直筋の臍より尾側にも第十一肋間および第十二肋間（肋下）神経が外側から入る。後者は錐体筋も支配し、下腹部の膨隆を予防するために温存すべし。筋肉を温存しても、神経を犠牲にしては意味がない。

7 脂肪腫は薄皮一枚でも層を間違えるとスマートに取れない。腫瘍直上の正しい層で剥離すると、出血させずに徒手的に摘出できる。粉瘤も被膜の外側を剪刀できれいに剥離すれば、無駄に正常組織を切除せずにきれいに取れる。

そこに長瀬が医局に入ってきた。

「長瀬先生、今日はありがとうございました」と明日香が立ち上がる。

「血管や神経の剥離は手術の基本だからな。剥離された術野を見れば、手術の実力が分かる。剥離されたがっている層できれいに剥がされた術野は美しいからな。剥離の層が不均一だったり、温存する血管を鑷子で掴んだりしてはダメだ。[8]血管は内膜が損傷すると詰まることもある。そうだよな？　江草」

長瀬は首をすくめる江草からみかんを取り上げた。

「江草、みかんを剥くのも剥離と一緒だ。まず『わた』と言われる白い疎性結合組織で皮を剥離する。[9]その次は房の外側の繊維を剥がす。まあ、これは好みだけど、俺は可及的に除去する。それから房の膜同士を剥がして房を割る。どちらかの房に膜が両方ともくっつかないように丁寧にな。ここまでは簡単だけど、房の膜と果肉はきれいに剥がれにくい。密性結合組織ってとこだな」

「疎性結合組織、密性結合組織ってなんでしたっけ？」と俊一。

「臓器の間には線維性結合組織がある。その中でも、膠原線維がまばらでスポンジのように隙間があるのが疎性結合組織。クッションとして、あるいは組織の連結器として臓器を保護している。腱や真皮、筋膜、骨膜なんかは密性結合組織だ。疎性結合組織で剥離をするのがすべての手術の基本だ」[10]

すべてを言い終えた長瀬であったが、みかんの房から白い筋がうまく取れない。

「おれ、これ嫌いなんだよな」

8 血管を鑷子でがっちり把持すると血管内膜が損傷する。それを修復するために血小板やフィブリン、赤血球などが集積して血栓となる。血管の「温存」とは切除しないことではなく、血流を残すこと。

9 綿状の組織はアルベドと呼ばれる内果皮。白い筋は維管束。養分を根から果実に運ぶ重要な組織。栄養豊富。

10 疎性結合組織は剥離操作で剥がれる層。密性結合組織の境界（筋膜と脂肪の間など）は切離も必要。

神経質に筋を取る長瀬を見て明日香が言った。

「その白い筋、ポリフェノールや繊維質が豊富で中性脂肪も減らす作用もあるんですよ。先生の場合、剥離しない方が…」

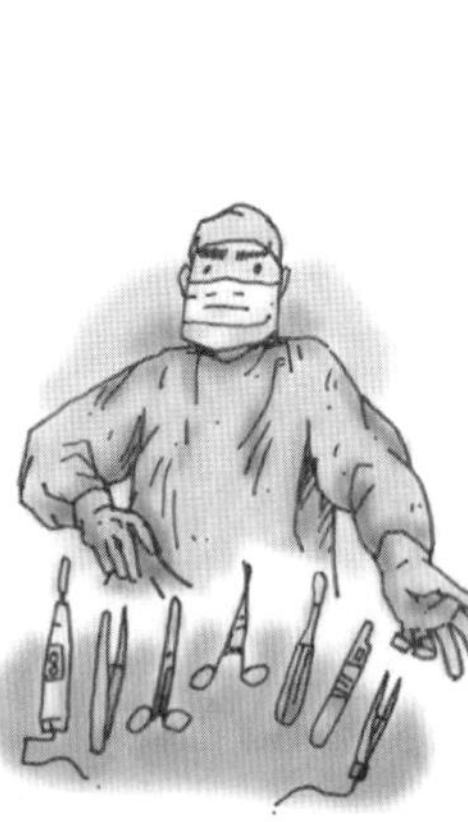

手術時間の半分以上は
剥離なんじゃないかな。
道具も方法もたくさんあって、
術者の違いが
一番出るんじゃないかしら。

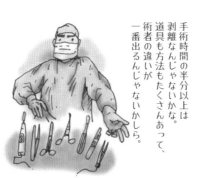

剥離とは、剥がして分離することである。一般に血管や臓器の周囲を剥がすことを言いますね。膜の上など解剖学的に分離しやすい層が存在します。縦にはあまり層がないので、「切る」ことになりますが、横には層があるので「剥離」することになります。

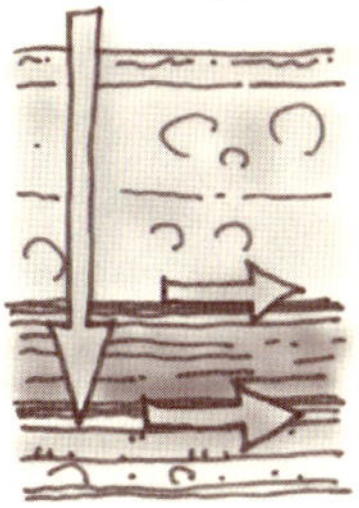

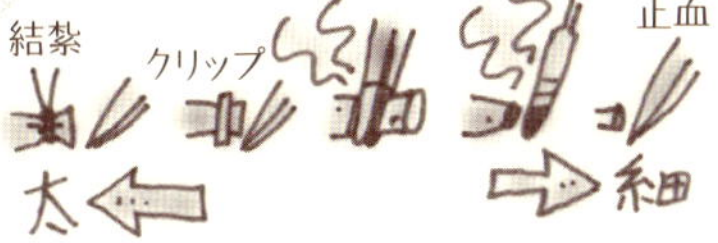

自然止血
モノポーラ
バイポーラ
クリップ
結紮
細
太

剥離をスムーズにできないのは、血管があるからです。血管をどう処理するか、自分の方法と順番を決めておきましょう。太ければ結紮、ホントに細ければ、最初は血が出ても自然に止まります。迷ったり、深い術野でちょっとでも血を出したくなかったりする場合は、すぐにひと段階上げて処理しましょう。

剥離の道具はいろいろある。整理しておいて、状況に応じて使い分けよう。

手がもっとも敏感に鈍的剥離ができるね。

鑷子2個でピンポイントに鈍的剥離ができるよ。

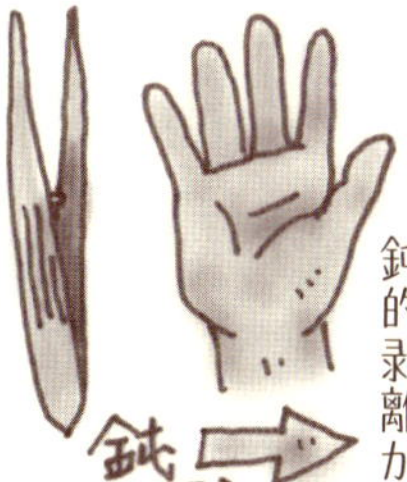

鈍（ちぎる）

鑷子と手の間にツッペルや綿棒があるかな。

鑷子の裏側も有効な剥離道具。

モスキートやケリーは刺して開いて剥離するね。

開いて剥離、切ることもできる万能なハサミ。

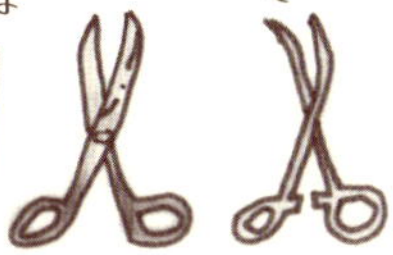

メスはもっともファインに切る道具。

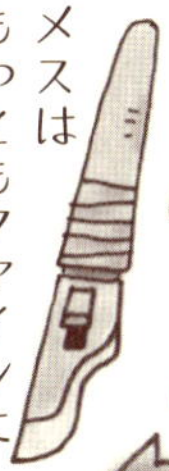

骨膜剥離子はメスより鈍に切れる道具。

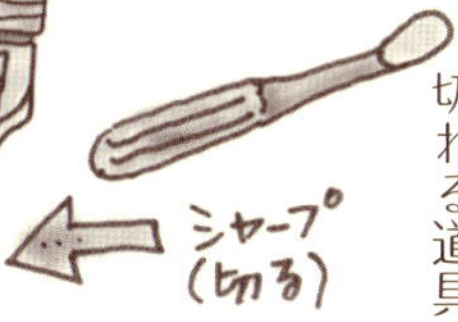

シャープ（切る）

個人的にはハサミを最も多用するかな。モスキートなどで血管がちぎれると、出血点がどこだか分からなくなることがある。

その点、ハサミなどの鋭的剥離だと、切ったところからしか出血しないので、止血すべき点が分かりやすいんだ。

手

では剥離道具と方法を見てみましょう。まず、手。圧倒的に便利な鈍的剥離道具です。

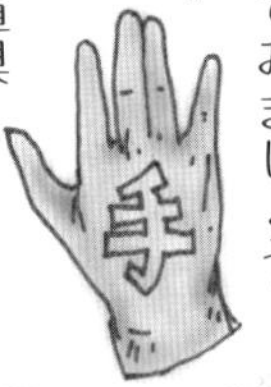

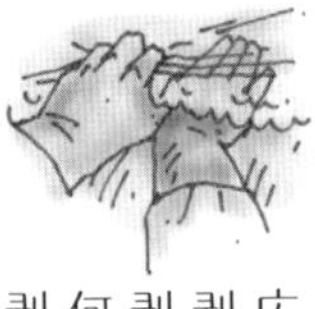

一番剥がしやすい層で、広い範囲を早く剥離できます。剥離した先に何があるか触れるので、剥離先も安心です。

指を使えば、疎な脂肪組織内にある血管の剥離もできます。組織の硬さなどの感覚に慣れないと、枝を引きちぎってしまうこともありますが。

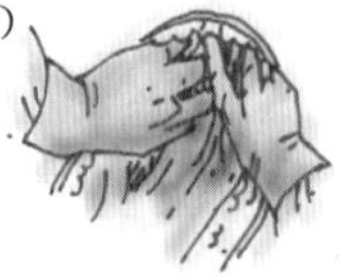

ガーゼでしごけば、よりファインな鈍的剥離ができます。大きなツッペルみたいなもんですね。

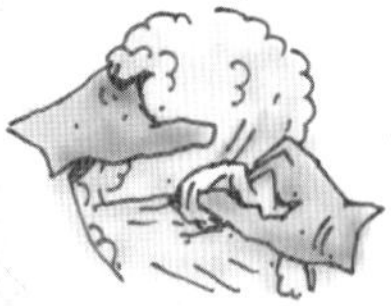

電気メス モノポーラ

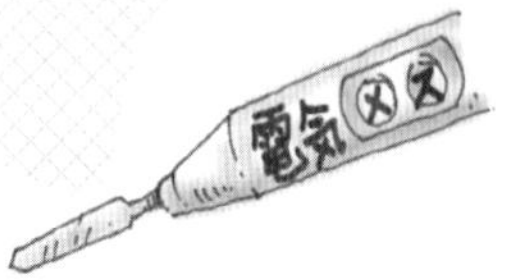

少ない出血で軟組織を切離できますね。切るというより、緊張を外す感じですかね。緊張のあるところに先端を当てましょう。

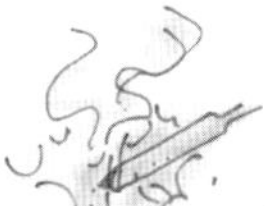

真皮下血管網などの小さい出血点なら止血もできます。

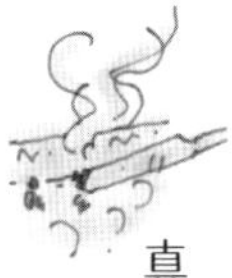

細い血管も、止血鑷子で摘んでもらえば止血できます。

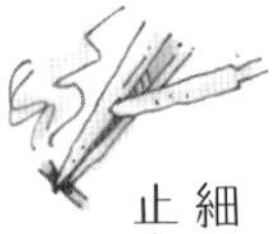

通電させなければ、ちょっとした剥離子としても使えます。

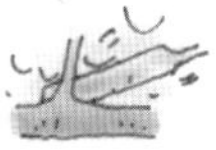

曲げられるのも、便利ですね。メーカーとしては推奨しないとか言われそうですけど。

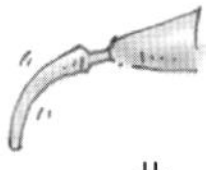

鑷子

たいてい左手に持ってるピンセット。右手に持つ剥離道具の補助みたいな役割だけど、これが意外と使えるのよ。

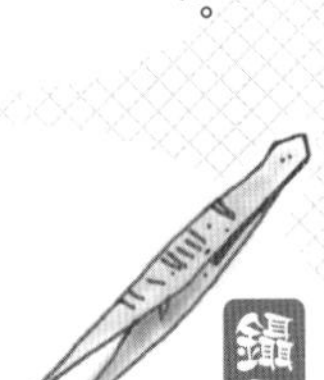

下の組織を保護しつつ、上の軟部組織だけを電気メスで切りたい時、

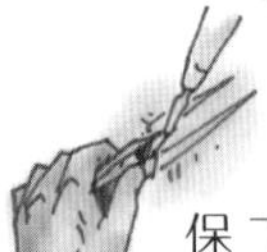

この鑷子の「開き」が使えますよね。適度な緊張がかけられるし。鑷子のお尻側は、軟組織を剥離するのに便利な形ですよ。

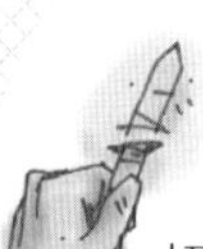

針状の電極だと表皮や粘膜もキレイに切れます。頭皮なんか便利ですよね。

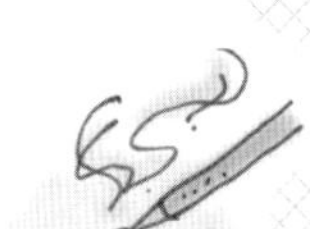

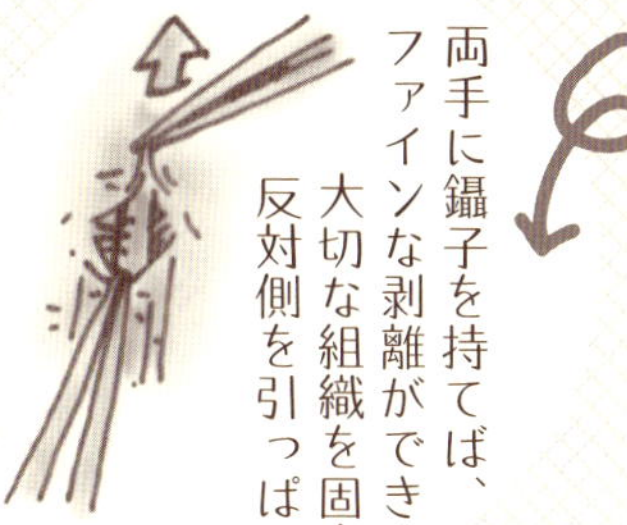

両手に鑷子を持てば、ファインな剥離ができます。
大切な組織を固定して、反対側を引っぱってね。

剪刀 ハサミ

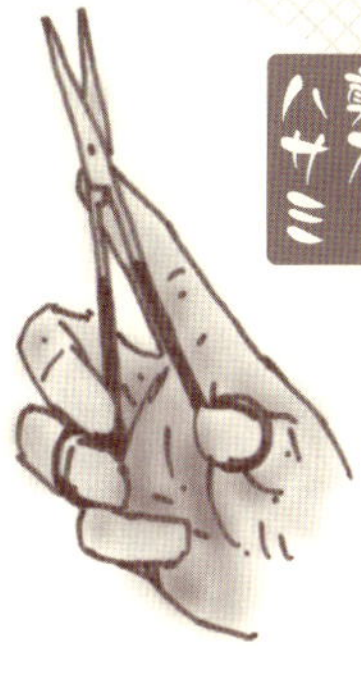

まず、切る。

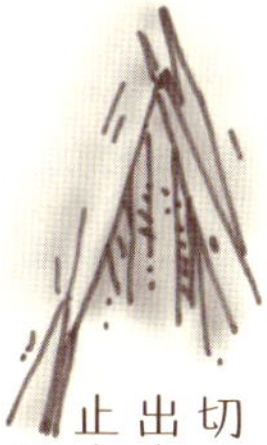

切ったところからしか出血しないので、止血対応もしやすいです。

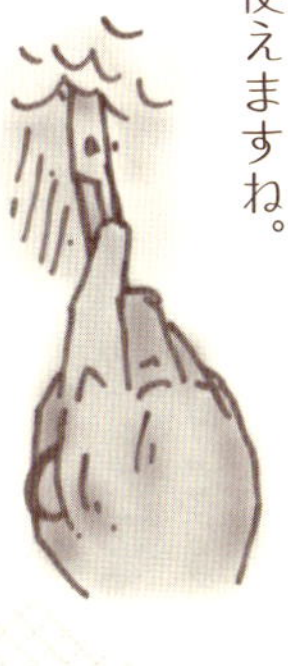

閉じたままでは、鑷子の裏側よりファインな剥離子として使えますね。

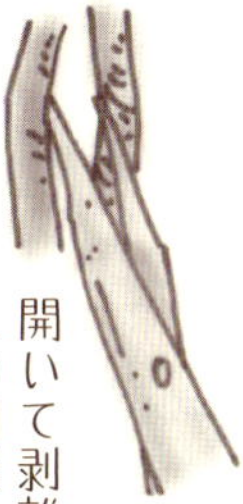

開いて剥離。この剥離と切離とが片手で行えるのが剪刀の最大の利点ですね。

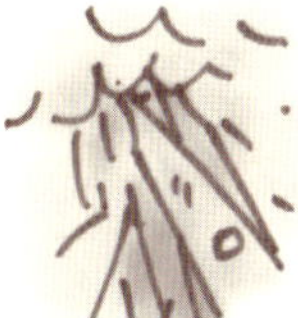

「押切」ってのも便利。鈍的要素のある鋭的剥離。
少しずつハサミを閉じながら、刃の部分で剥離する感じ。
索状物などちょっと硬い組織の前で止められるんだなー。

鉗子

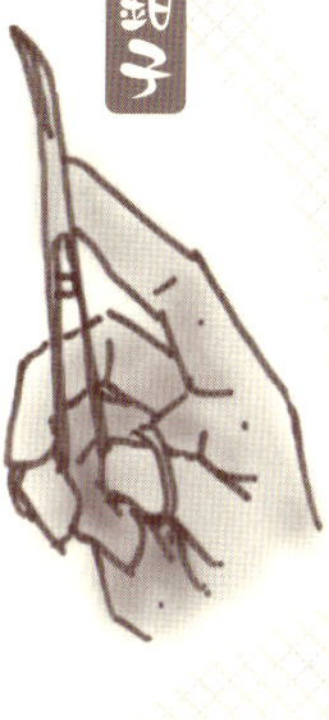

と言うわけで、最後は鉗子。剥離鉗子、モスキートとか。こいつは剥離するだけで、切離できないので、道具の持ち換えか助手が必要です。下手にやると血管を引きちぎって止血点が分からなくなります。僕はあまり使いません。好みの問題です。

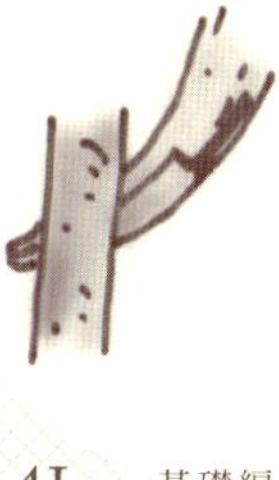

利点は角度がついているので、血管の下などをくぐらせやすいことかな。

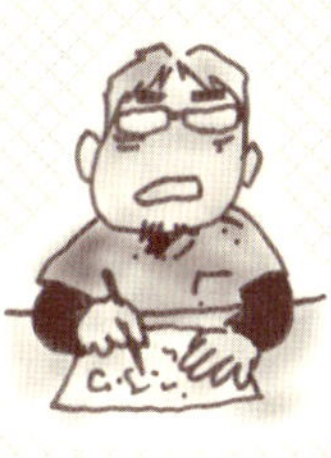

よく使う手術道具って、ホント、便利だなー。キリがないぞー。

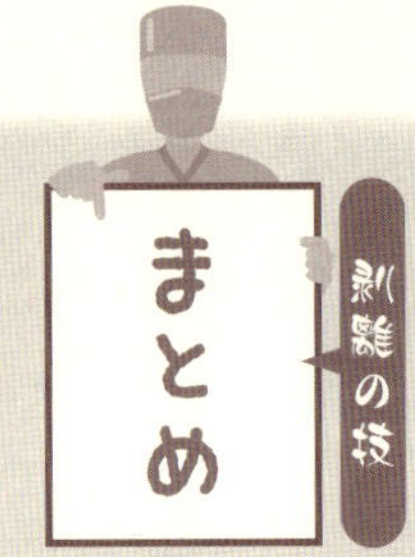

1. 剥離鉗子だけでなく、**手や鑷子も有効な道具**となる
2. 剥離層は、膜や鞘の境目の**疎性結合組織にあり**
3. 血管剥離では、**攻めの剥離**と**守りの剥離**を使い分ける

5 縫合の技

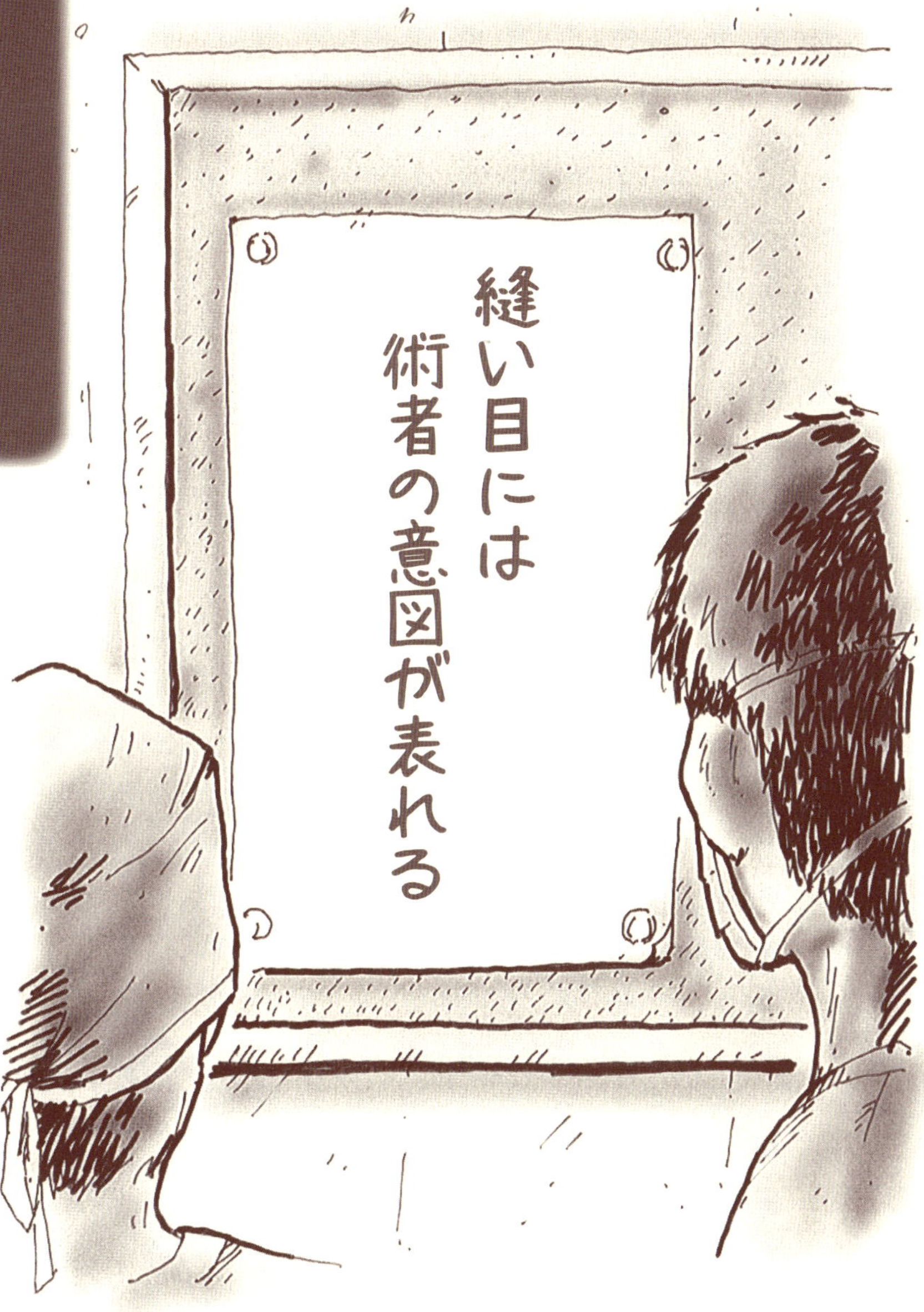

カッコいい縫合の所作とは
——縫い目の美学

「かわいいっ！」

「カロチャ刺繍《ししゅう》っていうの」

初夏のハンガリーで開催された国際学会から帰ってきた新見理子は、テーブルの上に色鮮やかな刺繍のお土産を並べた。

「刺繍って世界中にあって、それぞれの文化や風習が反映されてるんだって。[1]針の刺し方の違いが縫い目に表れて、どれも趣があるでしょ[2]」

「私はこれがいい！」と谷口茉奈が草花の刺繍が施されたハンカチを選んだ。遠慮していた藤井明日香と江草俊一も、慌ててハンカチとコースターを手に取った。

「それ、かわいいよねー。明るい色合いのものは、現地でも若い女性が使うらしいよ。お祭り用の民族衣装や喪服用の色や柄もあるんだって」

「へぇー、刺繍は縫い目自体にメッセージがあるんですね。同じ縫合でも手術の縫い目とは全然違いますね」

「あら、茉奈の縫合にはメッセージがないの？」

新見の言葉に茉奈はフリーズする。「どういうことですか？」

1 モチーフや色使いに、そこに暮らす人々の生活や思いが表れる。

2 縫い目（ステッチ）はランニングステッチ、クロスステッチ、チェーンステッチなど多様（手術に似ている？）。カロチャ刺繍は隙間を開けずに糸を刺すサテンステッチ、フランスのアンティークレースなどは生地を裁断して柄や模様を表現したものに刺繍を組み合わせるカットワーク刺繍。

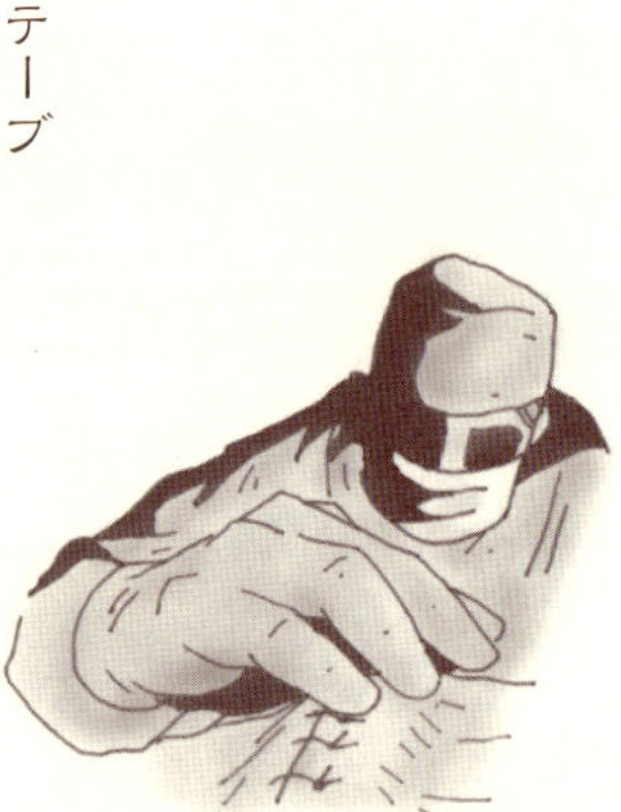

「手術の縫合も目的ごとに手技が違ってくるでしょ。まずは初歩的なところからね」

海外出張でリフレッシュした新見は、機嫌よく三人に講義を始めた。

基本姿勢は縫合する面に平行に立つ。針を奥から手前、手前から奥に回す方がやり易い。並行に立てない場合は、手関節を柔らかく使って創縁に余計な力がかからないように気を付ける。持針器は針と糸との結合部を把持せずに、後ろ三分の一あたりを垂直に持つ。[3] 針は組織に垂直に刺し、抜くときは彎曲に合わせて回転させながら抜く。すべて縫合操作による組織の挫滅を避けるための手技である。

「もちろん状況によっては角度を浅くして薄くかけたり、針を九十度回して持針器の向きとそろえて持ったりすることもあるけど、それも組織を挫滅させない配慮よ[4]」

「確かに水平に立つ方が手首を返しやすいですね」茉奈は手関節を回してみた。

「でも、それのどこがメッセージなんですか？」明日香は腑に落ちないようだ。

「ん？」と一瞬間をおいて、新見は少し語気を強めて言った。「問題は目的に合った縫い方をしているかどうか。あなたたちの意図が縫い目に正しく表れているかどうかってことよ」

いつもの厳しい口調にびくりとした俊一が、（余計なこと言うなよ）というメッセージを明日香に目で送った。

「縫合と言ってもいろいろあるでしょ。アキレス腱縫合や心臓外科の胸骨縫合

3 接合部付近で持つと針が折れたり曲がったりしやすい。特に強彎の針では要注意。

4 スペースが無い術野で深部から浅層に向かって糸を掛ける時は、持針器に水平に針を把持して、奥から手前に運針を行うこともある。

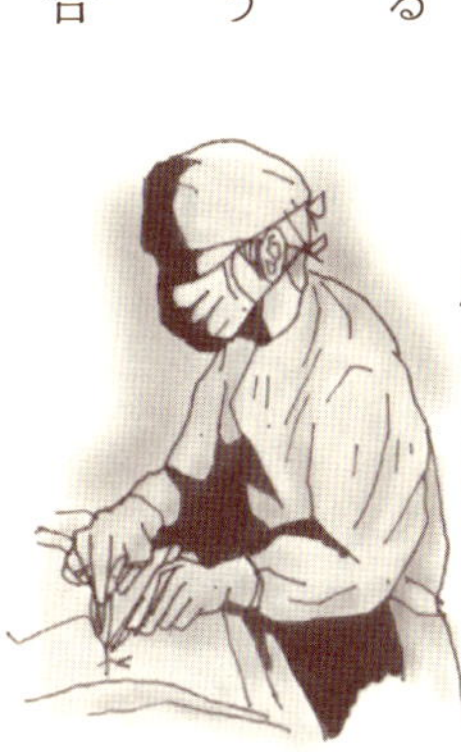

そう… 外科医なら誰しも、
患者さんに喜んでほしい、
キズをキレイにしたい、
と思っているさ。

は、太いナイロン糸やワイヤーなどで強固に固定する。[5] 緊張が強い腹壁を縫う時も、組織が多少挫滅されても太い糸をしっかり掛けてきつく結ぶ。だけど、消化管や血管はそんな縫い方をしないでしょ。僅かな組織の挫滅が、漏れや狭窄、閉塞の原因になるからね。縫合直後に問題なく見えても、長期的に縫合の目的が達成できないようじゃ駄目ね」

「そうか、同じことを相葉先生にも言われました」俊一は相葉との会話を思い出す。

「縫い方も、単結節縫合、マットレス縫合、連続縫合、三点縫合といろいろあるけど、その中から目的に応じた縫い方を選びなさい。[6] 糸や針の選択も含めて、創傷治癒の原理を理解して縫われた縫い跡からは、術者の意図を読み取ることができる。逆に、縫うことで創が癒合すると勘違いして縫われた跡も、見ればすぐ分かる」

「すみません」と明日香が先に謝る。「いまだに皮膚縫合は難しいです」

「皮膚縫合は結果が見えるからある意味シビアですよね。きれいに治ったりケロイドになったり、どうして違いが出るんですか？」[7] と茉奈が訊ねた。

「要因は三つかな。患者さんの皮膚の問題、創の場所や方向、それと縫合の技。[8] 私たちがコントロールできるのは、切開の場所と方向、それと縫合法ね」

「だから真皮縫合が重要なんですね」と茉奈が言った

「そうね。創縁から少し離れた位置の真皮に吸収糸をかけて創を寄せる。そうすると縫い目がこんもり盛り上がる。[9] 表皮はナイロンでそっと縫ってもいいし、

5 創傷治癒による癒合より、糸による物理的な固定が重視される場合もある。腱縫合は早期リハビリに耐えられるように、数本（ストランド）の非吸収糸で縫合し、胸骨縫合もワイヤーなどで強固に固定する。

6 マットレス縫合は面同士で密着させやすい。腸管のGambee吻合は垂直マットレス。筋肉などの縫合で線維が裂けないようにするためには、水平マットレス。連続縫合は糸を牽引すると創がギャザーになって縮んでしまうが、巾着縫合ではこれを利用して牽引する。

7 きれいに治っていない手術痕のほとんどは、ケロイドではなく肥厚性瘢痕。ケロイドは傷跡に留まらずにカニの足のように伸びるので、蟹足腫とも言われる。その意味では、良性疾患であっても癌（cancer の語源はカニ）のように厄介。

テープや皮膚用接着剤で固定してもいい。[10]要はこの盛り上がりが大事。こうして真皮のクッションを作っておけば、瘢痕が成熟するまでの間、外力の緩衝材となってくれる」

「盛り上がりは平らになるんですか？」と茉奈が訊く。

「肥厚性瘢痕になりやすい場所や緊張が強い創は、しっかり盛り上げても平らになる。そんなところを平らに縫ったら醜形瘢痕必発ね。創の場所や方向、皮膚の厚さや緊張の強さから判断して、糸の太さや掛ける位置を変えて盛り上げ方を調節しなさい。[11]そうして出来上がった縫い跡には、糸の意図、つまりきれいに治したいという術者のメッセージが表れる。縫い目の美学ね」

新見の口調はすっかり普段モードになっていた。「平らに縫って喜んでいるようじゃ、まだまだね」と言い放って医局を出て行った。

三人はお土産を片手に目を合わせた。

「新見先生は平らにはならなそうだな」

8 肩の周辺や胸壁正中は、肥厚性瘢痕やケロイドになりやすい。筋肉の走行に一致する方向の傷は、瘢痕拘縮を来しやすい。白人の創はきれいだけど黒人は肥厚性瘢痕になる。アフリカの原住民が皮膚に創をつけて装飾にするのは、それを利用したもの。黄色人種はどちらにもなり得るが、醜形瘢痕を安易に患者の体質のせいにしてはいけない。

9 基礎編1参照。緊張のない浅い創は、細い吸収糸で創縁から数ミリの真皮を寄せる。緊張が強い大きな創は、太い吸収糸で創縁から一センチ程度離れた真皮をしっかり寄せる。皮膚の外転による盛り上がりの程度で、術者の意図が読み取れる。

10 正しく真皮縫合ができていれば、皮膚縫合はせずにスキンクロージャーテープや皮膚用接着剤でもよい。皮膚縫合を行う場合は、ナイロン糸でゆるく結ぶ。

11 真皮が非常に薄い眼瞼や外力が常にかかる手掌や足底、毛根の損傷を避けたい頭皮などでは、真皮縫合を行わない。

キズあとが
キレイになるか
どうかはこの順で
決まります。
どんなに
工夫してキレイに
縫っても
体質やキズの
向きには
ほぼ勝てません。
でも、
できるだけ
キレイになる
縫い方は知って
おきましょう。

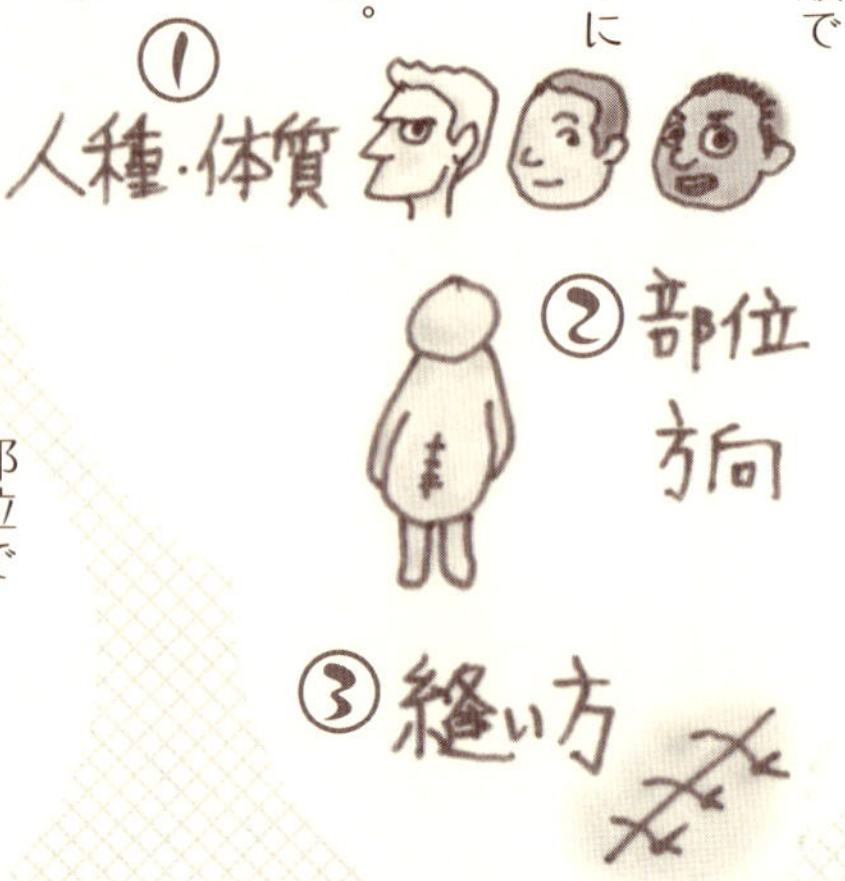
①人種・体質
②部位
方向
③縫い方

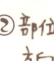

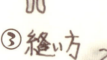

部位で
見ましょう。

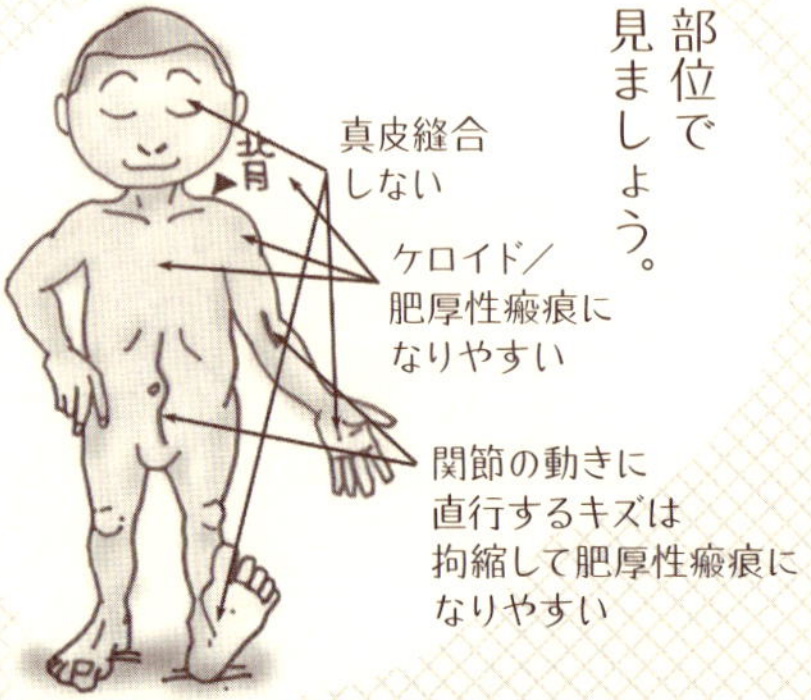
背
真皮縫合
しない
ケロイド／
肥厚性瘢痕に
なりやすい
関節の動きに
直行するキズは
拘縮して肥厚性瘢痕に
なりやすい

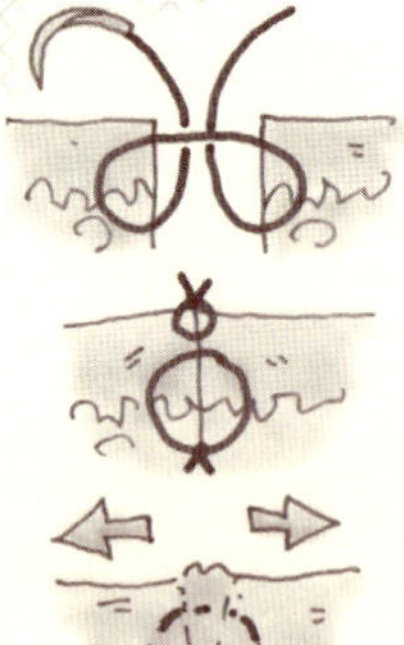

真皮縫合です。
真皮をピタッと
合わせて表皮に緊張を
かけない縫合です。

顔や四肢はほぼ平ら
でいいですが、
動きが複雑な胸やお腹、
背中や肩などは、
いずれ表皮に緊張が
かかってきて、
瘢痕が拡がります。

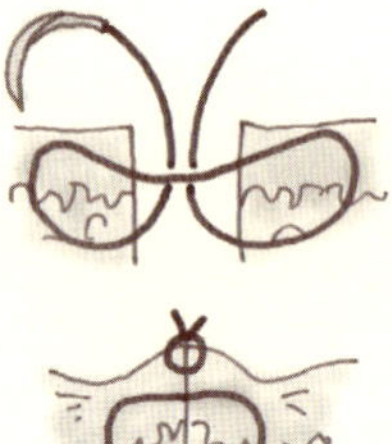

というわけで、
遠くの表皮近くを拾ってきて、
少し盛り上げて真皮縫合をします。

こうすれば
しばらく
表皮縫合部に
緊張がかからず、
キズあとも
拡がりにくく
なります。

真皮縫合で
遠く浅くを拾う方法は
2つあります。

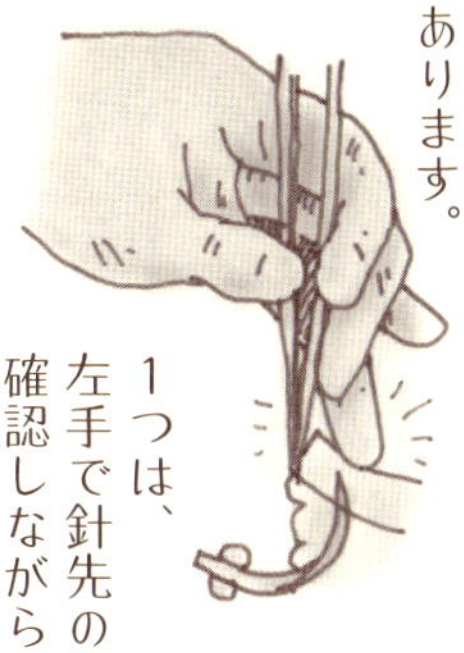

1つは、
左手で針先の位置を
確認しながら
縫う方法です。
僕は環指を
使います。

もう1つは、
目で視て確認する
方法です。
はじめは
皮膚をあまり
めくらずに、針先を
クイクイ動かして
位置を確認し、

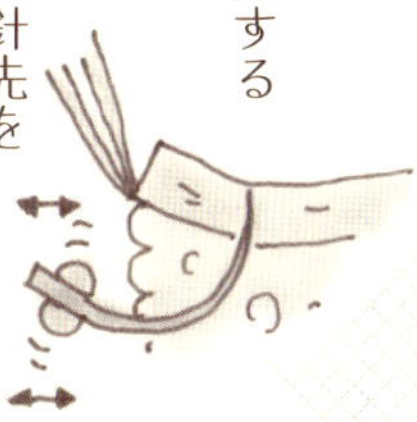

いいところに
来たら一気に
皮膚をめくって
針先を
出します。
遠いところを
拾うので、
大きめの針を
使うといいですね。

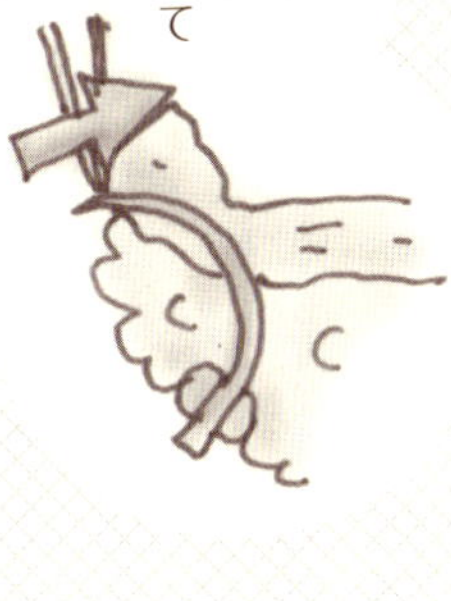

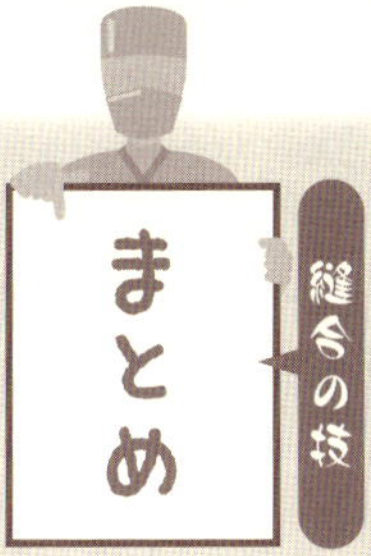

縫合の技 まとめ

1 皮膚の性状や緊張の程度で、**真皮縫合の盛り上がり**を調節する

2 組織を挫滅しないためには、**針の彎曲に沿って抜く**

3 醜形瘢痕を、安易に**患者の体質のせいにしない**

COLUMN

テープかぶれの真相が明らかに

「皮膚が弱いのですね、テープかぶれです、と言われました」

患者Aさんはうつむきながら語った。

これまで絆創膏やテープでかぶれたことがなかったAさんは、疑問に思いながらも納得するしかなかったという。

当時の状況を検証した

医師Bは術後の血腫を予防するために、創部に厚く折りたたんだガーゼを当て、伸縮テープで固定していた。当時の状況を検証した結果、B医師がテープを引っぱって貼っていたことが判明。この三日後にテープをはがした際、Aさんの皮膚は赤く爛《ただ》れ、水疱を形成していた。ところがB医師は、その原因をAさんの皮膚の問題としていたのだ。

皮膚科医C氏が証言する

「確かに接触性皮膚炎としてのテープかぶれもありますが、多くは物理的刺激による皮膚損傷です。引っぱって貼ることで、皮膚剥離や水疱形成が生じやすくなるので要注意です」と皮膚科医Cは語った。さらに、用途に合ったテープの選択や剥がし方にも注意が必要とも付け加えた。

この結果を受けて、B医師は深く反省し「今後はこのようなことがないよう気を付ける」とのコメントを残した。

＊＊＊

近年、高齢者の皮膚裂傷（スキンテア）が問題になっている。その発症事由は、医療用テープの剥離が最多であるという。荷物の梱包のように、威勢よくテープを貼ってはいけない。

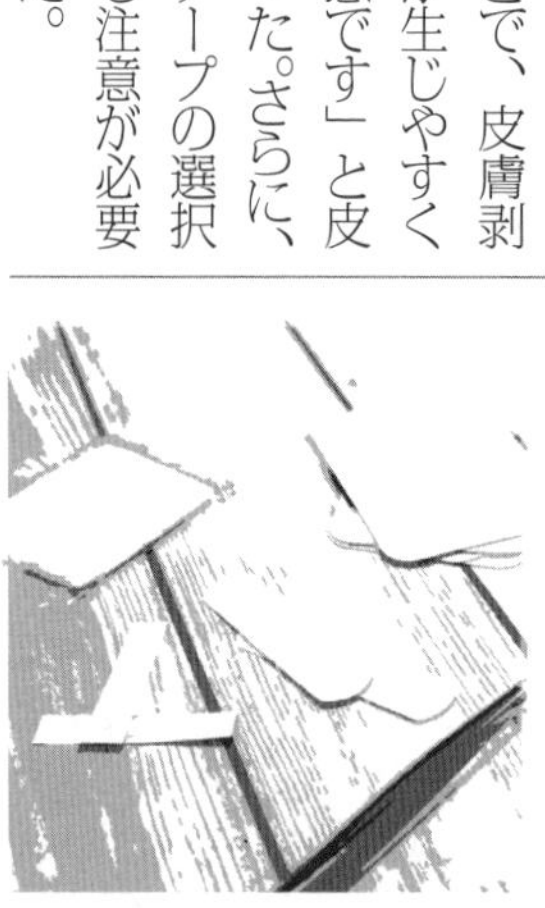

6 創の洗浄

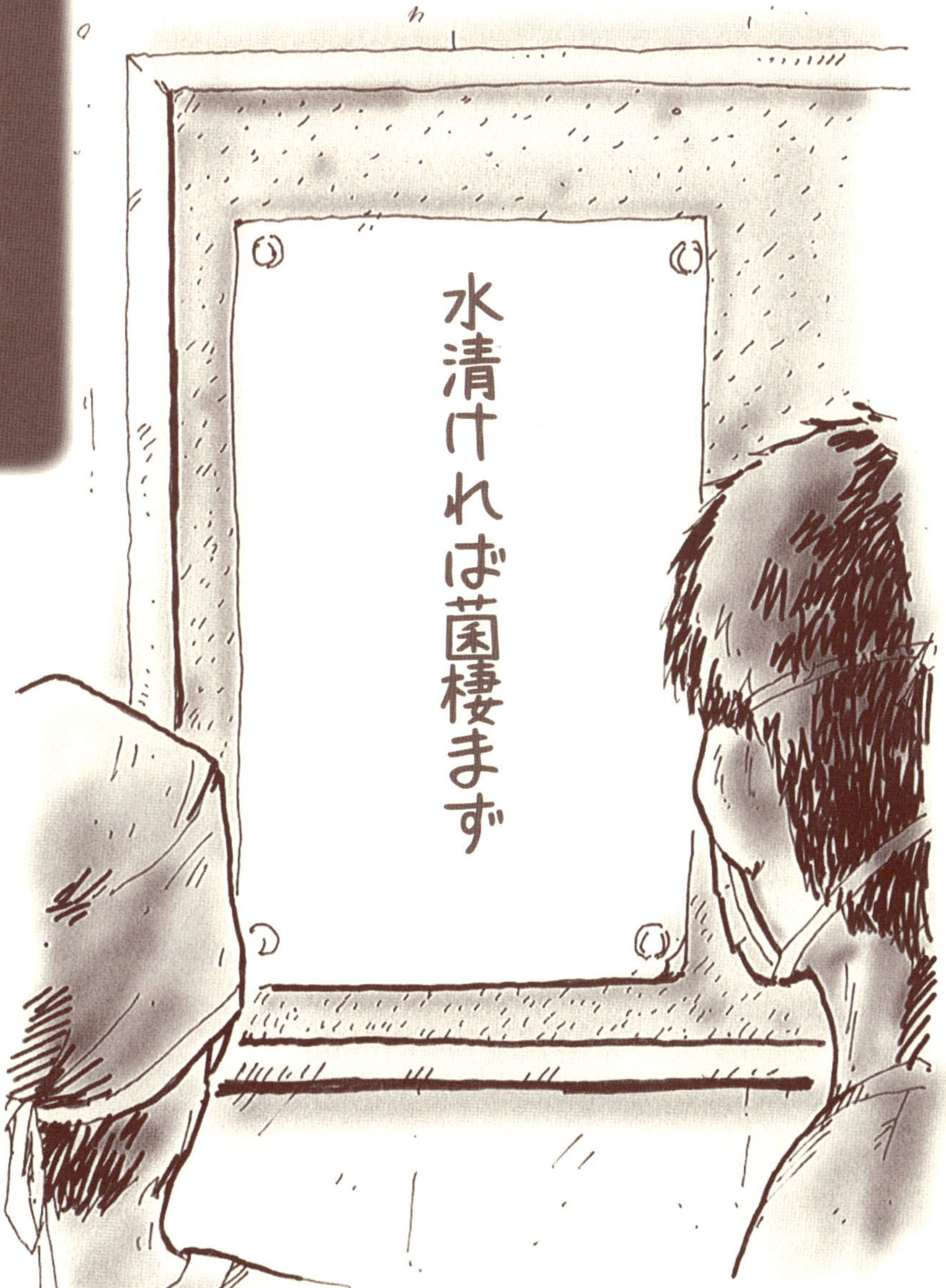

創洗浄の効能
——日本には湯治という文化がある

「あー生き返るわー」

「ほんと、いいお湯ですね」

温泉好きの谷口茉奈は藤井明日香と少し早い夏休みを取って、海沿いの温泉旅館に来ていた。休日返上で働いていた二人に、「たまにはゆっくり休みなさい」と言ったのは医局長の新見理子だが、運営会議で外科医の超過勤務が問題視され、その対策の一環でもあった。[1]

「ご主人も連れてきたらよかったのに」と言う明日香に、

「あの人も休日出勤が当たり前の脳外科医だからね。明日香こそ、休日を一緒に過ごす彼はいないの？」と茉奈が切り返す。

「それ、言います？　あーあ、女医あるあるですね、彼を作るのも大変、結婚してもすれ違い、子供ができてもゆっくり向き合えない。私たち幸せになれるのかなぁ」

「あら、私は十分幸せだけど。まあ、折角の休暇だから二人で羽を伸ばしましょ」

二人は露天の湯にけむる海原を眺めながら、女子トークに花を咲かせるのであった。

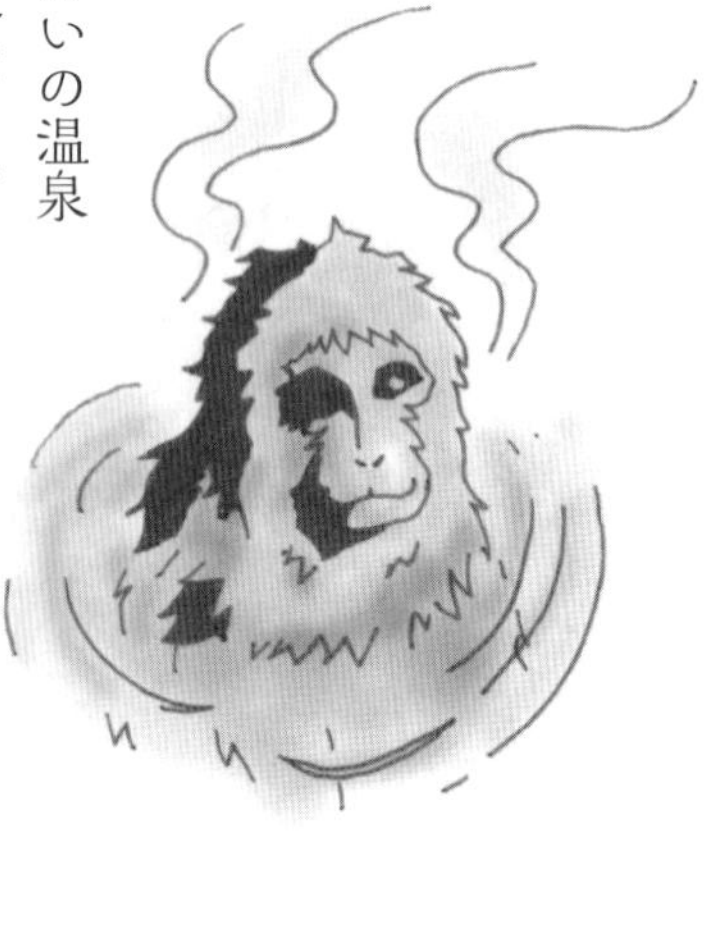

1　医師の超過勤務は深刻な問題。しかし、労働時間の短縮などの対症療法だけでは解決できない。医師の負担を減らしつつ、医療の質を高めるためにＡＩが注目されている。しかし外科医は？

「今日は飲んじゃお」海の幸が並ぶ蒔絵《まきえ》座卓をはさんで、二人は日本酒を傾けていた。

「体がポカポカしてて、すぐ酔っちゃいそう」と言う明日香のピッチはすでに速い。

「こういう海沿いの温泉は、海水の塩分が溶け込んだ塩化物泉だからね。肌に塩分の膜ができるから、保湿や保温効果も抜群で『美人の湯』っていうらしいよ」と茉奈が解説する。

「さすが温泉マニア。それにしても温泉の効能って色々ありますよね」

「うん。景色がきれいなところでリラックスするっていう転地効果や、末梢血管が広がり新陳代謝が高まるっていう温熱効果が大きいんだけどね[2]」

「ここのお風呂の効能表に『キズ』ってありましたけど、温泉で創が治るんですか？」

「そうよ。昔の人は温泉に入って創を治したんだよね[3]。塩分や硫黄なんかの殺菌作用と血行改善、洗浄効果ね。相葉先生たちもいつも言ってるじゃない、創は洗えって」

そうそう！　口癖よね、と二人は相葉の教えを肴に盛り上がる。

——感染創でも洗えばいい。日本には湯治っていういい文化があるんだ。なのに現代の医者の多くはそれを忘れて、無意味な消毒と抗生剤に頼りすぎなんだよ——

「でも、入院中の患者さんって、あんまりお風呂に入りませんよね[4]」

2　日本温泉協会によると、転地効果や温熱効果のほかに、リラックス効果、水圧効果、浮力効果などもあるとか。足は第二の心臓、足浴だけでも全身効果あり。
3　日本人は火山列島ゆえの災害に苦しみながらも、その恩恵を享受して湯治の文化を育んだ。先人の教えは守りたい。
4　浴槽につかるのが理想だが、シャワー浴でも効果あり。創があってもシャワー浴は勧めるべき。創を洗うことは創傷治癒には良いことだが、洗うことに抵抗があれば防水フィルムで覆えばよい。体を洗って気持ちよくなるだけでもメリットとなる。褥瘡や熱傷などは治療として風呂を使う。

「患者さんをお風呂に入れるっていう医者の意識が足りないのかな。患者さんも入院中はお風呂を我慢しよう、と思いがちだし。本当は褥瘡らって術後の抜糸前の創らって、お風呂で洗う方がいいのに」と茉奈の呂律が怪しくなってきた。

「そういえば、相葉先生、面白いこと言ってましたよね。『病院の最上階に大浴場を作って、患者さんに入ってもらいたいなぁ。俺たちも仕事の後に夜景を見ながら風呂に入りたいし。裸の付き合いも大切だ』なんてね」と明日香は相葉の口調を真似て笑う。

「それを本気で院長に陳情しちゃうんだもん。『ついでにビアサーバーもお願いします』って。相葉ちゃん、ちょっと抜けててかわいい！」がははっと茉奈も笑いだす。

「先輩、調子出てきましたね！　もっと温泉のことも教えてください！」

「とにかく温泉はいいのよ。スーパーいいのよ。二酸化炭素のブクブクも、硫黄の殺菌効果も。らけど、強酸性泉は刺激が強いから、ほーひゃせん後の皮膚しょーがいとかデリケートな肌はだーめ。[5] これはほーひゃせん科の先生の受け売り…ヒック」

「先生、もう寝ましょ。お布団に行きますよ！」

「うーん、洗えって相葉ちゃんがいつもうるさいのよ…むにゃむにゃ…」

「おはようございまーす。お土産、冷蔵庫に入れておきますね」

5 放射線皮膚障害など保湿機能が失われた皮膚は、強酸性温泉で皮膚炎を起こすので要注意。乾燥肌や皮膚が弱い人も、強酸性温泉を避けた方がよい。

連休が明けて、茉奈が元気よく医局に入ってきた。

「おはよう。おおっ、干物か！　あの温泉は魚が旨いからなぁ」

と知ったかぶる相葉に、明日香が小声で呟く。

「先生が一番おいしい肴でしたよ」

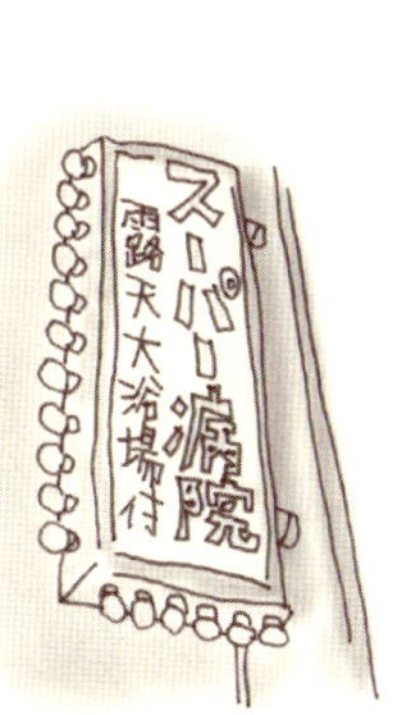

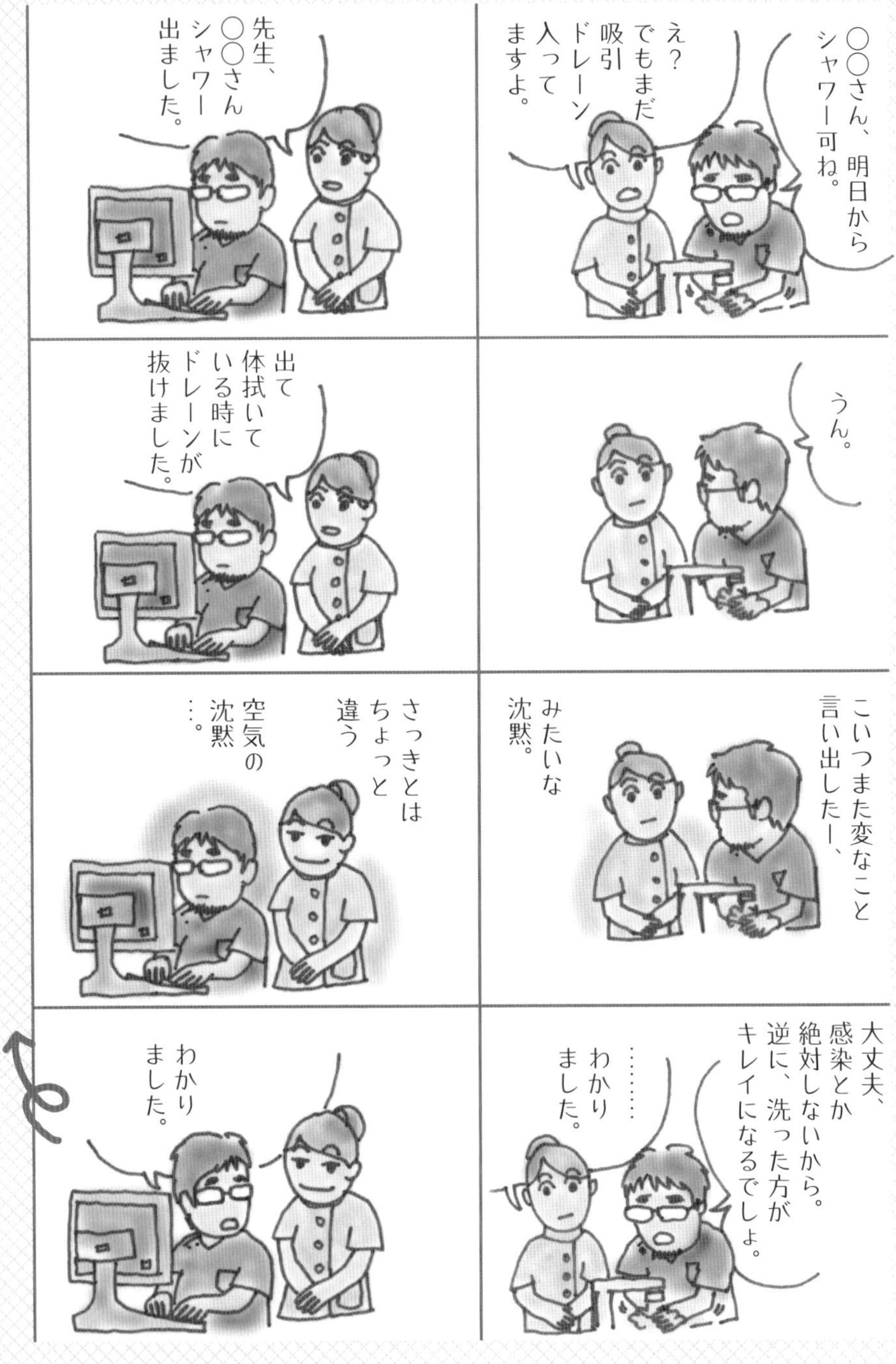
〇〇さん、明日からシャワー可ね。
え？でもまだ吸引ドレーン入ってますよ。
先生、〇〇さんシャワー出ました。
うん。
出て体拭いている時にドレーンが抜けました。
こいつまた変なこと言い出したー、
みたいな沈黙。
さっきとはちょっと違う空気の沈黙…。
大丈夫、感染とか絶対しないから。逆に、洗った方がキレイになるでしょ。
……わかりました。
わかりました。

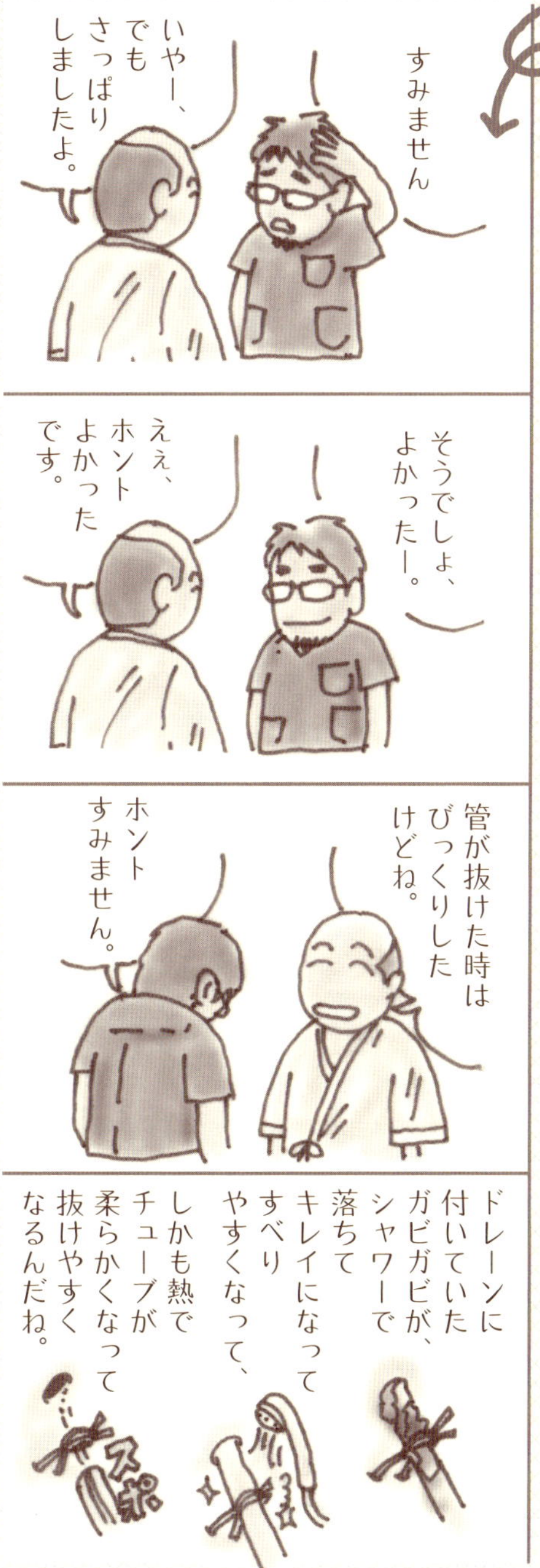
6
すみません
いやー、でもさっぱりしましたよ。
そうでしょ、よかったー。
えぇ、ホントよかったです。
管が抜けた時はびっくりしたけどね。
ホントすみません。
ドレーンに付いていたガビガビが、シャワーで落ちてキレイになってすべりやすくなって、
しかも熱でチューブが柔らかくなって抜けやすくなるんだね。
スポ

皮下の漿液腫やリンパ瘻で長期間吸引ドレーンが留置されている患者さん、仮に抜けても穿刺吸引で対応できる重要度の低いドレーンが留置されている患者さん、そんな患者さんにはドレーンが入っていても積極的にシャワーを勧めます。でも、やっぱり予想外にドレーンが抜けてしまうのはアクシデントですから、ちゃんと謝って、その後の対応を説明します。ま、そうそうないことですが。

創の洗浄 まとめ

1 温浴は、**血行改善**と**洗浄効果**で創傷治癒を促す

2 温浴でリラックスすると、**免疫力も高まる**

3 抜糸前でもドレーン留置中でも、**風呂に入ってリフレッシュ**

7 小手術

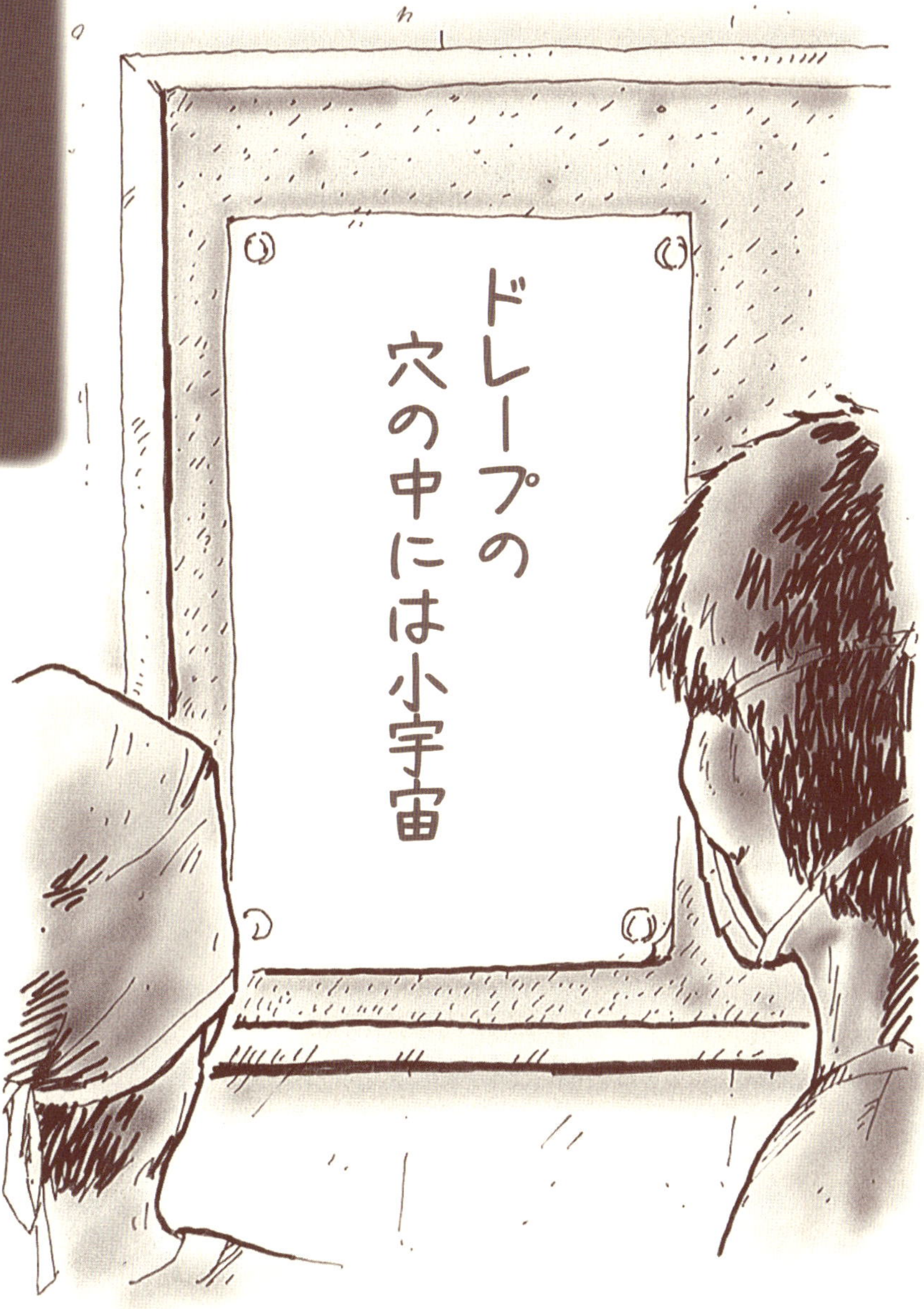
ドレープの
穴の中には小宇宙

小手術は基本手技の宝石箱

——切開、剥離、縫合が凝縮

「お疲れさま」

深夜のラーメン屋で、渕上亮介と江草俊一はプラスチックのコップでビールを呷《あお》った。その日、二人は肝臓外科での肝門部胆管癌の手術の助手を務めた。肝動脈と門脈の再建を要したため、手術と術後管理に時間がかかり、ようやく夕食という場面である。[1]

「いやー疲れましたね。立ちっぱなしで足がパンパンですよ。この状態でラーメンとビールじゃ、ますます浮腫《むく》んじゃいますね」という俊一だが、ラーメンには目がない。

「やめられないよなー、ここのラーメン。鶏ガラと魚介を合わせたスープが中太の縮れ麺に絡んで後を引くんだよね」

待ちきれないと言わんばかりに、亮介も二杯目のコップを空けた。

「ラーメンとビール追加ね」とそこに、雨上がりのじっとりと蒸された空気とともに肝臓外科医の松岡智が入ってきた。「お、独身同士つるんでたか」

「あっ、松岡先生、お先に頂いてます。今日の手術は腫瘍の剥離や胃十二指腸動脈を使った肝動脈の再建と、見ごたえがありました」

1 この領域の手術で肝動脈や門脈を合併切除する場合、端々吻合や胃十二指腸動脈などを用いた血管移行術、あるいは血管移植による血行再建術が必要になる。

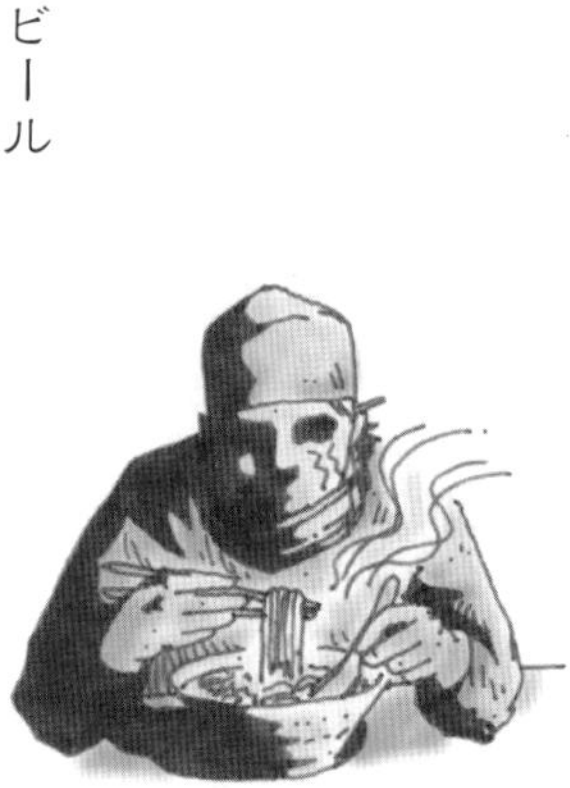

亮介が松岡のコップにビールを注ぎながら言った。

「あんな手術を早くできるようになりたいなぁ。だけど当分は虫垂炎や鼠径ヘルニア、あとは良性腫瘍なんかの小っちゃい手術しかやらせてもらえませんからね」と俊一が肩をすくめる。

「良性腫瘍なんかぁ？」と松岡が言いかけたところで、

「ラーメンお待ち！」店主がカウンターに醤油ラーメンを三杯並べた。

松岡はスープを一口飲んで「旨いな」と唸った。

「このラーメンも、丁寧に出汁を取ったスープと選び抜かれたタレ、それに合った麺とその茹で加減、そういった基本の組み合わせでできてるだろ？　スープ、主菜、そして主食までそろうラーメンは、フレンチのコース料理にも例えられるぐらいだ。まさに丼の中の小宇宙だな」

松岡の言葉に「確かに」と二人は肯く。

「江草、粉瘤や脂肪腫を完璧に切除できるか？　今日のような血管に癒着した腫瘍の剥離や脆くなった組織の縫合は、どれも粉瘤なんかの小っちゃい手術の基本手技の組み合わせだ[2]。つまり、このラーメンと一緒ということ。漫然と小さな手術をするんじゃなくて、切る、剥がす、縫う、結ぶの基本手技は、その先にある大きな手術を意識してやらないともったいない」

「でも、さすがに肝門部胆管癌とは違うんじゃ…」俊一は上手くはぐらかされたような気がして言った。

「ん？　納得してないようだな」松岡は湯気で曇った眼鏡を拭きながら言う。

2　最近は様々なエネルギーデバイスが開発されているが、小手術ではそういった新兵器を使わずにメスと剪刀、剥離鉗子、鑷子、持針器といった基本器具のみで行うことが多い。腕を磨く良い機会でもある。

「それは、十分なワーキングスペースが確保された術野か奥まった場所での制限された術野かの違い、直視下か内視鏡モニターや顕微鏡越しかの違いだ。あるいは、損傷しても大事に至らない組織か破損によって大出血する血管かの違い。しかし、手術手技は一緒だよ」と松岡が諭す。

「確かに被膜の薄い粉瘤をぎりぎりで切除するのって、結構難しいですよね。[3] 破れてしまっても内容物が流れ出てくるだけだから恐れずにできるけど、あれが被膜じゃなくて門脈だと思うと怖くて触れません」

亮介がその場面を想像して身震いする。

「僕はしょっちゅう被膜を破って、膿を浴びてます[4]」

俊一がその場面を思い出して顔をしかめた。

「だったら粉瘤は絶好のチャンスじゃないか。これからは被膜を大事な血管と思って切除するんだな。ラーメンと一緒で、粉瘤は基本手技が詰まった小宇宙ってとこだな」

やたらと小宇宙を比喩に持ち出す松岡に、亮介はスープをすくったレンゲを持つ手を止めて言った。

「すみません、粉瘤をラーメンと一緒にするのはちょっと…」

3 被膜ギリギリで切除してきれいに縫合できると、いまだに嬉しくなる。皮切のメスの深さ、剥離の技術、死腔を埋める縫合、こだわりがいがある。

4 局所麻酔を誤って被膜内に打つと、内圧が高まって、内容物が粉瘤の臍から噴き出す。顔に浴びると、臭いがなかなか取れず一日ブルーになるので要注意。

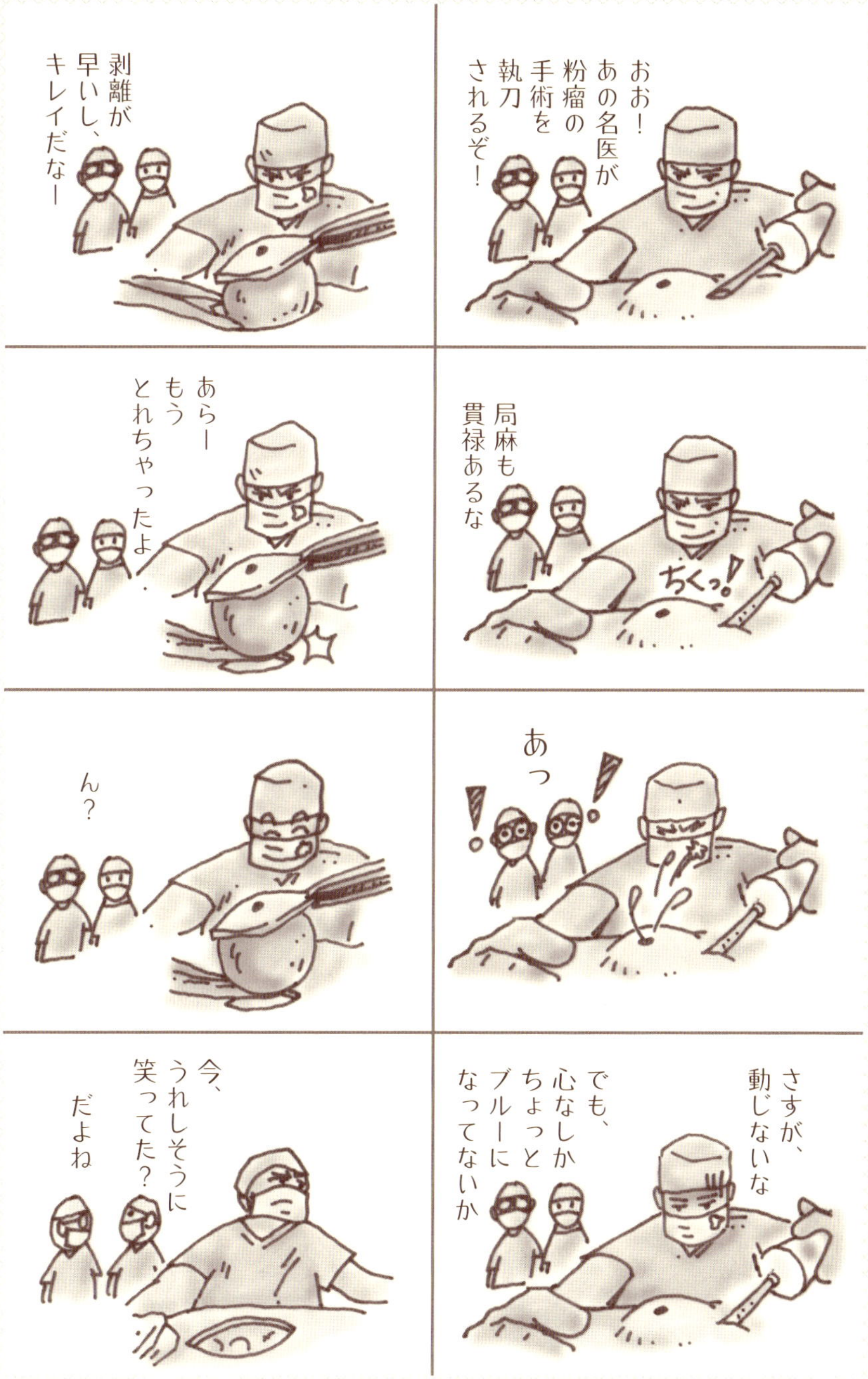
おお！
あの名医が
粉瘤の
手術を
執刀
されるぞ！
局麻も
貫禄あるな
ちくっ！
あっ
さすが、
動じないな
でも、
心なしか
ちょっと
ブルーに
なってないか
剥離が
早いし、
キレイだなー
あらー
もう
とれちゃったよ
ん？
今、
うれしそうに
笑ってた？
だよね

具体的な小手術です。

粉瘤＝アテローマ＝表皮嚢腫。

ある外科教授は
「すべての手術はアテローマ」

と言っていました。

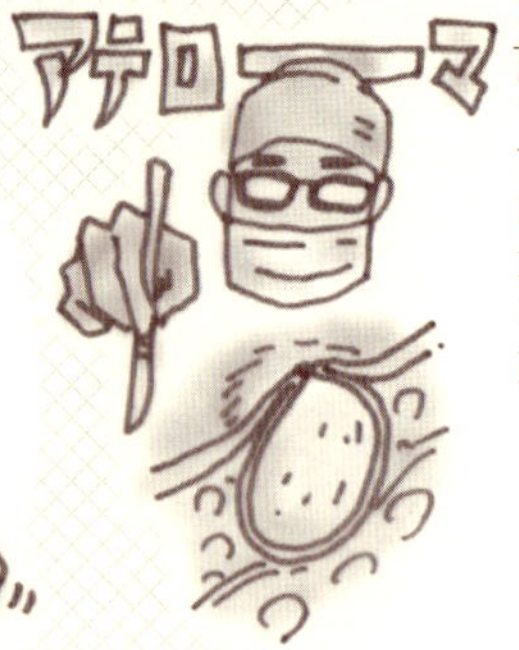

まずはデザインです。
①は皮下に触れる
腫瘤の大きさです。

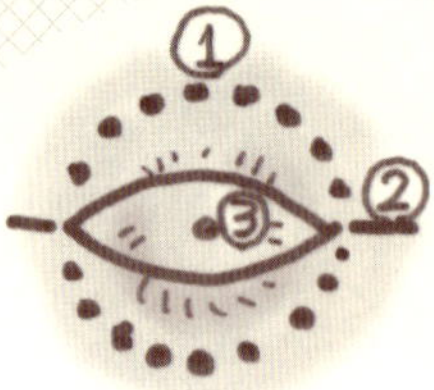

②は
最終的な
縫合線の方向
ガイド線です。
軽く皮膚を寄せて、
しわができる
方向でよいで
しょう。

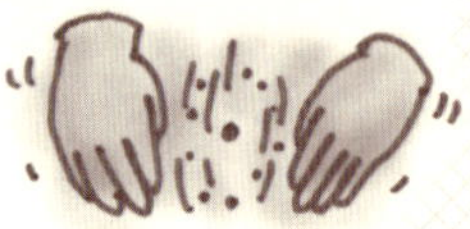

③が実際の切開線です。
一般的には
紡錘形の長軸が、
腫瘤と同じか
ちょっと
大きいくらいに
しましょう。

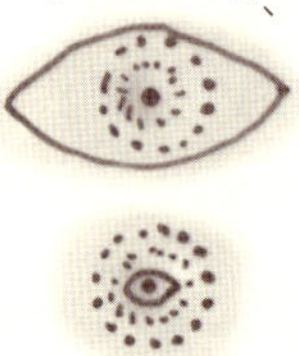

大きいと簡単ですが、
正常皮膚の取りすぎですし、
小さいと腫瘤を
引っぱり出せません。

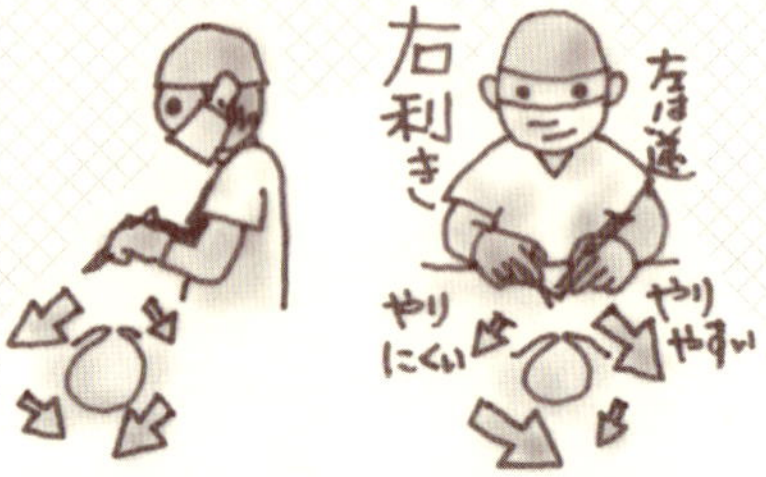

でも
ちょっと
シミュレーション
してみましょう。

術者の位置
によって
剥離の方向の
やりやすさが
変わります。

手前よりも
向こう側の方が
剥離は進め
やすいですよね。
剥離を進めて
引っぱり
上げれば、
下の方は剥離できて、
最終的には真下よりちょっと
向こう側を剥離して摘出です。
平らな場所なら、こんな感じで、
普通のデザインでいいですが、

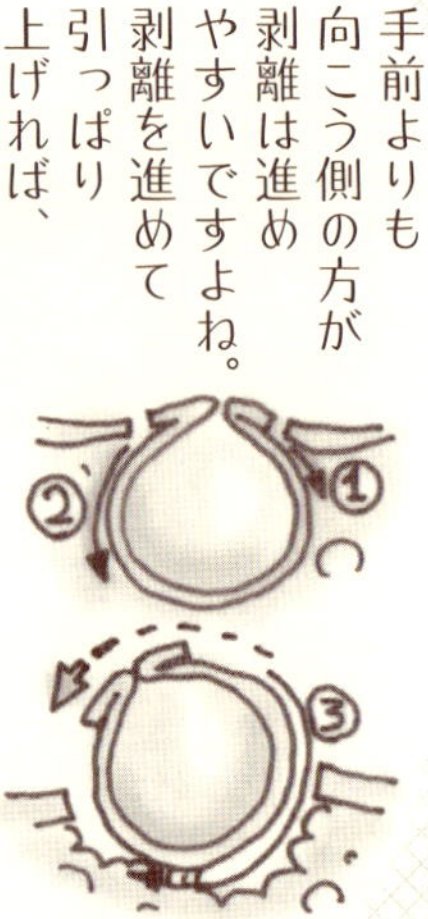

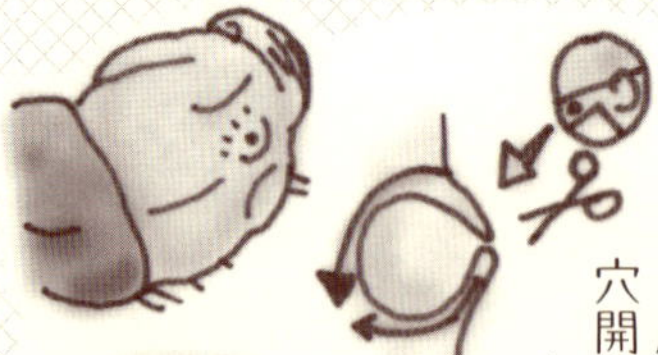

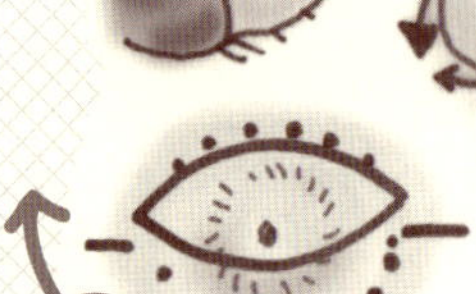

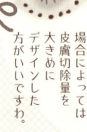

例えば術野が
縦になっていたりすると、
ちょっと剥離が難しい。
皮膚の薄いところで
穴開けちゃいそうだなー、とか
考えるわけですわ。
そんな場合は、剥離
しにくいところを避けて、
少しずらして、
場合によっては
皮膚切除量を
大きめに
デザインした
方がいいですわ。

6

手の入りやすさや
術野の展開の
しやすさなど、
手順以外のことも
シミュレーション
して術式に反映させる
習慣が大切です。

はじめは局麻。
ポイントは2つ、
●確実に効かせて、術中に不安にさせない
●なるべく注射で痛い思いをさせない
痛みに敏感なのは、皮膚と筋膜であって、
皮下脂肪はあまり痛くありません。
切開部の皮内に打つのが確実です。

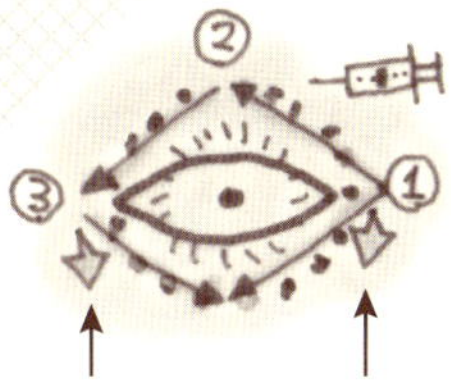

①
②
③

深部は遠くから打つ
(嚢腫の中に打つと、
中身が飛び出してしまう)

いくら皮下脂肪に
浸潤させても
効きは悪いです
(詳細は9.局麻手術で)。
2針目からは、なるべく
麻酔が効いたところから
刺すようにしましょう。

では皮切に
いきましょう。
両端を確実に
皮膚全層で切ります。
ハサミで広げても
いいです。

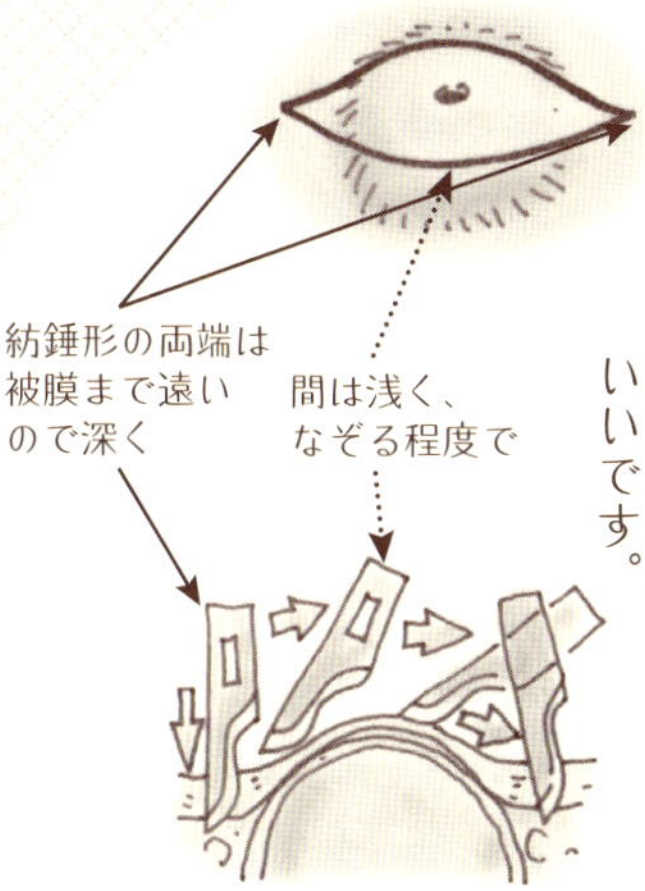

紡錘形の両端は
被膜まで遠い
ので深く
間は浅く、
なぞる程度で

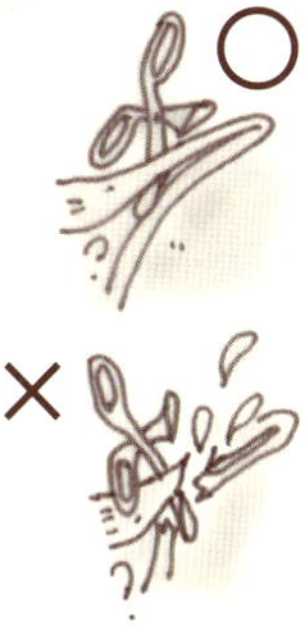

○
×

ハサミの先で
皮膚全層を切ります。
皮膚と被膜の間が
剥離できなかったら、
皮膚切除量のデザインを変えて
もう少し外側で
切開してもいいです。

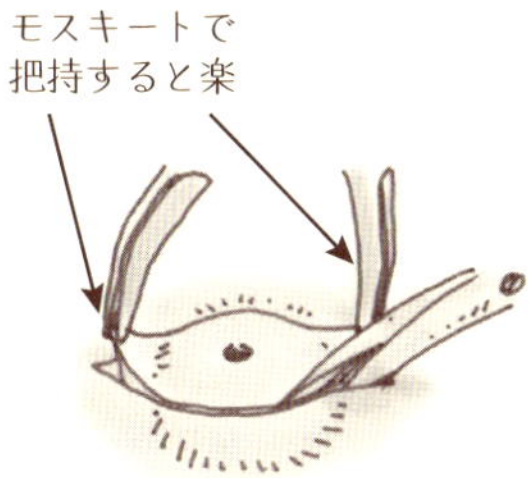

モスキートで
把持すると楽

腫瘤の形を意識して
ハサミを入れましょう。
この時点では
切開断端が斜めに
なってもいいです。
ハサミの先端が被膜に
向かわないように
反りの方向も
考えましょう。

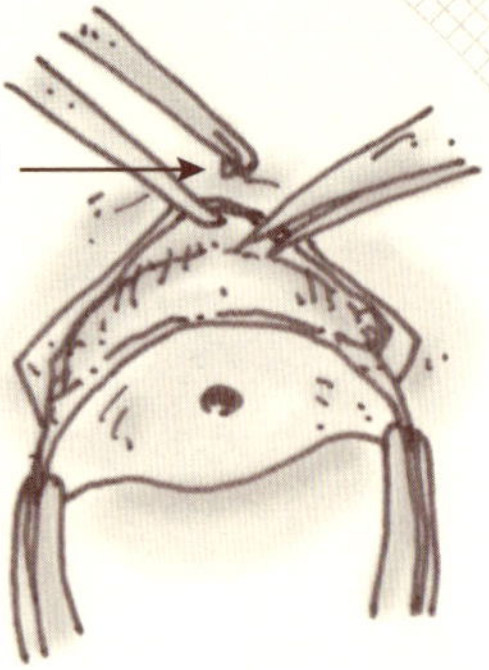
ここの皮膚は
ペラペラなので、
有鉤鑷子でグリっと
摘ままないように。
鑷子を開いて
フックのように
使うとよい

皮膚全層で切ったら被膜が見えるので、剥離します。僕はハサミが好きですが、切れないハサミはダメなので、メスでも剥離できるようにした方がいいですね。

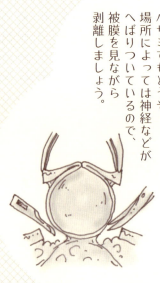

皮下脂肪まで行けば、剥離は簡単です。腫瘤の形を意識しながらメスでもハサミでもどうぞ。場所によっては神経などがへばりついているので、被膜を見ながら剥離しましょう。

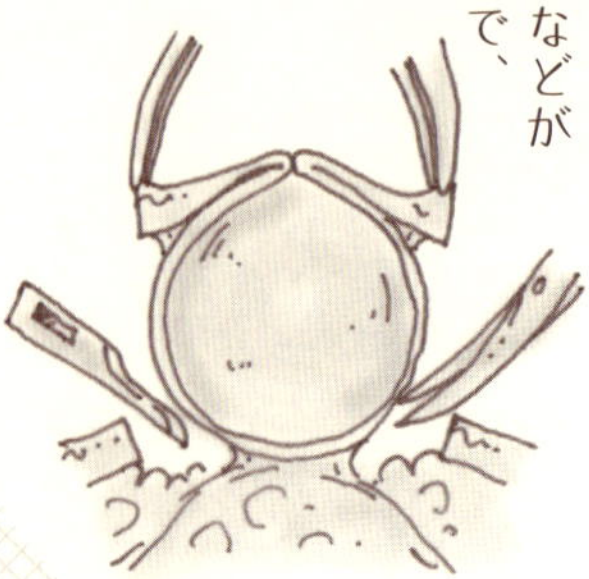

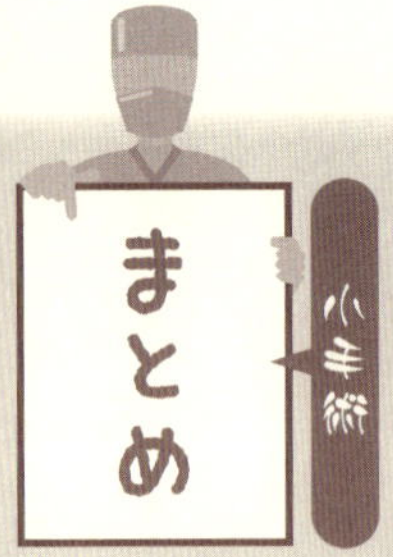
まとめ
小手術

1 大手術も、切る・剥がす・縫うの**基本手技の組み合わせ**

2 小手術では、その先にある**シビアな手術を想定**して腕を磨く

3 粉瘤の被膜は宝物、**キレイに剥がして達成感**を味わおう

8
創の感染

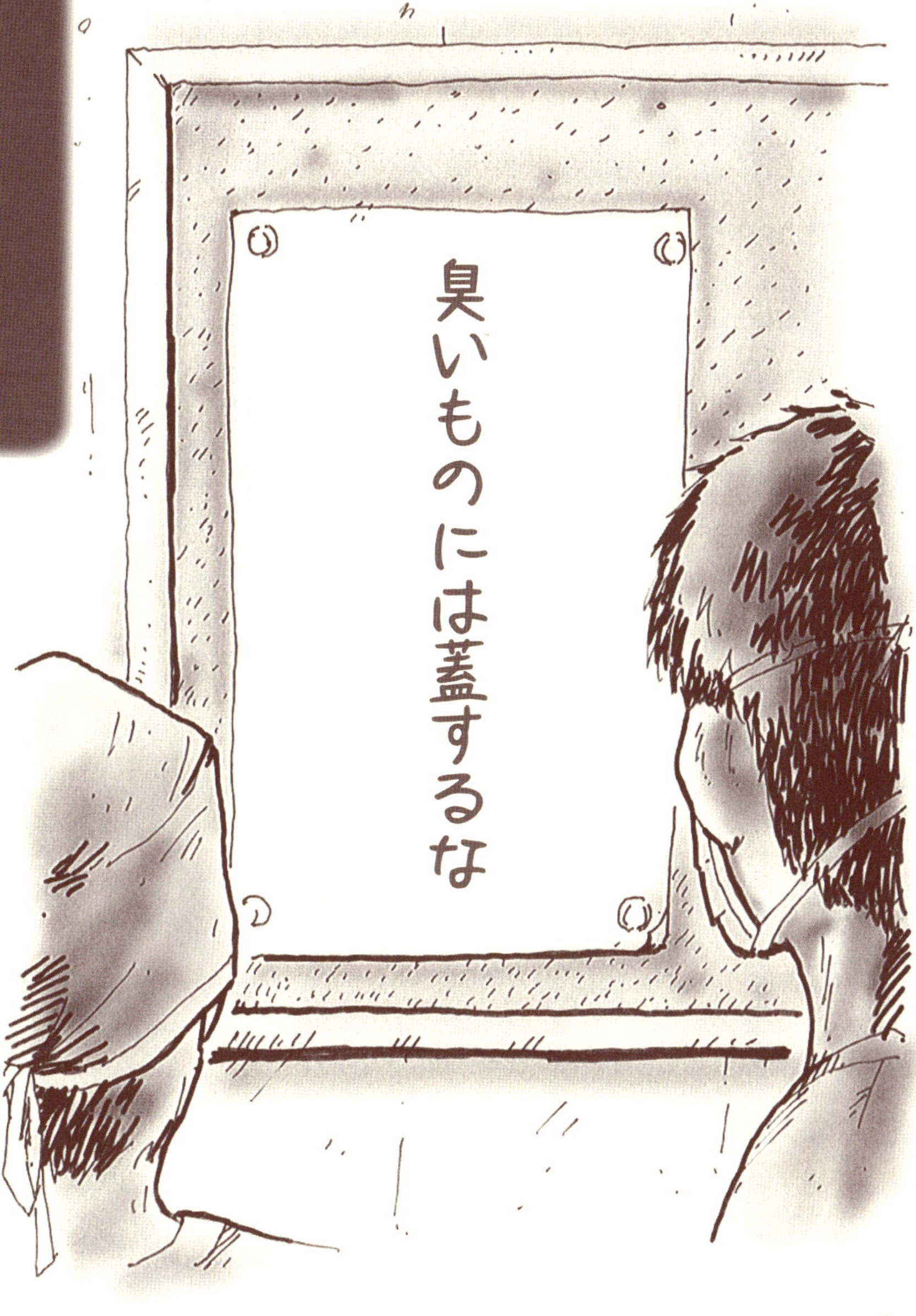

創の汚染と感染
——創だって、洗ってほしい

午後八時、藤井明日香は病棟のカンファランス室で、電子カルテを凝視していた。明朝の術前検討会でプレゼンする大腸癌患者の画像である。指導医の新見理子が浴びせる質問攻めをうまく乗り越えられれば、明日香に術者のチャンスが回ってくる。

プレゼンをまとめていると、ドアをノックして看護師の守屋めぐみが入ってきた。

「よかった。先生、体位交換を手伝って」と手招きする。

「今、明日のカンファの準備で…」と明日香が答える間もなく、守屋はドアを閉めて行ってしまった。

何なのよ、と明日香は思ったが、研修医にとって看護師との対立は致命傷になりかねない。電子カルテを閉じてナースステーションに向かった。

五号室の大西昌平は自らの力で体位を変えることができない内科の患者で、長期臥床生活にともない仙骨部に褥瘡ができていた。看護師三人体制の夜勤帯に緊急入院が重なり、病棟にいた明日香が体位交換を手伝うことになったという訳だ。[1]

1 褥瘡患者の体位交換は二時間ごとが原則。人手が少ない夜勤帯はかなり大変。すべての褥瘡は何らかの疾患の合併症だが、そのケアを看護師が行っていることを医師は知るべし。

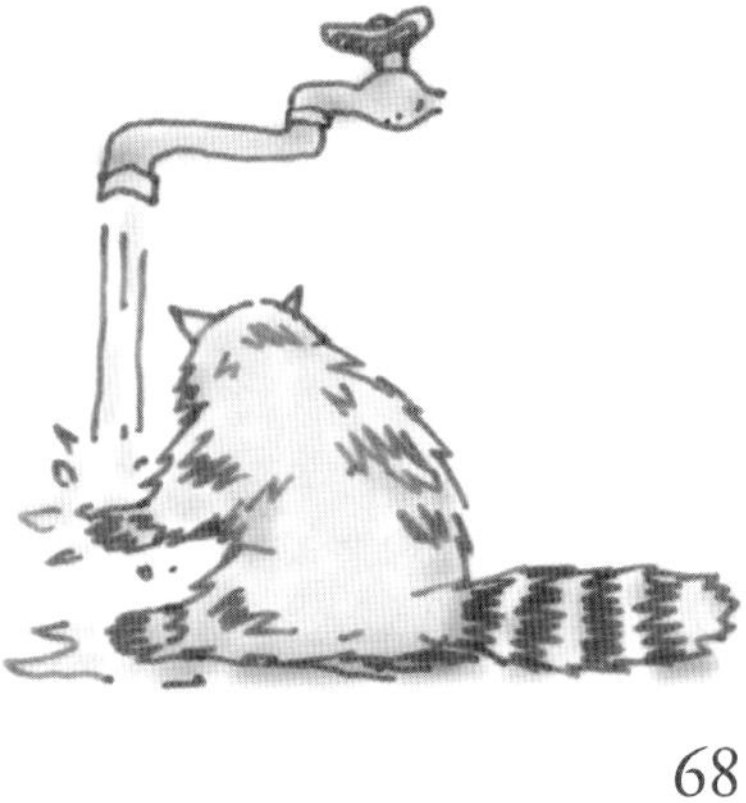

「大西さーん、外科の先生も手伝ってくれるから、体の向きを変えましょうね。お尻の褥瘡も見てもらいましょう」と守屋は浴衣の紐をほどいてオムツを開く。

便失禁があり、明日香は一瞬たじろぐが、

「あら、いいお通じが出てますよ」と守屋は大西に優しく声をかける。手際よく便の処置をしてお尻を丁寧に拭いてから、「新しいタオルを持って来ますね。先生、褥瘡の処置をお願いします」と部屋を出て行った。

一人残された明日香は、横向きになった大西の仙骨部からガーゼを外す。手のひら大の褥瘡は肉芽で覆われていたが、表面には膿が付着していた。明日香は汚れた創面を消毒薬の綿球でぬぐい、ガーゼで覆った。

いったん手袋を外して回診車からテープを取り出し、そのまま素手でテープを貼ろうとした時である。[2] 体の下側に残っていた便が明日香の指に付いてしまった。

明日香は病室に備え付けの洗面台で手を石鹸でごしごし洗う。横着しないで手袋を着ければよかったと、鏡に映る自分の顔がため息を漏らす。

「何やってるの」部屋の入口に新見が腕組みをして立っていた。

「すみません。いつもはちゃんと手袋しているんですけど…」

「それも問題だけど、褥瘡の処置のことよ。話はあとにして、先に処置をやりましょう。守屋さん、お願いします」

新見は手袋を着けて、守屋が用意した微温湯と石鹸で褥瘡を丹念に洗った。[3]

2 清潔操作と不潔操作を一人で行うと、何度も手袋を着けたり外したりしなければならない。つい素手で、となりがち。面倒でも手袋を。

3 基礎編6参照。褥瘡などの開放創の洗浄は水道水（シャワー浴）と石鹸でよい。

カンファ室に戻った新見は改めて明日香に指導する。

「藤井先生はどうして自分の手を洗ったの？」

「手が汚れてしまって…」

「先生は無意識に自分の手を石鹸でごしごし洗った。まずはそれが一番きれいになる方法だと知ってるからよね。だったら、患者さんの褥瘡も同じように洗わないと。汚染された創は、おざなりの消毒をしてガーゼで覆うんじゃなくて、よく洗いなさい」

新見は褥瘡の処置から感染創に話を広げる。

開放創表面の膿の付着は、正しくは創の汚染であって感染ではない。細菌感染とは、体の内部で菌が増殖し、生体反応が生じた状態をいう。皮膚に常在菌がいるように、創表面を無菌状態にすることは難しい。したがって、褥瘡のような開放創の治療は菌を増殖させないところから始まる。

「微生物が体内で何らかの作用を起こすからinfectionっていうの。菌が体表に付着していても、内部に影響を及ぼしていないならcontaminationね。であれば、細菌の汚染が感染にならないように、菌が増殖しにくい状況を作ることが処置の目的でしょ。菌が棲みつく壊死組織を切除してよく洗う。あとは適度な湿潤環境を維持する被覆材で、肉芽の増殖と上皮化を待てばいい。[4] 基本的にはこれで十分、消毒や抗菌薬は必要ない」

しかし、創処置に暗い医師や看護師は、創を消毒して被覆材で覆っただけで処置をしたつもりになる。[5] 消毒では創内の菌を死滅させることはできない。菌

4 過度な湿度は菌を増殖させ、乾燥は創傷治癒に不利。余分な水分を吸収して、適度な湿潤状態を維持する被覆材がベスト。感染創や浸出液が多い創では、吸収性の良いガーゼやパッドなどの安価な被覆材の頻回交換も有用。

5 処置をしたという達成感と、創が隠れる安心感が危険。細菌は「見逃してくれた！ しかも食べ物がいっぱいあるぞ。しめしめ」と喜んでいる。

が残った創を被覆材で蓋をするという行為は、菌を創内で培養しているようなものだ。この状態に抗菌薬の投与を行っても、表層の菌には効果がない。それどころか長期投与で耐性菌を作り上げることになる。[6]

「先生は汚いものに蓋をして安心するかもしれないけど、それでは褥瘡は悪化してしまうでしょ」

「先生、よくわかりました。ところで、明日のプレゼンなんですが、ばっちりできたら、術者をやらせてください！」持ち前の積極性で立ち直りも早い明日香である。

「そういうのは、やってから言いなさい」

「患者さんのデータや所見は把握してますし、最近の文献も当たっています。もちろん先生が書かれた論文もすべて読みました。それに…」

執拗に食い下がる明日香に辟易した新見は、陳情が終わらぬうちにドアを閉めて出て行ってしまった。

「あーっ、私に蓋しないでください！」

6
感染がない創には、蓋をして密閉する治療法（陰圧閉鎖療法）もあるが、肛門に近い部位では密閉が難しい（応用編14参照）。陰圧閉鎖療法は密閉が不完全だと逆効果。

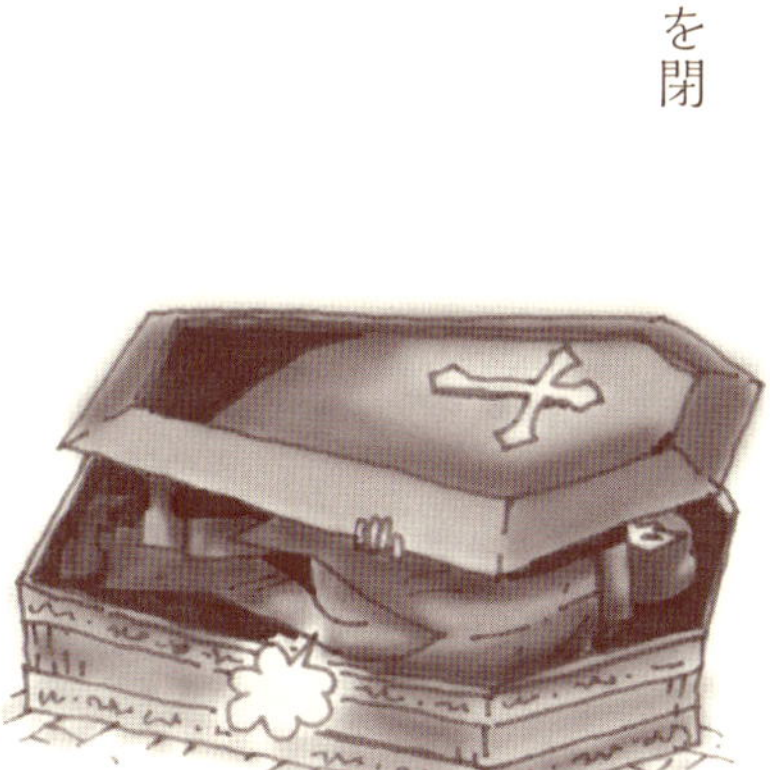

今回は、消毒液つけるよりも、
お風呂やシャワーみたいに
洗浄した方が
いいよ、って
話ですわ。

そりゃ
そうですし、
最近では
一般的になって
きてますよね。

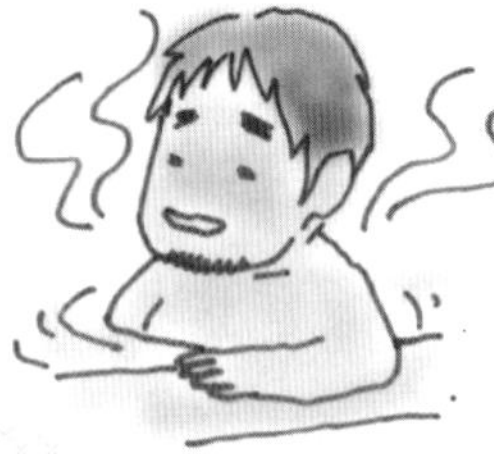

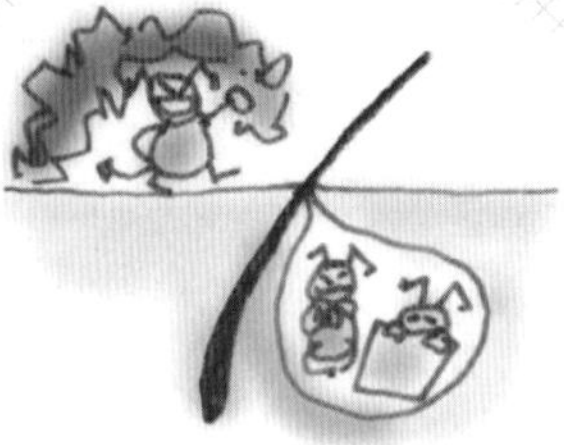

そもそも皮膚には
常在菌という、
いつもいる細菌が
おりまして、
こいつらは何をしようと
ずっといる。
さらに、血の塊などの
ガビガビがあると、
わぁ、っと増殖します。
毛穴の奥にもいるので、
粉瘤が破裂すると
化膿しますよね。

手術時の手洗いも、
以前は滅菌水と消毒液と
ブラシでしたが、
最近では水道水と石鹸と
最後にアルコール噴霧
だけですよね。
滅菌水も消毒も不要って
ことですわ。

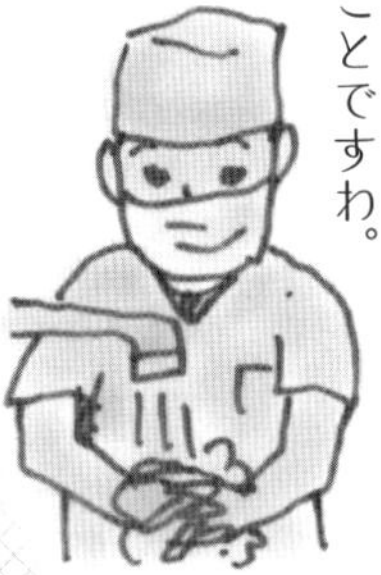

じゃ、「創処置」は
何のためにやるのか?
消毒液を付けて
回るだけじゃ
意味がないよね。

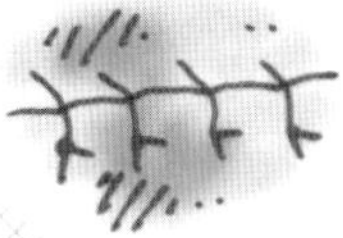

①まずは、キズを確認する。
問題があったら、処置を追加する。
具体的には膿や血腫が溜まって
ぶよぶよになっていたら
ドレナージ、
スペースがあったら圧迫、
汚れていたら洗浄など。

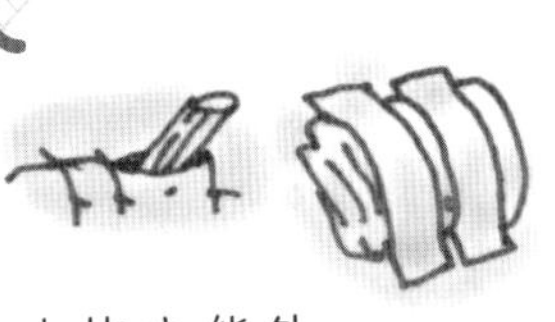

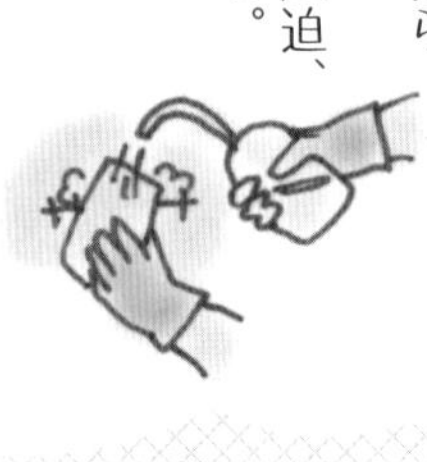

外科医の
能力と、
キズを診る力は
比例する
ような気がします。

②そして、見た目を良くする。手でちぎったテープでだらしなくガーゼを張り付けてあるキズは、患者さんや面会者をげんなりさせます。派手なキズが露出しているのもフランケンシュタインみたいで印象が悪いです。

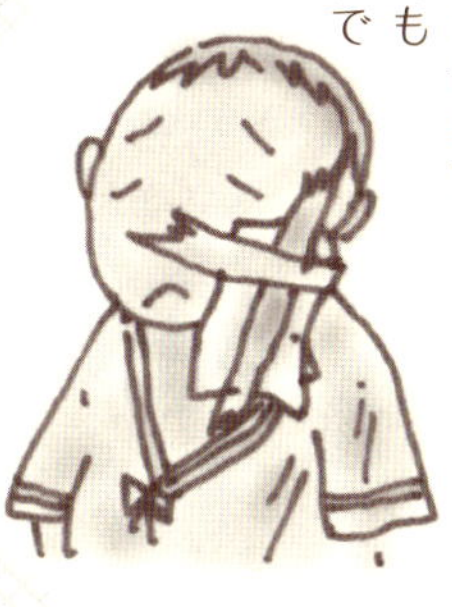

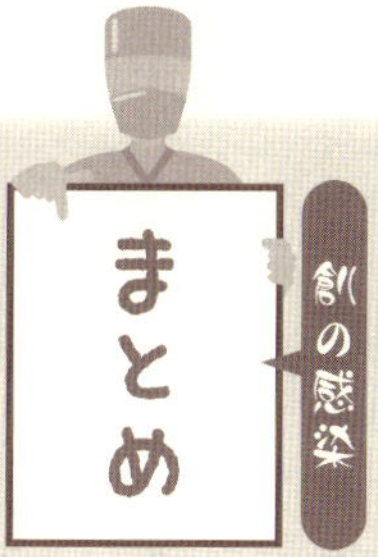

1 体表の**菌付着は汚染**、体内の**菌作用が感染**

2 汚染創も感染創も、**消毒薬や抗菌剤より、まず洗浄**する

3 デブリードマンと湿度調節で、**菌が棲みにくい環境**をつくる

COLUMN

相次ぐデザインの失敗

デザインがズレている、予定通りのデザインではない、そんな手術事例が各地で相次いでいる。何故そのようなことが起こったのか。

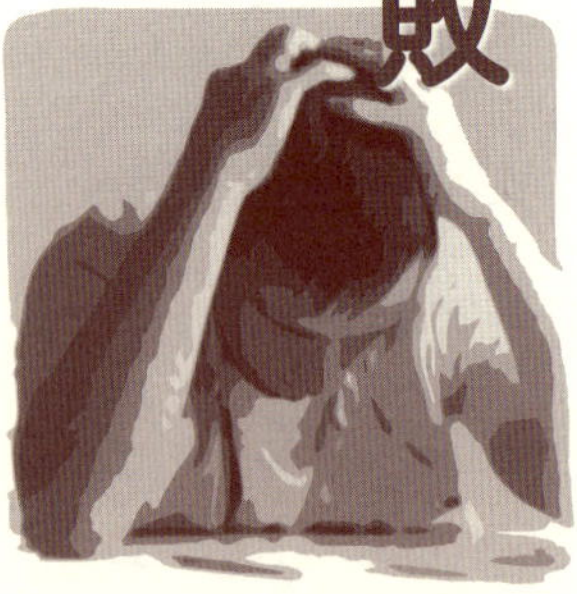

口唇部の母斑切除術

A医師は局所麻酔後にデザインを行った。エピネフリン入りの局所麻酔薬の影響で赤唇の色調が失われ、白唇との境界が不明瞭に。母斑切除後に、赤唇縁を推測して縫合した。しかし、後日エピネフリンの効果が切れた状態で確認すると、赤唇縁が一ミリ程度ズレていたことが判明。

僅か一ミリのズレであっても顔面全体のバランスを損なうことになる。局所麻酔を行う前に赤唇縁のマーキングが必要だったと、A医師は肩を落として語った。

後日、修正手術を行ったという。

頬部の粉瘤切除術

B医師はドレーピングの後、局所麻酔を行う前にデザインを行った。縫合線がRSTL(relaxed skin tension line)に一致するようにデザインをしたのだが、術後にドレープを外してみると、縫合線がRSTLからズレていた。

ドレープをかけたことで全体像が分からなくなり、正しいRSTLの方向にデザインができなかった、とB医師は述べた。

刃傷沙汰《にんじょうざた》の頬の傷跡とまではいかないが、RSTLをズレた傷跡は目立ってしまう。

＊＊＊

局所の手術であっても、全体を見ないとズレが生じ、全体のバランスをも崩す。

「全体は部分のために、部分は全体のためにある。それらすべてが全体に奉仕する」とは、近代建築デザインの巨匠フランク・ロイド・ライトの言葉である。

9 局麻手術

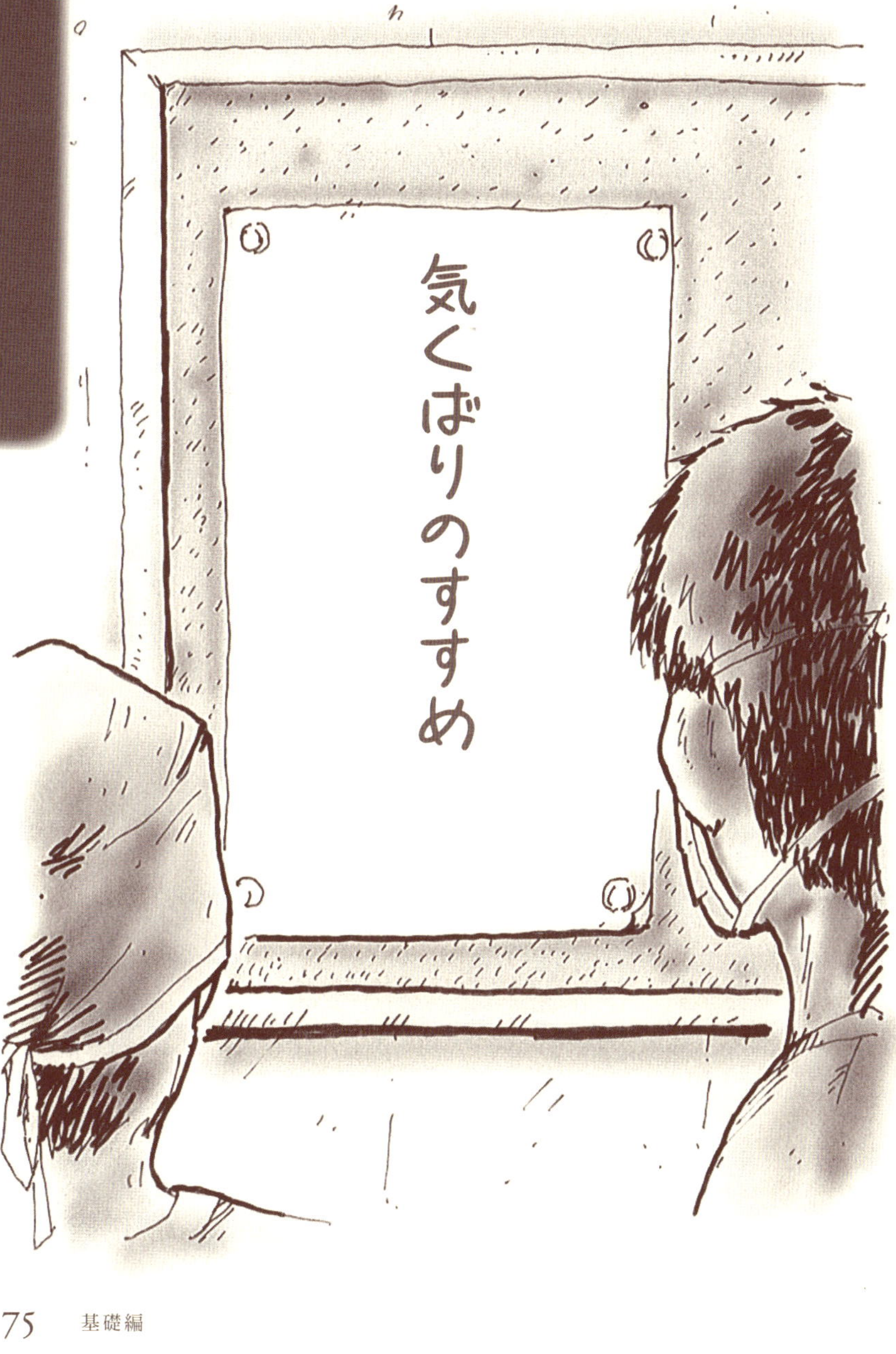

局麻手術は気くばり手術
――麻酔なのに痛いなんて!?

三度目の説得に失敗し、谷口茉奈と看護師の守屋めぐみが肩を落として病室から出てきた。

「困りましたね」という守屋の言葉に、茉奈はため息しか出てこない。

「どうしたの？　浮かない顔して」

私困っています、と太字で顔に書いてある茉奈を見て、新見理子が声をかけた。

「患者さんの同意が取れないんです。抗癌剤治療のためのＣＶポート[1]が閉塞して、交換が必要なんですけど」

「何か理由があるの？」

「乳癌術後の若い女性なんですが、前回留置した時の局所麻酔がすっごく痛かったらしくて、全身麻酔じゃないと嫌だって…」と守屋が説明する。

「それは、前回の麻酔の手技に問題があったのかもね。私が話してみましょう」

新見の説得が成功して、翌日手術が行われた。上腕部に埋め込まれたポートとカテーテルの交換である。すでに準備が終わり、茉奈の指導に入った新見が

1 埋め込み型中心静脈カテーテル。末梢静脈が細い場合、長期間投与の場合などに使用。

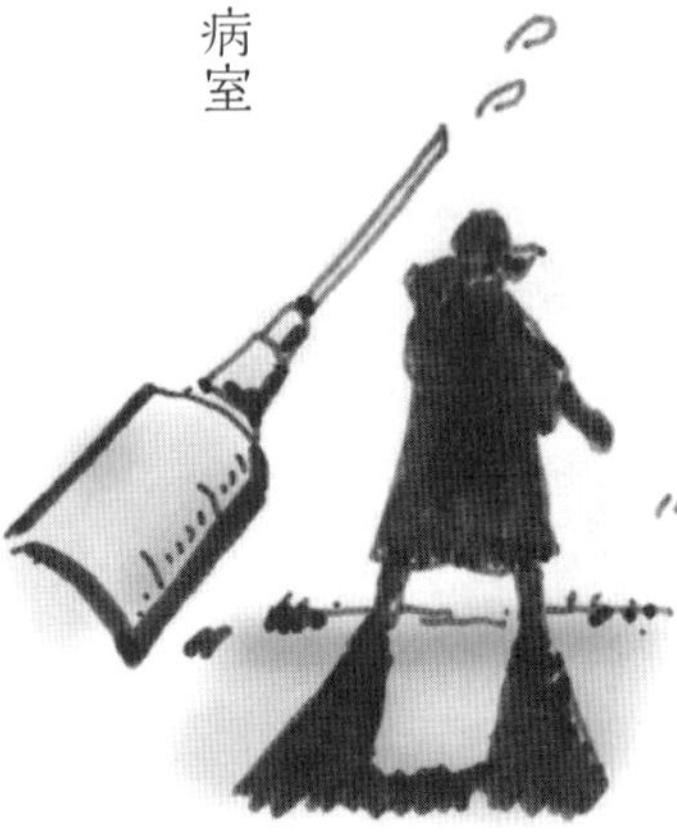

患者に声をかける。

「これから局所麻酔をしますからね。昨日お話ししたように、なるべく痛くないようにやりますが、最初だけチクってしますよ[2]」

保冷剤を当てて冷やした皮膚に25G針を刺す。皮内ではなく皮下にゆっくり麻酔薬を注入した。

「どう？　痛い？」と新見。

「少し」とドレープ越しに細い声が返ってくる。

新見はそこから末梢方向に注入を進める。ゆっくり時間をかけてポートを囲むように皮下に麻酔をしていった。最後に皮膚切開の予定部分の皮内に針を刺した。

「今の痛かった？」

「いいえ、大丈夫です」

「麻酔は終わりよ。これから手術を始めますね」と新見は茉奈に席を譲った。

「新見先生、教えてください！　どうして痛くなかったんですか？」

更衣室に戻るなり、茉奈は新見に詰め寄った。

「どうしてって、見てのとおりよ」と言いつつ、新見は解説する。

普段はそこまでしないが、あらかじめ冷やしておけば感覚が鈍くなって穿刺時の痛みは減る[3]。注射針は通常23G針などを使用するが、より細い針の方が患者に優しい。しかし細い針は注入に時間がかかり、背部のような厚い皮膚では

2 患者にとって、見えないところで針を刺されるのは恐怖。無言でやらないように。

3 医師や看護師は、自分にピアスをあける際などは、局麻の前に冷やしていることが多いような…

針が負けて曲がりやすいので、皮膚の性状と注入量を考慮して選択する。

「ポート留置のような鎖骨部や上腕は、27Gでは細すぎるんですか？」と茉奈は新見が25Gを使っていたのを思い出す。

「27Gだと、針が短いから広範囲の局麻には向いてないかな」と新見は説明を続けた。

いきなり麻酔薬を皮内に急速に注入すると激痛が生じる。真皮は人体で最も痛みを感じやすい組織である。[4] しかし、感覚受容体から信号を伝える知覚神経は皮下にあるので、真皮内への麻酔は必ずしも必要ない。注入速度も重要で、急速に注入して組織圧を高めては不要な痛みを招くことになる。

上肢では知覚神経は中枢から末梢へ走行することを考えれば、最初に中枢側の皮下に麻酔をすることで末梢側へのブロックにもなる。術野を取り囲むように麻酔をすれば、フィールドブロックとなる。最後に局麻剤に含まれるエピネフリンを効かせるために、切開線の皮内に注入する。[5] すでにブロックが効いているので、皮内であっても痛くない。あとは術中に、筋膜など痛みを感じる組織を切開する場面で局麻を追加すればよい。

「前回の手術では、いきなり皮内に急速に麻酔をしたんじゃないかしら。それでは拷問みたいなものね。麻酔を効かせることしか考えていないようじゃダメよ[6]」

「わ、私じゃないです！　でも、同じことをしてたかも。麻酔なのに痛いなんて、というか、痛みを取るためには激痛もやむなしなんて、考えてみればひど

4 感覚受容体であるパチーニ小体やマイスナー小体は真皮に、メルケル細胞は表皮との境界に分布。

5 麻酔薬は血管平滑筋に作用して血管を拡張させるので、出血しやすくなる。リドカインにはEと表記されたエピネフリン入りのものがあり、血管を収縮させることで切開時の出血を減らすことができる。

6 実際、皮膚にいきなり膨隆疹を作るような局麻をする医師は少なくない。緊急性がなければ、ゆっくりじっくり効かせるべき。「早く効かせたい」より「痛くないように」を考える。

い話ですね」と茉奈はこれまでの局麻を思い出して反省した。

「それに、局麻は見えないところで行われるから、いつ痛みが来るか分からない怖さもあるでしょ。針を刺すときには必ず声をかけて。麻酔に限らず局麻手術は患者とのコミュニケーションが大事なの。気配りが求められるということね」

「気配りですね、了解です！」と茉奈は、脱いだ術着をそのままにして、ドアを開けっぱなしに出て行った。

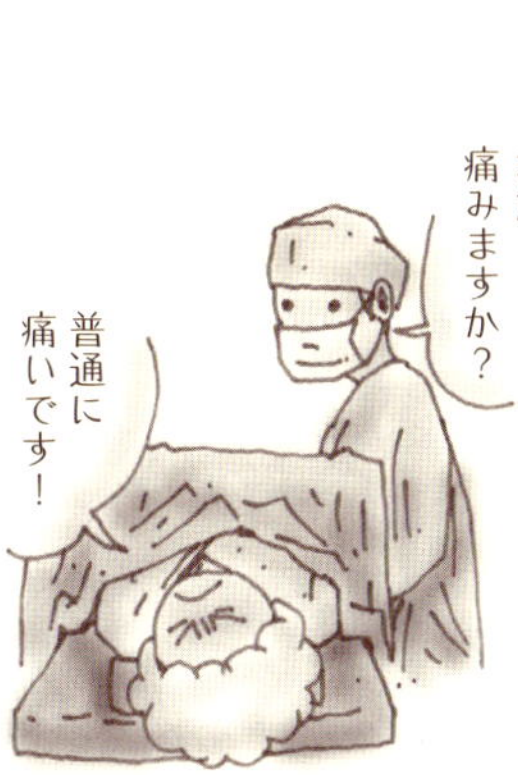

聞くタイミングが悪いと、患者さんに不安を与える。麻酔が十分効くのを待ってから確認しましょう。

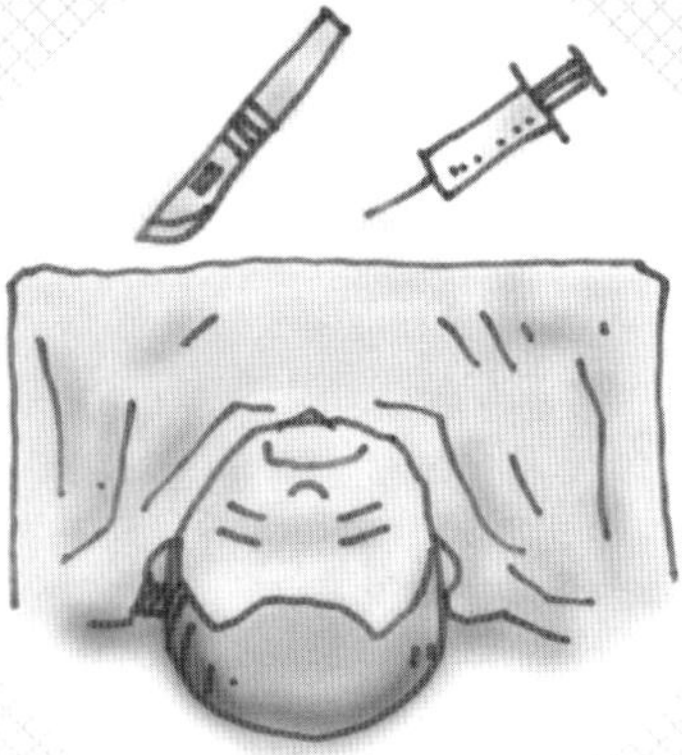

注射は痛い。
手術は怖い。
この当たり前のことを忘れてはいけません。
局麻くらい…、こんな小さな手術くらい…、と思ってはいませんか？

痛いのは、皮膚と筋膜。
脂肪組織には、あまり知覚はありません。
局麻を注射する組織の厚みと注射針の長さを考えて打っていきましょう。

知覚神経の中枢側の皮下脂肪組織内から打っていきます。

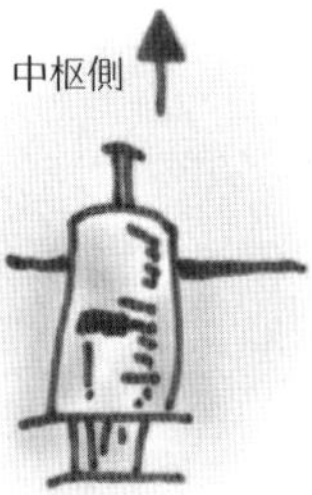

最後に、切開部に確実に麻酔を効かすため、皮内に打ちましょう。
皮内に打つと、皮膚が膨らみます。

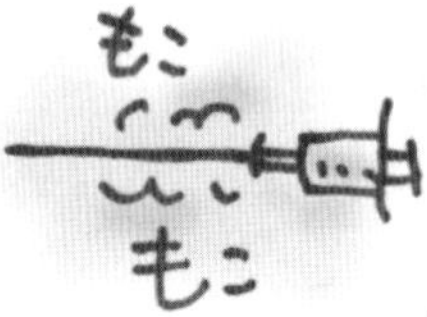

神経の出口をブロックすると麻酔は効果的！
顔の場合は右の3か所だね。

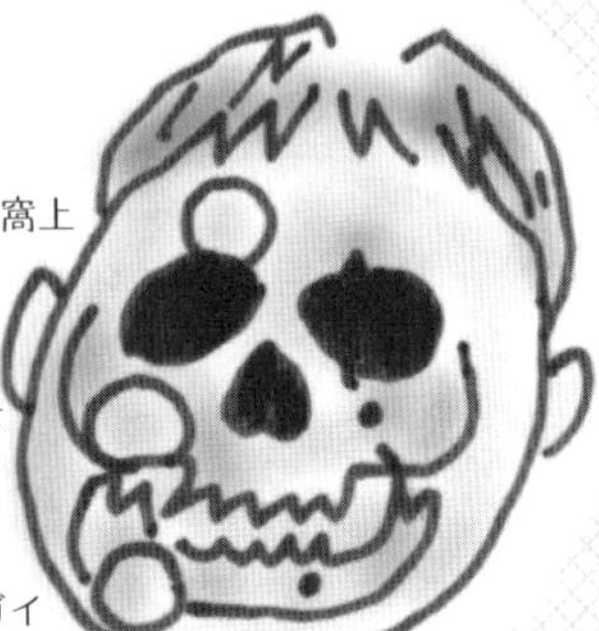

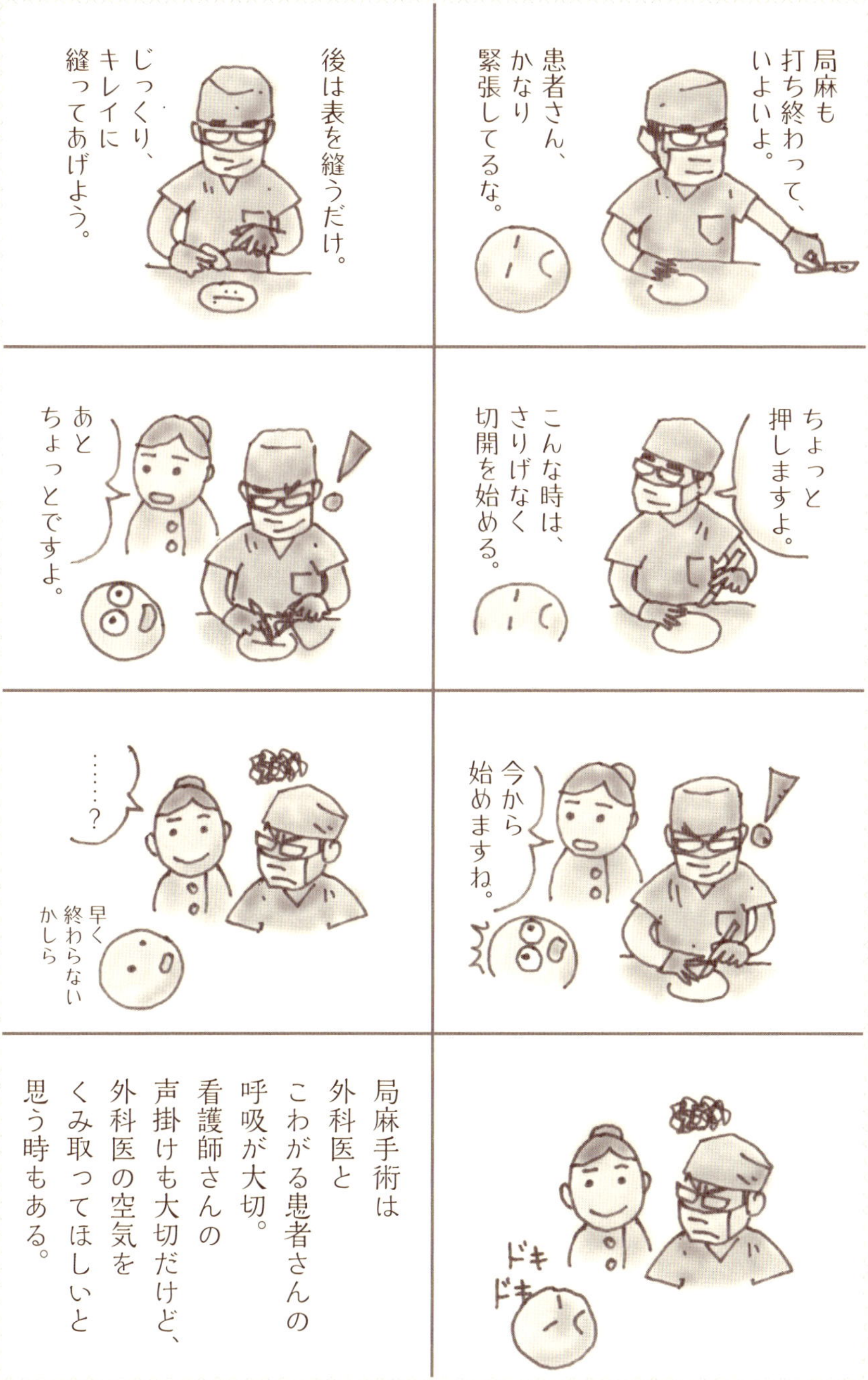
局麻も打ち終わって、いよいよ。

患者さん、かなり緊張してるな。

ちょっと押しますよ。

こんな時は、さりげなく切開を始める。

今から始めますね。

ドキドキ
後は表を縫うだけ。

じっくり、キレイに縫ってあげよう。

あとちょっとですよ。

……？

早く終わらないかしら
局麻手術は外科医とこわがる患者さんの呼吸が大切。看護師さんの声掛けも大切だけど、外科医の空気をくみ取ってほしいと思う時もある。

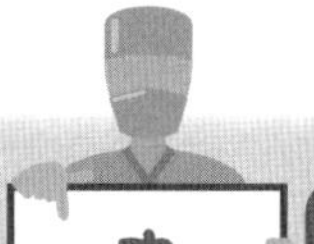

局麻手術

まとめ

1 局麻手術では、**外科医**と**患者の呼吸**を合わせる

2 局所麻酔は、**注入層**と**注入速度**で痛みが違う

3 局所麻酔でも、神経の中枢側から打てば**ブロック麻酔**となる

10 術者の姿勢

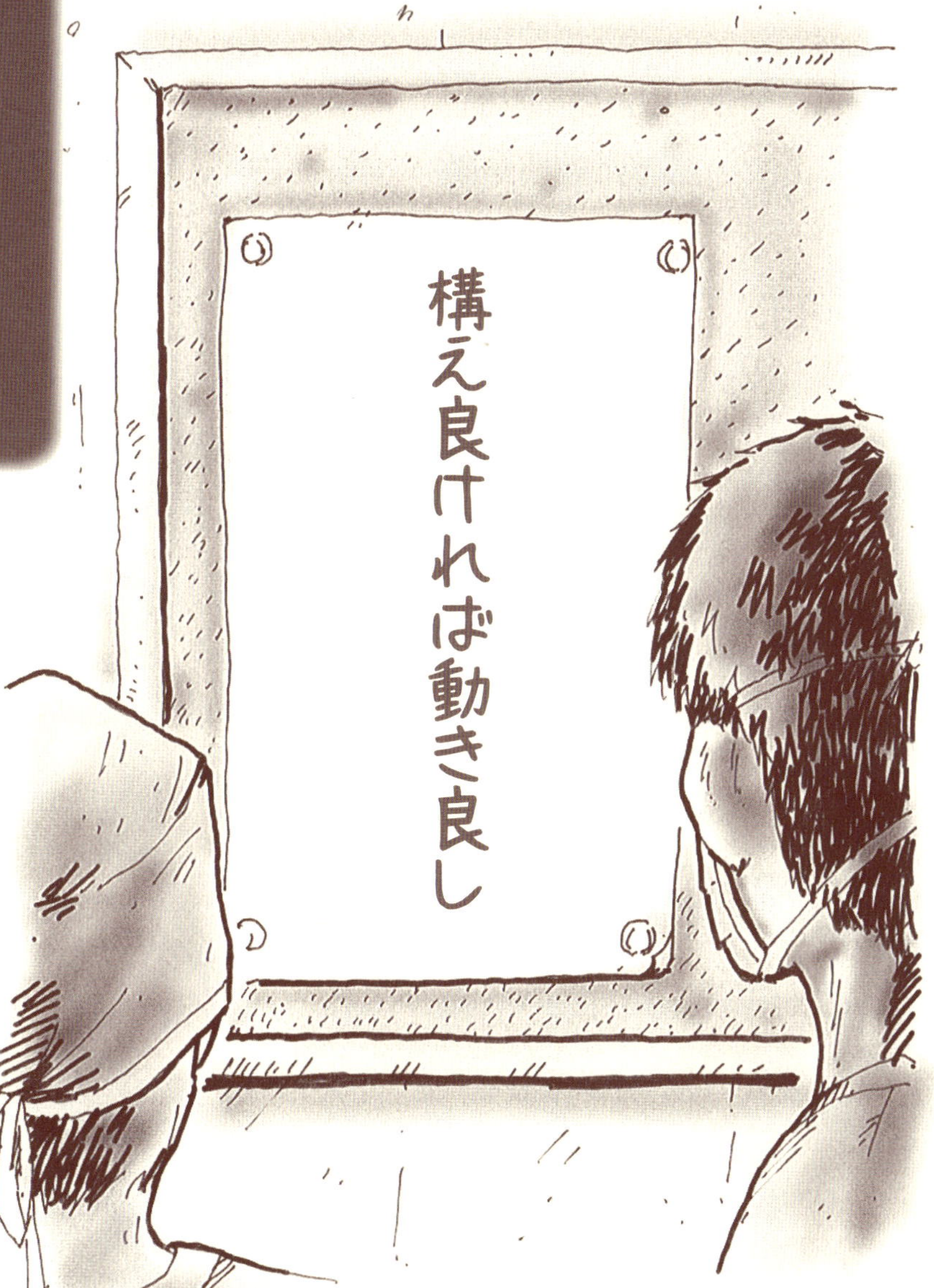

手術器具は柔らかく持つ
——脇は締めるべきか？

—九回裏、大阪ジャガーズ、一打逆転のチャンスです—

渕上亮介は医局でナイター中継を見ていた。[1] オールスター明けのセリーグ首位攻防戦は、東京ラビッツ対、一・五ゲーム差で追うジャガーズ。緊迫の場面で、バッターボックスに新人の西崎が入る。

「よし、ここで打てばこれまでの凡退は帳消しだ！」ジャガーズファンの亮介は興奮してこぶしを突き上げる。

—あーっ、西崎、チャンスでまたしても三振。ゲームセット—

振り上げていた亮介の両手はそのまま落下して、項垂《うなだれ》れる頭を抱えることになった。

「残念だったな。むふふ」ラビッツファンの相葉和也が声をかける。「それにしてもこの新人の西崎、鳴り物入りで入団した大学ナンバーワンスラッガーだったんだろ？ デビュー当時は好調だったのにスランプだな」

「そうなんですよ。内角の変化球に対応するために、脇を締めてテイクバックを小さくしてから調子が出なくて」中高で野球部だった亮介が肩を落として言った。

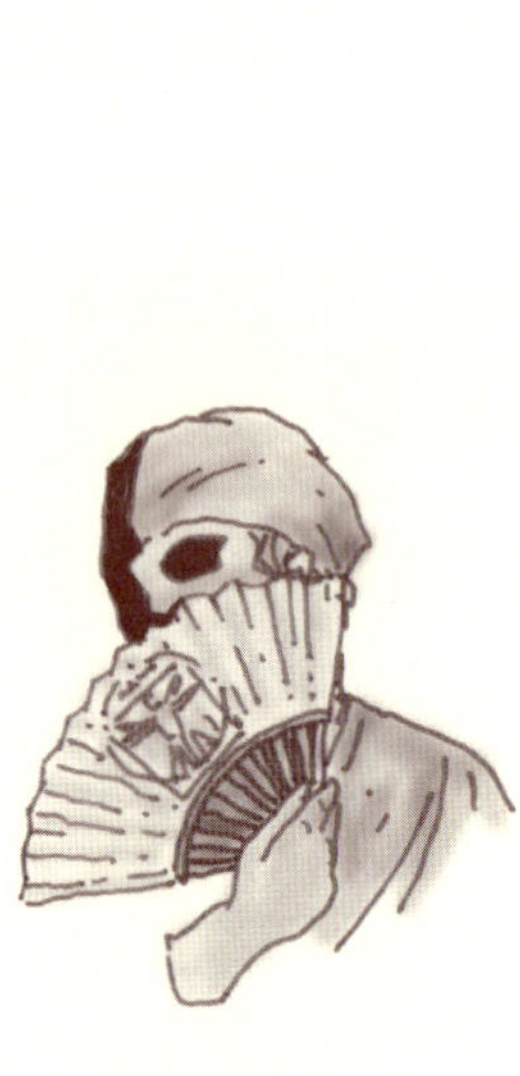

1 最近は医局でテレビ中継を見るのはサッカーワールドカップとオリンピックぐらい？（ラグビーワールドカップも盛り上がりました！）

「そういえば、あのダイナミックなバッティングフォーム、変わっちゃったな」

相葉はそう呟くと、にやりと口角を挙げた。

「亮介、お前野球部だったよな。『脇を締めろ』っていう指導、選手によっては間違ってるんだろ?[2]」

「そうですね」と亮介は相葉の話の行方を訝しんで答える。

「そういえば、お前の内視鏡手術での鉗子の操作、脇が閉まってないよな。隣の助手にいつも肘が当たってタカアシガニみたいだ」

「す、すみません…」

やはり、と思った亮介だが、しばらくは防戦一方になることを覚悟した。

「そこの団扇《うちわ》、扇いでみろ」

相葉はテレビの横に出前メニューと一緒に重ねられた団扇を指さす。

「こうですか?」と亮介は腑に落ちない顔で指示に従った。

「やっぱりな。直志、お前もやってみろ」と今度は木津直志に言った。

団扇を扇ぐ直志を見て、相葉が納得して肯いた。

「どういうことです? 教えてください!」相葉の術中に嵌った二人は降参した。

「亮介は屈曲した肘関節を支点に、肩関節の回旋運動で団扇を扇いでいた。一方、直志は手関節を屈曲させて、前腕の回内回外運動で扇ぐタイプだ[3]。亮介のタイプは脇を閉めたら上手に扇げない。脇が開くタカアシガニの構えだな。直

2 某スポーツ生理学の先生の弁。脇を締めるという指導法で伸び悩む選手がいるとのこと。個性を重んじるか、型に嵌めるか。基本形から発展する個性、すなわち「型破り」な選手は魅力的だが「型無し」ではダメ。

3 前者は肩関節や肘関節を使って手先を動かそうとする。後者は手関節や前腕を柔らかく使う。前者は野球なら個性かもしれないが、手術では勧められない。

志は脇を閉めるカマキリの構え。野球のことはよく分からんけど、亮介のような選手は脇を締めない方がいいのかもね」

「野球はともかく、手術ではどうなんです？　脇を締めるべきですか？」亮介は心配になって訊ねた。

「カッコいい所作には合理的な理由がある。[4]そういう意味では脇を締めるというのは間違いだ」

「えっ？　じゃあ、僕のタカアシガニは正しいってことですか？」

そんなわけないだろ、と相葉は説明を続ける。

「内視鏡手術に限らず、狭い術野で鉗子なんかのデバイスを操作するには、震えないように手を安定させつつ小回りの利く動きが必要だろ？　手先に余計な力が入らないようにリラックスさせるためには、肩関節を外転せずに脇を閉じるのが理にかなっている。締めるんじゃなくてリラックスして閉じる、これが基本だ。[5]おそらくカマキリも脱力して脇を閉じてるだろうよ、聞いてみないと分からんが」

ビミョーなジョークは聞き流されたが、相葉は気にせずに続ける。

「だけど、必要があれば指や手関節だけじゃなく、肘関節や肩関節も使って、時には立ち位置も変えて操作する。その結果のタカアシガニならいいけど、亮介の場合は手関節や指が上手に使えていないから脇が開くんだ。基本姿勢で脇が開いていたら、常に余計な筋肉の緊張が続くことになって手先が安定しないだろ」

4　力の抜き方、入れ方、無駄がなく合理的に関節を使うと自然にカッコよくなる。無駄な力みや不自然な立ち位置は、術後の肩こりや腰痛に繋がる。

5　指に力が入っていては手関節を柔らかく使えない。そうなると脇が開く。指先から肩まで、柔らかく使うことが肝要。

相葉は亮介を真似て脇を開いた構えを取り、

「こうやって立ち位置を変えて手関節を柔らかく使うと、脇を閉じることもできる」と肘をたたんで見せた。

相葉の話に納得した亮介は、

「よし、一皮剥けるためにカニを脱皮します！」と二本指を使って白衣を脱いで見せた。

「脱皮したてのカニは、身が少なくて見かけ倒し。月夜の蟹だな[6]」

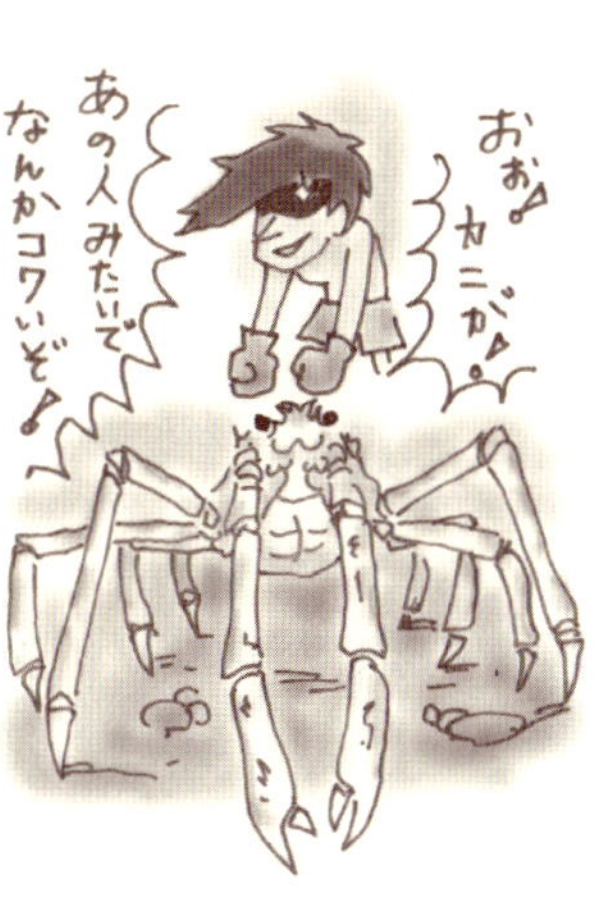

6 月夜に蟹は脱皮する、あるいは月夜は餌をあされないことから、月夜の蟹は身がやせている。転じて「中身のない見掛け倒し」という意味になったそうな。

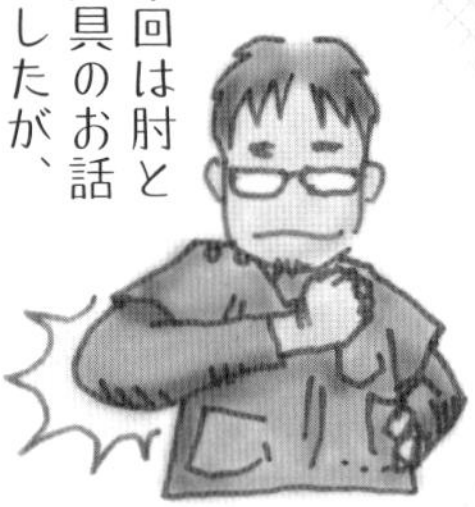

今回は肘と道具のお話でしたが、術中の姿勢に絡めて、手術前、麻酔導入後、術野の消毒前、手洗い前にやるべきことを解説します。

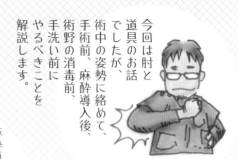

麻酔導入が終わりました。さ！手洗いして手術開始？いやいや、その前に、一呼吸おきましょう。

まずは、手術中と同じように術野に立って実際の手術をイメージすると、いろんなことに気が付きます。

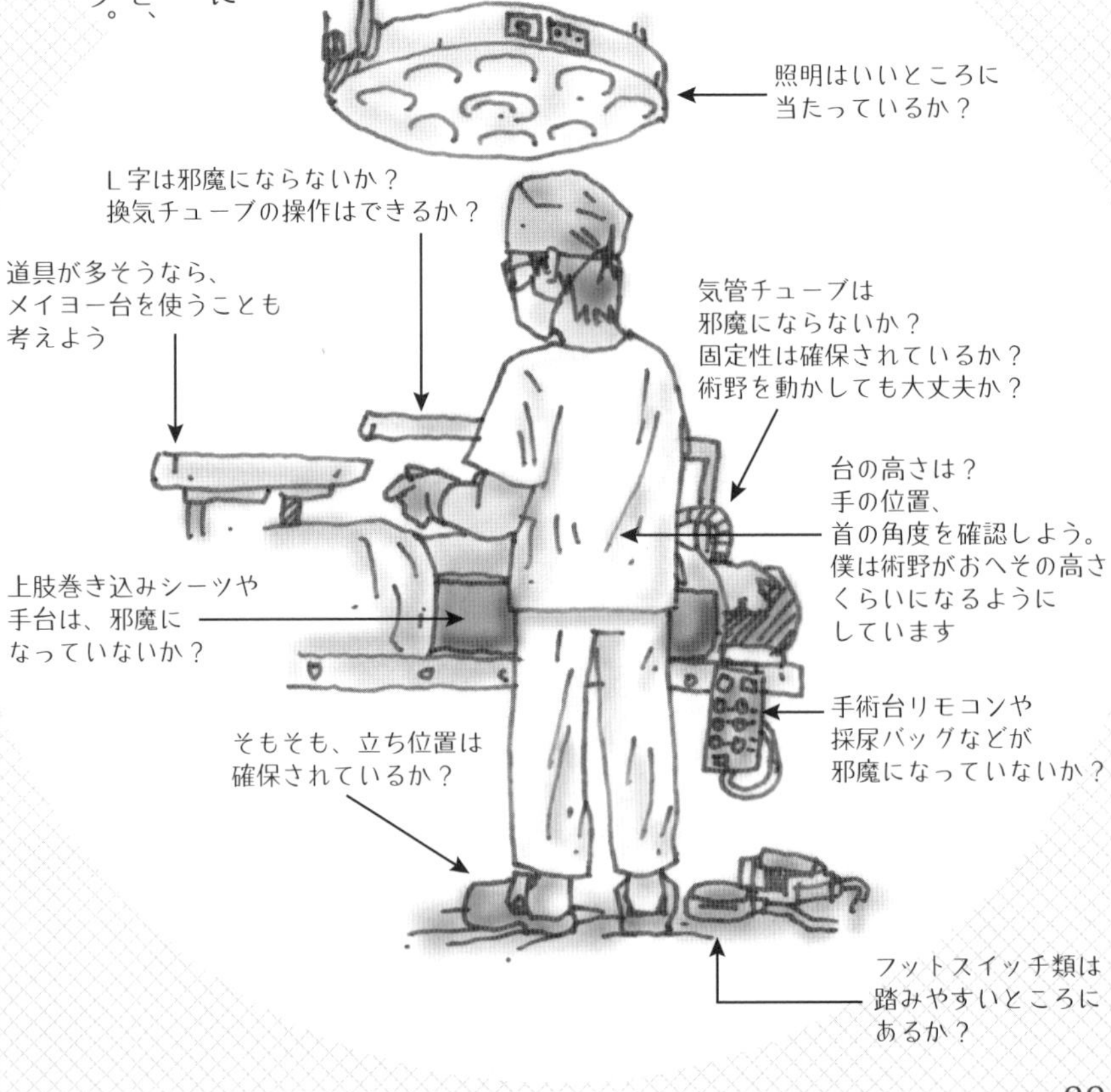
照明はいいところに
当たっているか？
L字は邪魔にならないか？
換気チューブの操作はできるか？
道具が多そうなら、
メイヨー台を使うことも
考えよう
気管チューブは
邪魔にならないか？
固定性は確保されているか？
術野を動かしても大丈夫か？
台の高さは？
手の位置、
首の角度を確認しよう。
僕は術野がおへその高さ
くらいになるように
しています
上肢巻き込みシーツや
手台は、邪魔に
なっていないか？
手術台リモコンや
採尿バッグなどが
邪魔になっていないか？
そもそも、立ち位置は
確保されているか？
フットスイッチ類は
踏みやすいところに
あるか？

座って手術を
やる場合は
さらに複雑です。

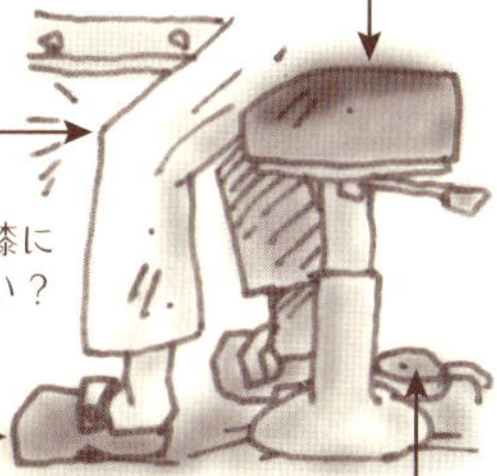
椅子の高さは？
まずは、座りやすい高さで。
それから手術台の高さを調整する
手術台が膝に
干渉しない？
足は安定してる？
フットイッチは踏みやすい
ところに置けたか？

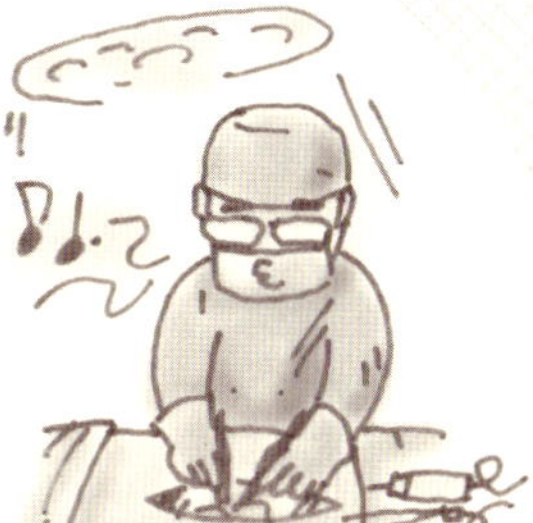

ホント、手洗い前に
ちょっと、
術野の前で
イメージするだけで
いいんです。

手洗いしたら
できないことを、
今のうちに
やっておきましょう。
たったこれだけで、
手術のやりやすさが
ぐーっと変わります。
これだけなのに、
やってない外科医が
意外と多いんです。

術者の姿勢 まとめ

1 脇は締めるのではなく、**リラックスして閉じる**

2 肘から先の小回りで足りなければ、**脇も開いて立ち位置も変える**

3 力を抜いてリラックスすれば、**所作が落ち着きカッコよくなる**

COLUMN

再手術の判断が問われる

戦国武将も政治家も、判断の遅れが致命傷になることがある。無謀に攻めて失脚するか、優柔不断に静観して機を失するか。人の判断が性格や能力に左右されるのは、歴史が証明している。

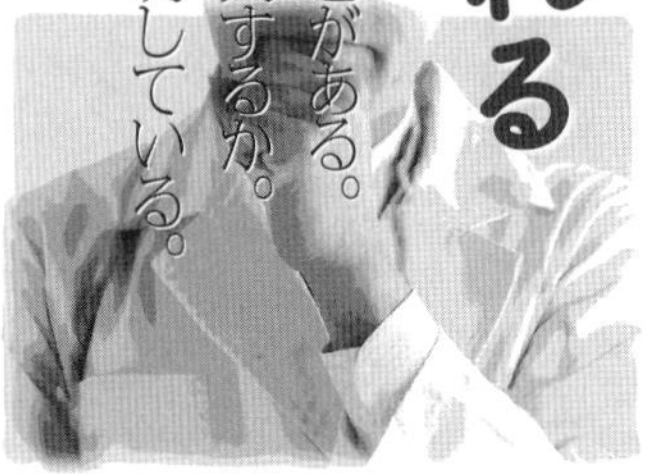

外科医が再手術の判断を迫られる局面

術後出血、縫合不全、取り残し、皮弁血栓などに対して、再手術を迷う場面がある。保存的に解決するかも知れない。再手術となると患者に精神的、身体的なダメージを負わせることになる。その配慮が時に「もう少し様子を見よう」と判断を鈍らせることにも。

しかし、それらは本当に患者に対する配慮だろうか？　再手術は術者にとって不名誉なこと。信頼を失うのではないか、その負い目が判断を鈍らせているのではないか。患者の非難をかわし、ショックを和らげ、再手術を受け入れてもらうための時間稼ぎになっていないか？

患者は治るために手術を受けている

その手術に綻《ほころ》びがあるのなら、あるいは綻びに繋がる不安があるのなら、再手術の判断を下すことこそが患者への配慮ではないか。待って状況が改善することもあるが、治療に悪影響を与える不具合は早く解決した方がよい。不具合がないと確認できれば、医師も患者も安眠できる。

＊＊＊

もちろん、再手術を繰り返すリピーター医師になってはいけない。再手術が必要と判断した時に、麻酔科医や看護師から「急いで準備しよう」と協力してもらえる外科医であるかが問われる。

11 針と糸

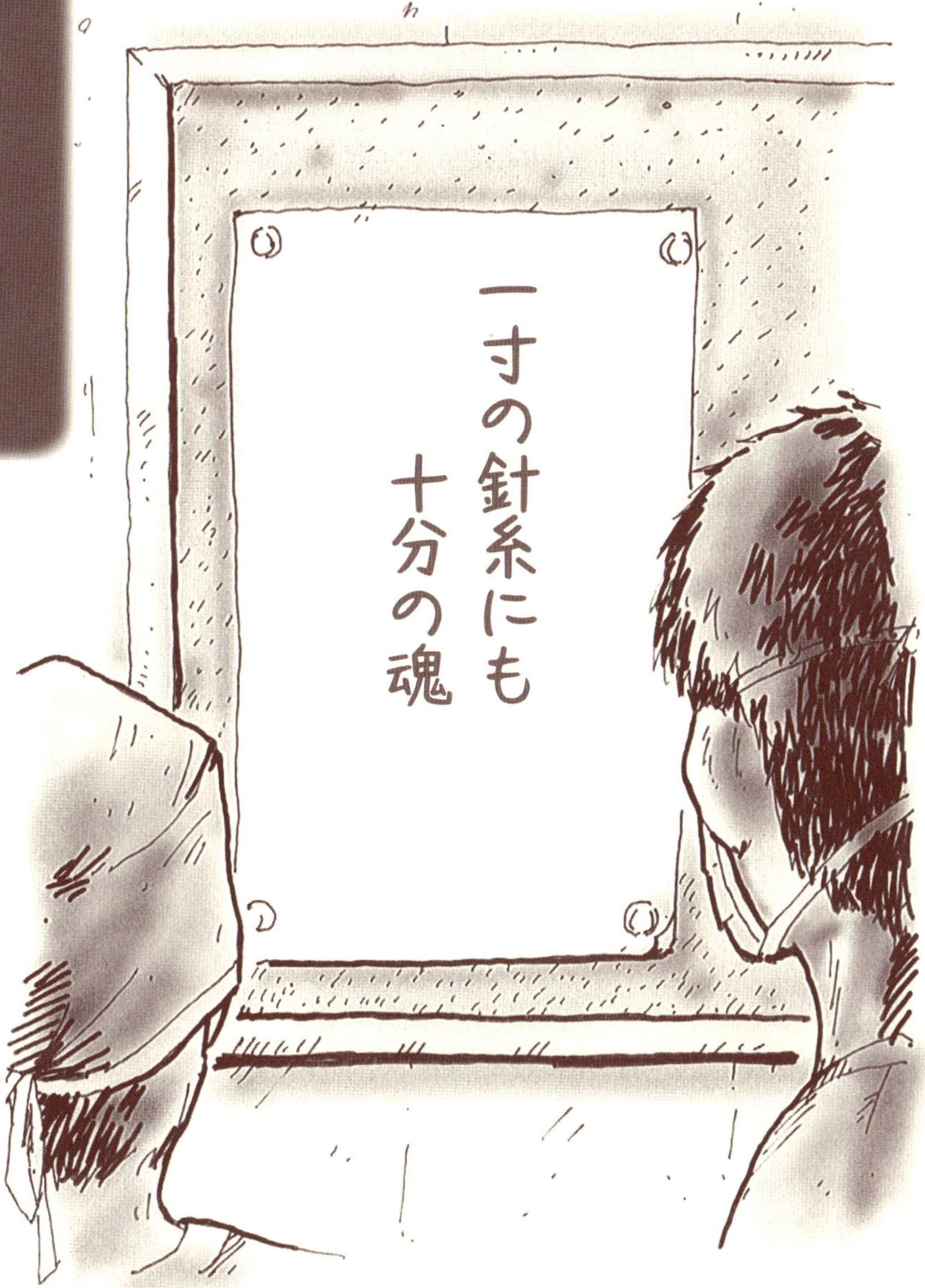

針と糸の機能を享受するには

――刃金と繊維のものづくり

早朝の相模湾、船上に差し込む真夏の太陽はまだ低く、頬を撫でる風も心地よい。

相葉和也は木津直志と初期研修医の森山渉を誘って、釣りに来ていた。目当ては本ガツオとキハダマグロの二種同時狙い。[1] 釣り好きの渉はキハダマグロを釣った経験を買われ、恐縮しながらの同乗となった。

「おれはキハダ狙いだ」と相葉は自慢のマグロ用のロッドと大型電動リールをスタンバイする。

「木津先生、僕たちはカツオから行きましょう」と渉は二人分の仕掛けを用意した。

船はスピードを落とし、エンジン音が小刻みになる。ソナーが魚群を捉えたようだ。「群れ来たよー」という船長の合図に合わせて、三人は一斉に竿を下ろした。

すると一投目から渉の竿がビビビッと叩かれる。「カツオ来ました!」と渉。あっという間に三キロ程度の見事なカツオを釣り上げた。

「ふんっ、カツオか。おれは浮気しないぞ」と相葉は竿に集中する。

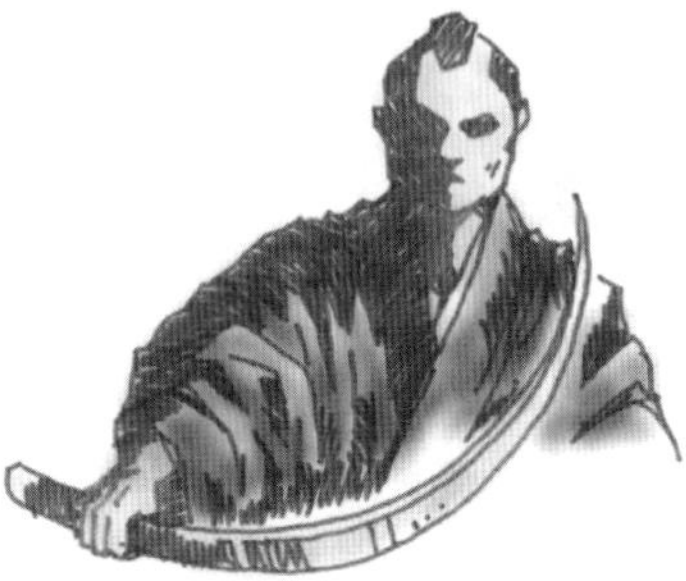

1 相模湾では八月からコマセでのカツオ、キハダマグロが解禁になる。この時期の相模湾の醍醐味だが、キハダはなかなか釣れない(らしい)。

続いて直志の竿が大きくしなった。「おおっ！」と慌ててリールを巻こうとする。

「待ってください！」と渉が叫ぶ。「これ、キハダじゃないですか？　すごいスピードで走っています。今巻くとハリスが切れます！」[2]

　しかし、キハダマグロの凄まじいファーストランに直志の糸は耐えきれず、ぷつんと切れてしまった。

　その日の午後、相葉たちは五匹のカツオを携え、定休日の「福江」を訪れた。相葉は厨房を借りて、自前の包丁でカツオを手際よく柵に切り分ける。奥では親父さんが内臓の処理を行い、酒盗《しゅとう》を仕込む。[3]

「皆さん釣れてよかったですね」とTシャツに細身のジーンズ姿の優香が言った。

「いえ、僕が三匹で木津先生が二匹です」と渉は忖度《そんたく》しない。

「うるせー。俺はキハダを狙ったら他の魚には浮気しないんだ」と相葉が不貞腐《ふてくさ》れた。

「それにしても残念だったなぁ。あれ、キハダだったかも」

　直志は手を見つめ、まだ残る感触を思い出して言った。

「カツオ用の仕掛けでマグロは無理だ。カツオならハリスはフロロカーボンの十二号ぐらいでいいけど、キハダを狙うなら二十号以上は欲しいな。道糸もポリエチレンラインの八号、走りまくるキハダを疲れさせるには三百メートル以

2 キハダマグロはアタると一気に百メートルぐらい走る。この間に巻き上げるとハリスが切れてしまう。キハダが弱ってからが勝負（らしい）。

3 酒盗はカツオやマグロの内臓で作った塩辛。酒が盗まれたかのように減ることから名付けられた（諸説あり）。

外科針に種類があるように、釣り針にもたくさんの種類があるようだ。狙う魚の大きさに合わせて太さや形がいろいろあるのはもちろん、食いついた魚を逃がさない工夫、餌が取れにくい工夫、見た目をごまかす工夫、外科針よりもバリエーションが多そうだ。

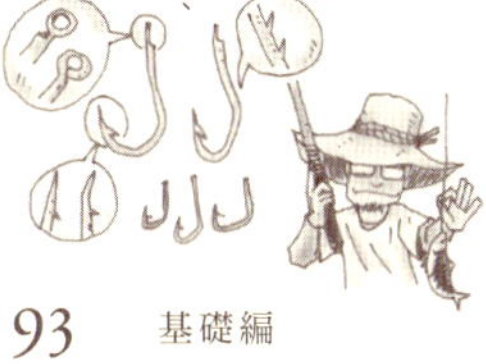

上は必要だ」[4]と相葉が言った。「糸と針は目的に応じて使い分けないとな。手術と一緒だ」

「そういえば、麻酔中にいろんな手術を見るんですが、先生によって使う糸が違いますよね。どう使い分けるんですか？」麻酔科研修中の渉が無防備に撒き餌を散らすと、

「教えてやろうか」と相葉がさっそく食いついた。

手術用の糸には針無しと針付きがある。前者はナイロン糸や絹糸で、結紮止血やドレーンの固定などに使用する。[5]一方、後者は針にも糸にも多くの種類があり、目的によって使い分ける。[6]しかし、外科医はどこまで機能を理解しているのか、そしてどれだけコストを意識しているのか…

「まずは針から。一般的な針の彎曲は3/8周の弱彎針か、1/2周の強彎針だ」[7]と相葉は空中に指先で弧を描いた。

「僕らは腹腔内や胸腔内で針を小さく回転させたい時は強彎で、表層を縫う時は弱彎かな」と直志も渉に説明する。

「針先の形状にもいろいろあるぞ」と相葉はさらに講義を続ける。「丸針は円錐状で、消化管や血管など裂けやすい組織に使う。[8]硬い組織には三角針。通常の三角針は彎曲の内側が尖っているから針穴も内側が鋭的になる。だから、この針で縫った糸をきつく結ぶと、針穴から内側に向かって組織が裂けてしまうんだ」

4 ハリスは針側の短い糸。数字が大きい方が太く強い。針もマグロは大型のカン付き針、カツオは小型のタタキ針などを使う。フトコロの幅や針先の形状など、釣り人それぞれに拘りがある（らしい）。

5 ドレーン固定などの場合には、弾機針かナミ針に付ける。前者は針の後ろの裂け目に糸をはさみ、後者は裁縫針のように穴に糸を通す。いずれも針の後ろが太くなる。

6 針付き糸には太さを変えずに針と糸を繋げる技術が必要。世界最小のマイクロサージャリーの糸は〇．〇三ミリの針に〇．〇一ミリの糸を繋げる。モノづくり日本の技術。

7 組織を真っすぐ貫きたい時は直針、マイクロサージャリー用には1/4周針、内視鏡手術などでは5/8周針を使うこともある。

「皮膚の縫い目に、魚の骨みたいな跡が残るのはこのためですね」と渉。
「それを防ぐのが逆三角針で、この針は彎曲の外側が尖っている。だから組織が裂けにくい。今では針付き糸の三角針のほとんどが逆三角針だ[9]」
「へぇー、釣り針も魚の種類によって使い分けますが、手術の針もいろいろあるんですね」と渉が驚嘆する。
「それ以上にややこしいのが糸の種類だ。人類は紀元前から天然素材の手術用の糸を使ってきたが、今は合成糸が主流だ[10]。大きく分けて非吸収糸と吸収糸、そして単糸か編糸かに分類される[11]」

非吸収糸は長期間抗張力を保ちたい組織（骨や腱など）の縫合や、抜糸する皮膚縫合に用いる。合成素材にはナイロンやポリプロピレンなどの単糸と編糸があり、天然素材としては絹糸の編糸がある。

それに対して吸収糸は一定期間抗張力を発揮した後に加水分解などで吸収される特性を持ち、消化管などの臓器や皮下組織に用いられる。単糸、編糸とも多くの種類の糸があり、太さのバリエーションと針の種類を組み合わせると、数千種類にも及ぶ。

「真皮縫合とか抗張力を長期間維持したい場合は、単糸のポリジオキサノン系の糸なんかを使うけど、早く吸収されてもいい部位には、ポリグリコール酸の糸などで十分[12]。結びやすくほどけにくい編糸を消化管や口腔内に使う場合は、コーティングされた糸がいい。目的に合わせて糸の種類と太さ、それに付く針

8 丸針には、先端のみカッティングエッジ加工したものや、先端を敢えて尖らせない鈍針もある。組織の通過性を重んじるか、損傷を避けたいかで使い分ける。

9 逆三角針であっても皮膚縫合をきつく結ぶと、漫画のような傷跡になるので注意。

10 手術用の縫合糸の歴史は古代エジプトの亜麻の糸に始まり、その後、馬毛や綿の糸が作られ、そして腸線、絹糸と現在の糸に繋がる（現在日本では狂牛病の懸念から腸線は禁止）。

11 単糸（モノフィラメント）は通過性に優れ組織を損傷しにくいが、コシが強く結び目が緩みやすい。編糸（ブレイド）はしなやかで結び目が緩みにくいが、組織を損傷しやすく、毛細管現象により細菌が侵入し編目の中で増殖する可能性がある。コーティングによる感染対策がなされた編糸もある。

12 吸収されるまでの時間より抗張力の減衰が問題となる。ポリジオキサノンを素材とする糸の抗張力は一か月で約五十％をキープ、ポリグリコール酸系は二週で

の種類と大きさを選ぶんだ。メーカーの技術力を外科医が享受するには、ちゃんと機能を理解しておかないとな」

「そんなに沢山の糸の中から選ぶんですね」と渉が驚く。

「病院では、複数の科で使用頻度が高いもの、汎用性があるもの、頻度は低くても必要性が高いものなんかが絞り込まれて採用される。あとはコストの意識だな」

「コスト、ですか」

「安い糸でも足りる場所に高額な糸を使ったり、八本入りのコントロールリリースの糸が一本足りなくてもう一パック出したり、コストに無頓着じゃ駄目だ[13]。外科医もそれぐらいの経営意識を持たないと失職するぞ[14]」

「さあ、お仕事の話はその辺にして食べましょ」

優香が鮮やかなルビー色の刺身と、炭火で炙ったタタキをテーブルに並べた。

「タタキも香ばしくて美味しいけど、戻りガツオは脂が乗っててお刺身もお薦めよ」

「うん、新鮮だと脂も旨いな。でも次回は必ず本命のキハダを持って来るよ」

不器用に優香にアピールする相葉を見て、直志は耳元で囁いた。

「先生、本命以外に浮気しないのはいいですが、アタリが全く無いようです…」


五十%以下になる（太さや環境でも異なる）。一般には前者の方が高額。

13 一本入りの糸は通常、機械縫合を行う。真皮縫合では一五〜二十針縫える（糸の長さにもよる）。八本入りのコントロールリリース針は、一針ごとに糸と針を切り離して手で結ぶ。一〜二針足りない場合は、一本の糸で二回縫えば事足りる。

14 同じ機能の糸でもメーカーによって値段が異なる。使い慣れた高い糸を使いたいのであれば無駄使いをしない。これからの外科医には、材料や糸のコスト意識が求められる。

この項では、ひねりなしで
簡単に針糸の解説をします。

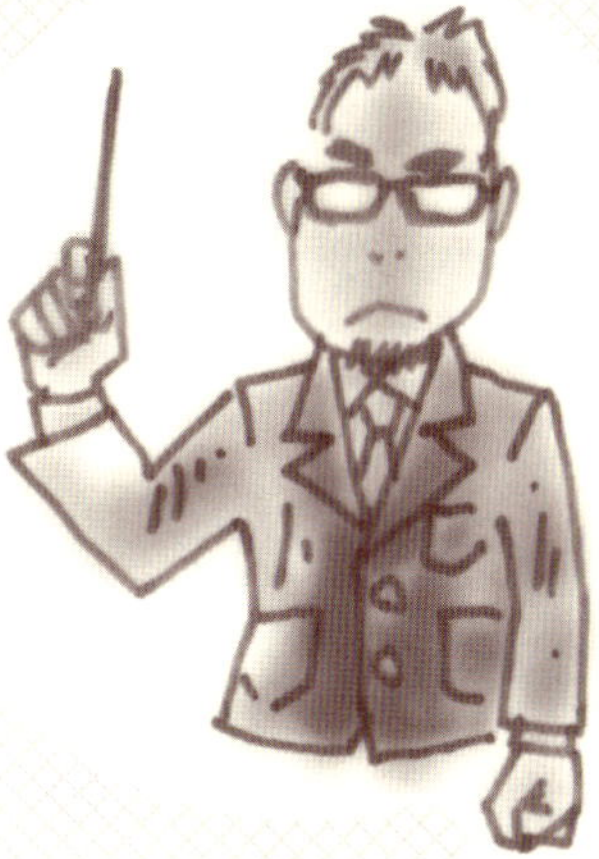

外科医は一般的に
「太さ、糸の種類、
針と糸の付き方（針の種類）」
で針糸を指示します。
例えば、
「4-0ナイロン角針付き」
などと一気に言います。

糸

種類は、
表面がつるつるした
モノフィラメントか、
ざらざらした編糸の
2種類がメインです。
編糸の方が結びやすく、
緩みにくいです。
モノフィラメントの方が
組織反応が少ないです。

編糸
（ブレイド）

単糸
（モノフィラメント）

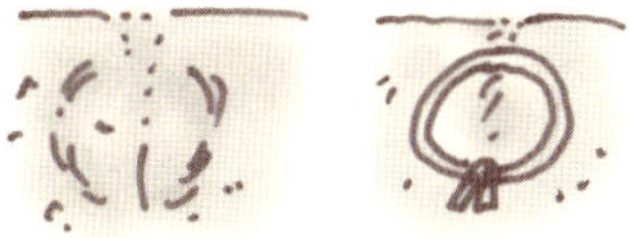

あとは生体反応で、
溶けて無くなるか、
無くならないかです。
吸収糸、非吸収糸と
言います。吸収糸には
すごく早く（2週間くらいで）
溶けるものと、
半年とか1年とか
長い時間で吸収されるもの
があります。
この組み合わせで、
糸の名前が分からなくても、
「編糸の非吸収糸」など
と言えば探してくれます。

針

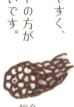

針には、
角針、丸針
があります。
ほかにも鈍針
などありますが、
特殊な時に
使ってください。

角針にも、
三角、逆三角、
なんとかカット、
いろいろありますが、
刺すのではなく、
切るという意味で
だいたい同じです。
粘膜や筋肉など
弱い組織を縫う時は
丸針を使います。
皮膚などの硬い組織は
角針で切ってください。

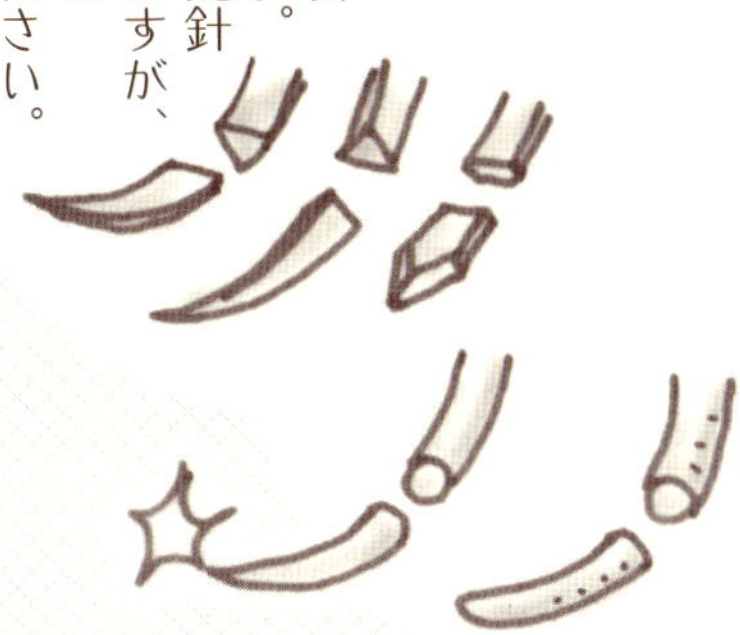

糸の付き方は大きく分けて3種類です。
●糸を引っぱれば針から取れる「CR（コントロールリリース）」、
●引っぱっても取れない「糸付き」、
●使う時に好きな糸を付ける「ダンキ針」、です。

呼び方は施設や組織によってさまざまだと思います。医療安全上、最近「ダンキ針」は減ってきてますね。針にサクッと糸を付けられるのがかっこいいと思っていましたが、今や老眼でなかなか糸がかかりません。

針の大きさや形もさまざまですが、はじめは「大っきな針」とか「小っちゃい針」でいいでしょう。

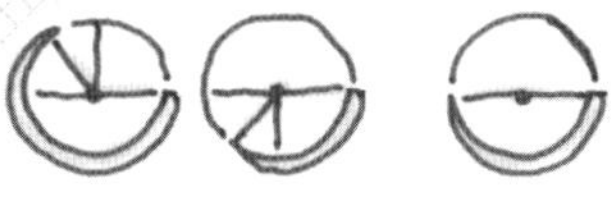

一般に針の形は20㎜前後で½サークルあたりを基準に考えればいいと思います。

僕が皮膚縫いでよく使うのは13㎜⅜サークルの角針糸付きだったりします。

サークル針だけでなく直針などもあります。

CRの糸を針から取る時に、糸のかかった組織を引っぱってしまうと、術者（少なくとも僕）は、とても不機嫌になります。糸のかかった組織の方に糸を引っぱって針を外してください。

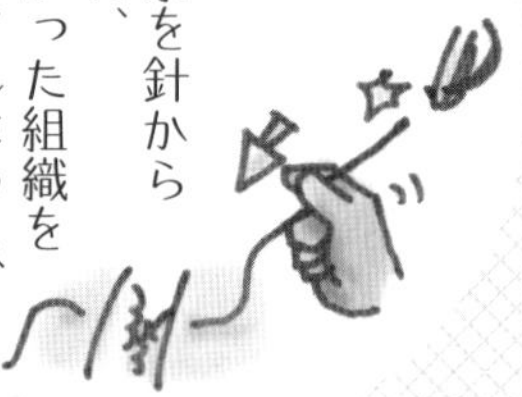

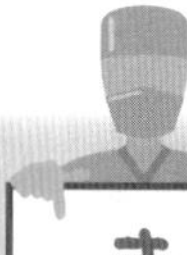

まとめ　針と糸

1　糸の機能（抗張力、結紮力、組織通過性、抗菌性など）を知る

2　針の機能（彎曲、サイズ、尖端の形状など）を知る

3　コスト感覚（コスパ考慮、無駄使いしない）を身に付ける

12 ペット咬傷

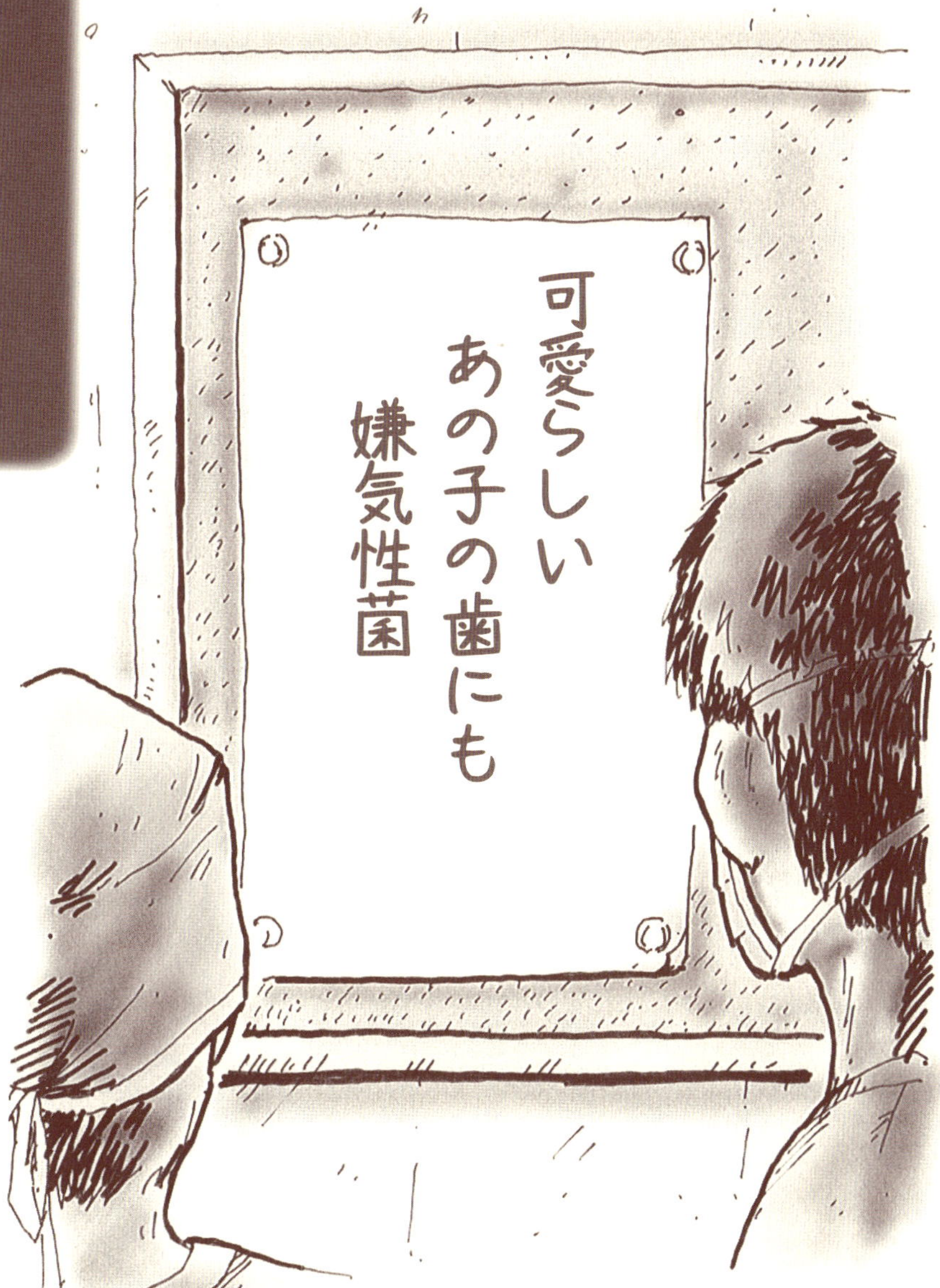

咬傷の処置

——切開排膿を躊躇しない

「腫れてきましたね。抗生物質を変えてみましょうか」

藤井明日香は飼い猫に前腕を咬まれた患者さんを診ていた。

「藤井先生、ちょっとこっちへ」

診察室を覗いた渕上亮介が明日香を手招きする。「どんな状況？」

「昨日よりちょっと腫れてきたので、ペニシリン系からセフェム系に変えようと思うんですが[1]」

「おいおい、抗生物質を変えている場合じゃないだろう」と亮介が診察を代わり、患者さんに説明してから局麻下に切開排膿を行った。生理食塩水で洗浄してから、「次はどうする？」と明日香を見る。

「創は閉じない方がいいですね。このままガーゼを当てて…」と言いかけるが、

「それだと創はすぐ閉じてしまう。ドレーンを入れよう[2]」と亮介はペンローズドレーンを細く切って留置した。

「抗生剤の予防投与は必要だけど、感染したと判断したら躊躇《ちゅうちょ》せずに切開しないと。膿が溜まっている状態に薬を使っても、焼け石に水だよ[3]」医局に戻りな

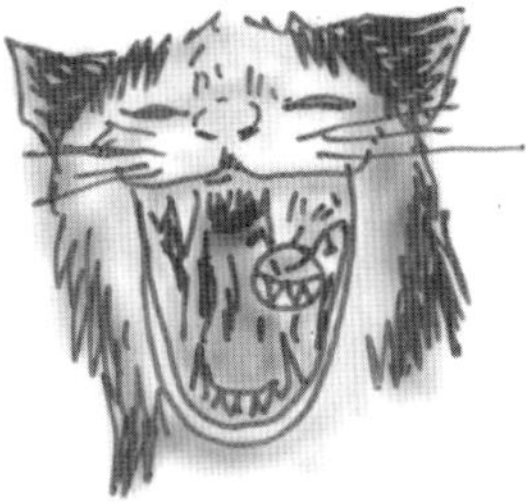

1 パスツレラ菌、黄色ブドウ球菌などに感受性のある広域ペニシリンでよい。

2 切開排膿、創洗浄だけではきれいにならない。ドレーンを留置して、持続的に排液することが大切。

3 膿や血腫、浸出液が溜まった状態には、薬を投与しても届かない。

がら亮介が明日香に指導する。

「猫の歯は汚いんだ。特にパスツレラ菌は気を付けないと[4]」

「すみませんでした。若い女性だったので切開するのが申し訳なくて」

「手遅れになって壊死性筋膜炎や敗血症になったら、申し訳ないじゃ済まないぞ。猫の咬み傷はとにかく汚い」と言いながら亮介は医局のドアを開けた。


「猫のことを悪く言うんじゃァニャー」

医局の奥から相葉和也の力の抜けた声が響く。

「ペット咬傷は猫より犬の方が圧倒的に多いんだニャー。でも、猫の歯の方が鋭いから深部にまで届いて感染しやすいんだニャ。夏のこの時期は半袖になるから咬み傷やひっかき傷が増えるんだニャ。うちのコトちゃんは噛んだりしニャイけどねー」

相葉は飼い猫のコトちゃんの写真を撫でる。キジトラの和猫である。

「先生、猫好きはいいんですけど威厳が…」亮介が呆れてため息をついた。

「よし、それじゃあ、ニャンコ先生が講義をしよう」と相葉は意に介さない。

組織の挫滅があるような大きな咬傷は、挫滅組織のデブリードマンを行って洗浄する。基本的には縫合せずにドレーンを留置するが、顔面の咬傷は縫合閉鎖したうえで感染が生じないか観察してもよい[5]。

小さな咬傷であっても、深部まで菌が侵入するから侮ってはならない。創の深部で嫌気性菌が増殖したら、急速に悪化してしまう。菌を閉じ込めないため

4 猫や犬の口腔内常在菌。壊死性筋膜炎の原因になる。嫌気性菌であるため、創の開放が必要。ひっかき傷も要注意。

5 意見が分かれるところ。口唇の皮膚側などは縫合するが粘膜側は開放のままにする（キスしようとして、口唇を咬まれる例などで）。

に、可能であれば刺入部に細いドレーンを入れておく。[6]特に前腕や手の咬傷は、感染すると筋膜や腱鞘の隙間を伝って広がるので、処置のタイミングを逸してはならない。

「犬や猫より汚い咬傷もあるぞ」と相葉が言う。

「何？　ハムスター？　フェレット？」明日香は知っている限りのペットを挙げてみる。

「ヒト、ですよね」と亮介が相葉に言った。

「そう。ヒトの口腔常在菌は、各種連鎖球菌や真菌を始め五百種類以上、特に歯周病があると偏性嫌気性菌までうようよしてる」

「でも、人間は噛みつかないですよね、普通」

「子供は噛みつくぞ。大人でも喧嘩で拳が歯に当たると、伸筋腱に沿って感染が広がることがある」と相葉は拳で亮介の口元を殴る真似をして見せる。

「怖いんですね、咬傷って。感染しているのに抗生剤を変えるだけで対応するなんて。とんでもないことになるところだった」明日香は珍しく肩を落とす。

「感染したら、亮介が言うようにまず切開だ」相葉は明日香の落ちた肩を叩いた。

「切開するのに、注意することはありますか？」明日香が訊いた。

「かつては十字切開が効果的と言われてたけど、傷跡を考えるとやるべきではないな。直線の切開とドレーンの留置で十分。あとは切開の方向が大事だな」

「ＲＳＴＬ[7]に一致させるんですよね。あれ？　でも渕上先生の切開は…」と明

6　創が小さいと難しい。細いサーフロー針の外筒でもよい。

7　RSTL：Relaxed skin tension line. 筋肉の走行に直交、皮膚のしわに一致する方向。皮膚の緊張が弱くしわに一致するため、創が目立ちにくくきれいに治りやすい。

日香が切開の場面を振り返る。

「顔の切開ならＲＳＴＬに一致させるが、腕の場合はどうなんだ？　亮介」

相葉は話の続きを亮介に任せた。

「前腕のＲＳＴＬは横方向だけど、切開は縦ですね。相葉先生が仰るように、感染が腱鞘に沿って広がった場合に長軸方向の延長切開が必要になるし、皮神経や皮静脈の損傷も避けられますから」と亮介が説明した。

「その通り。でも、一番大切なのは猫に咬まれないように仲良くすることだニャ」

コトちゃんの写真を見て目を細める相葉に、亮介が言う。

「独身の先生に仲良くしてあげてるのは、コトちゃんの方じゃないんですか？猫は人を飼うって言いますから」

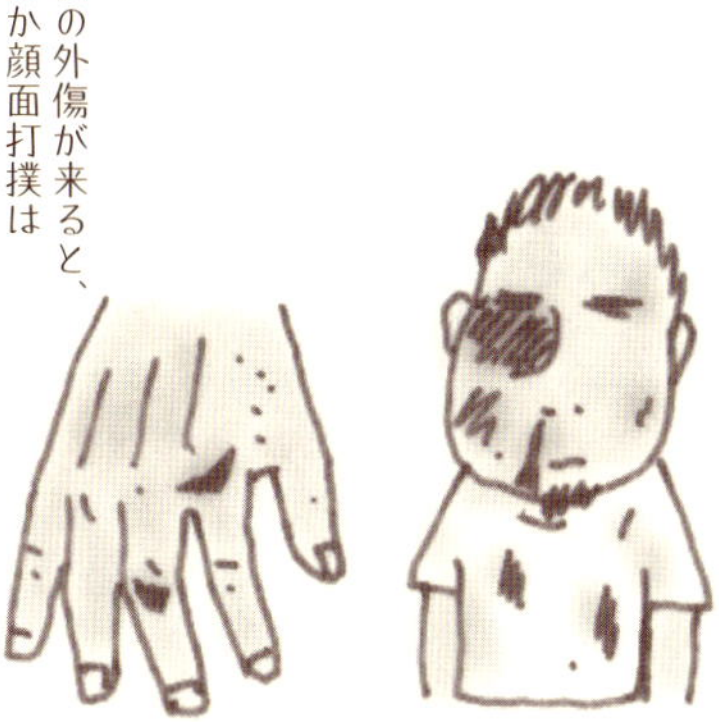
ケンカの外傷が来ると、
骨折とか顔面打撲は
よく診るけど、
意外と拳にヒト咬傷があって、
後で感染することもある。

さて、咬傷。
いろんな形があります。
咬傷の最大の敵は、感染です。
どんな形であれ、
感染させずに治せれば、
皮膚欠損創も、醜形瘢痕も、
後で治せます。
まずは、感染、
悪化させないように
できるだけの
ことをしましょう。

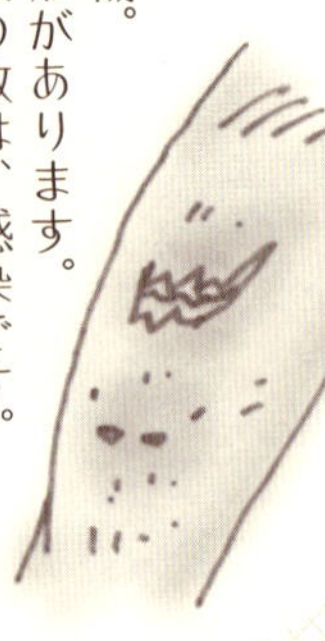

まずやっかいな
刺創。

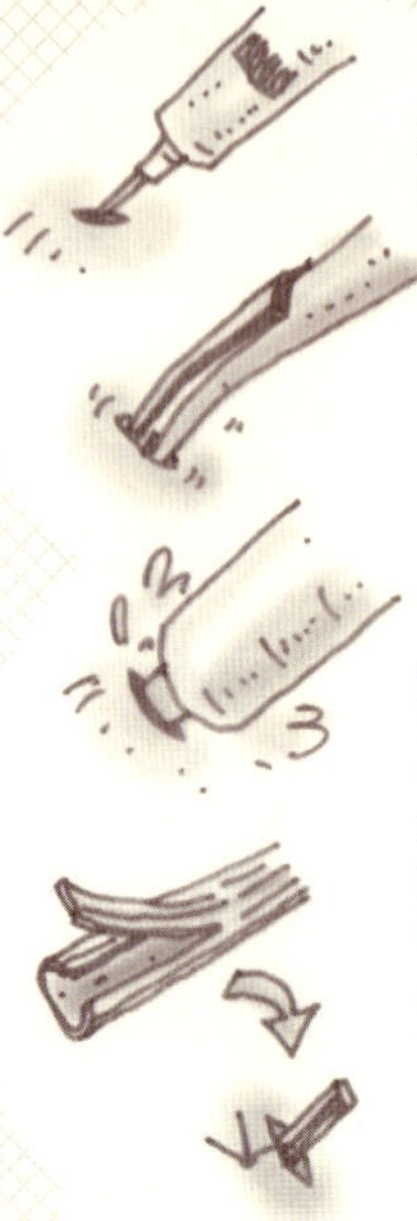

入り口が小さく、
さらに腫れがあって
分かりにくい。
局麻をして
穴を大きくして、
深さを確認しよう。

穴が分かったら、
よく洗浄して、
ペンローズや
サーフローの外筒を
ドレーンとして
固定しよう。
傷は閉じないでね。

裂創や弁状層は、
同じくよく麻酔して、
ごしごしとよく洗浄して、
ドレーンをたくさん入れて
ゆる〜く縫い寄せよう。

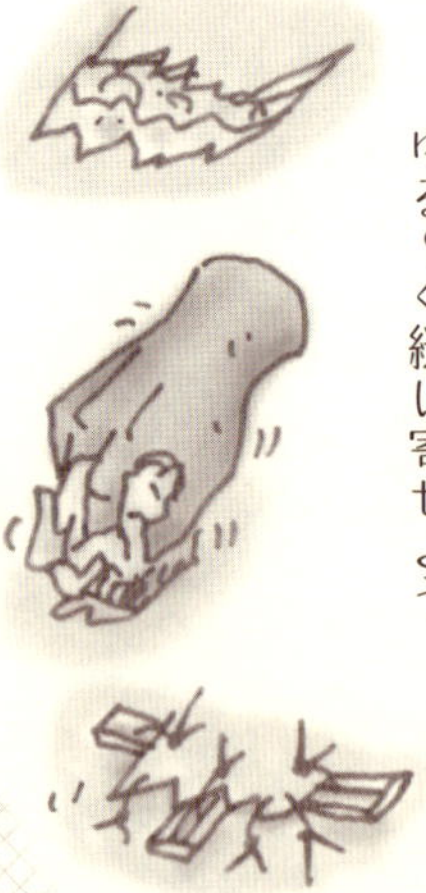

ドレーンを抜く
タイミングが難しい。
少なくとも
発赤・熱感などの
炎症反応が無くなるまでは留置。
それ以降、
抜いたら数日で再診し、
炎症再燃してたら、
再度開放してドレーン挿入だね。

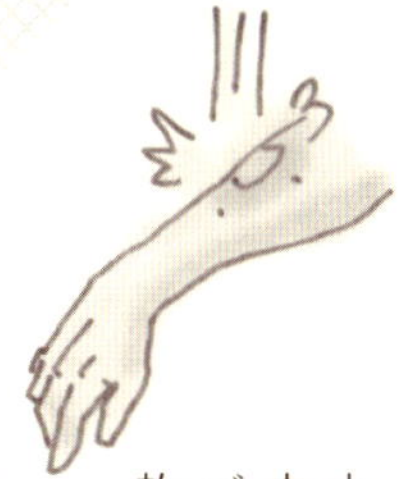

次の外来まで、閉鎖せずに、風呂や温浴で洗浄するよう指導してください。

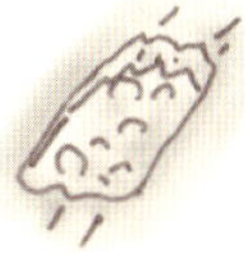

皮膚欠損創は、麻酔して、ごしごしよく洗って、軟膏縫ってガーゼ。

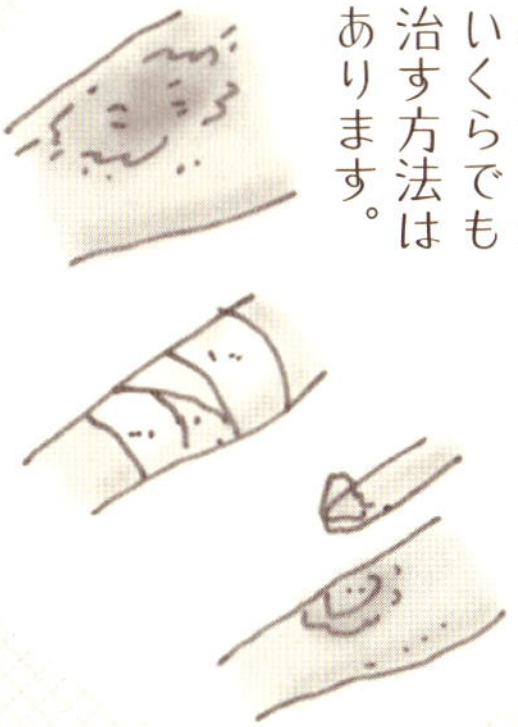

炎症が治まったら、二次治癒させるか、植皮するか、いくらでも治す方法はあります。

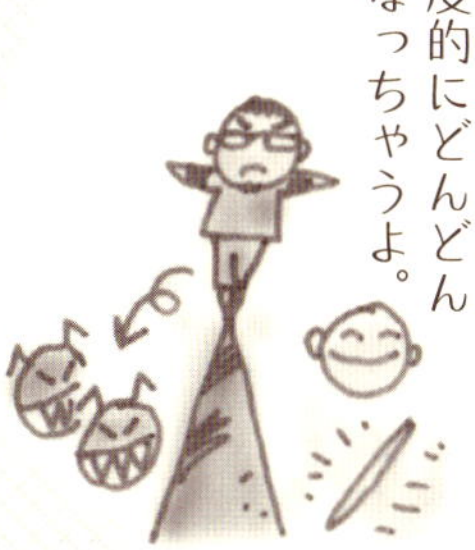

キズは基本的によくなるか、悪くなるか、のどちらかしかない。ちょっとでも悪くなってたら、原因を除去しない限り、加速度的にどんどん悪くなっちゃうよ。

まとめ

ペット咬傷

1 深い咬傷には**迷わずドレーン**、傷を閉じて安心しない

2 感染したら**迷わず切開排膿**、抗菌薬でお茶を濁さない

3 切開の方向は**顔面ではRSTL**に沿って、**四肢では長軸方向**に

COLUMN

解剖の破格が頻発？

各地で破格の報告が相次いでいる。「解剖書の所見と異なる」という外科医の声を受け、調査が開始された。解剖学者らが、筋肉の位置、血管の分岐、神経の走行などの異常として報告された術中所見を検証した。

意外な事実が判明

「破格」とされた多くの事象が、術者の勘違いであった。解剖書とは異なる展開で組織を見ていた、解剖書を三次元的に解釈できなかったなどの初歩的な誤りから、存在しない組織を発見したり存在するはずの組織を見つけられなかったり。調査員らは「読解力、イメージ力の不足ですね」と苦笑いを浮かべる。

脈管の分岐や走行にはバリエーションがある

それらの頻度が詳細に記された解剖書もあれば、最も頻度が高いものだけを載せている簡易版もある。安直なポケット版やタブレットのアプリでしか解剖を勉強しない外科医が、「個人差」を「新たな破格」と騒ぎ立てているのではないか、と専門家は分析する。

＊＊＊

「正常を知らずに破格を語るな」と解剖学者は口をそろえる。解剖は患者の地図であり、手術の道しるべでもある。それを熟知せずに患者に切り込むのは、羅針盤を持たずに大海原に船を出すようなものである。難破するのは外科医ではなく、患者であることを忘れてはならない。

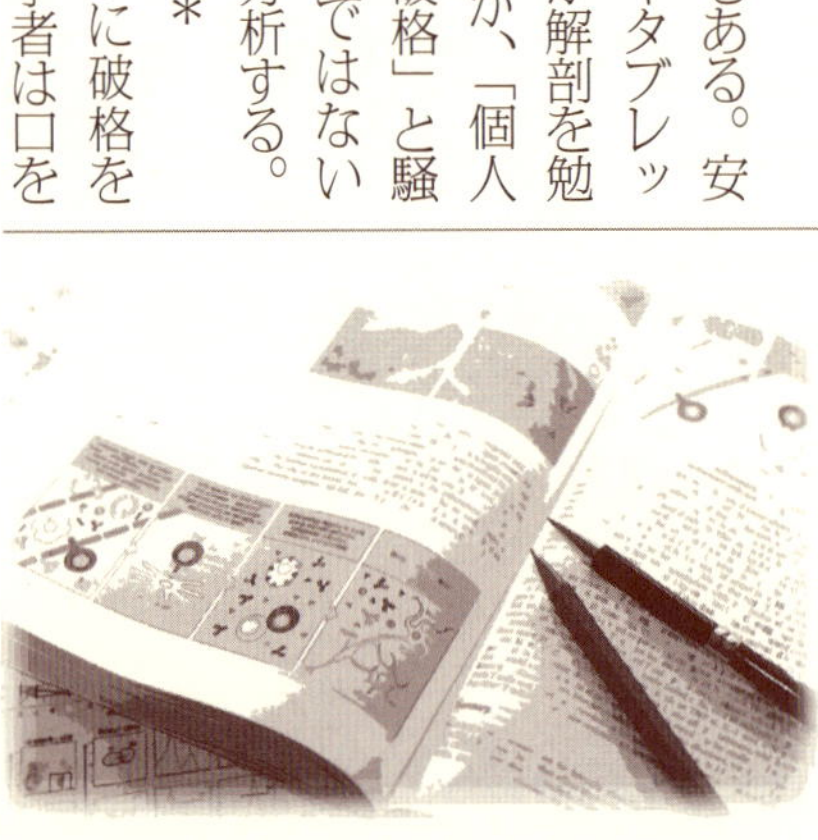

13

骨折

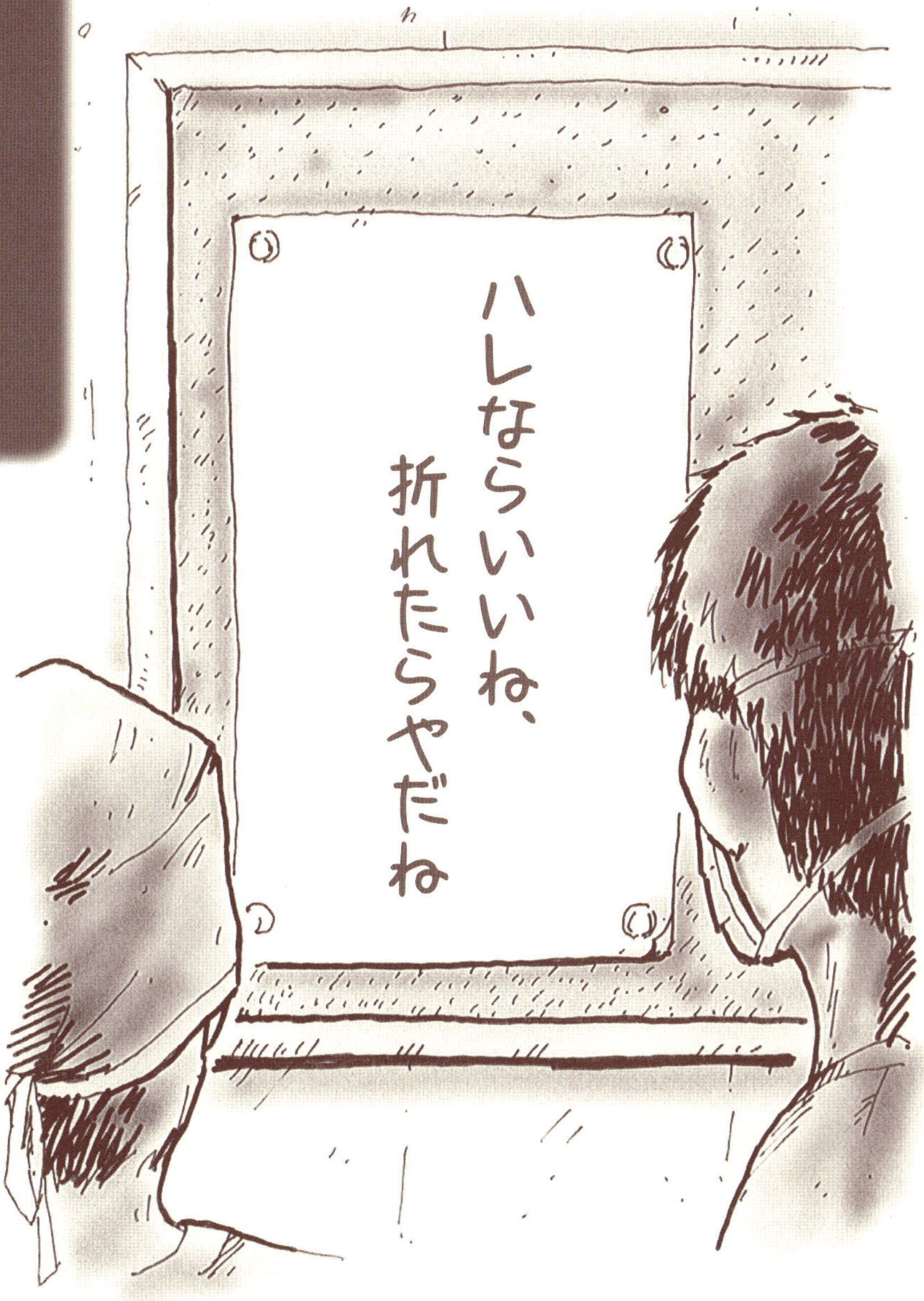

骨折が疑われたら
——疑わしきは画像診断を

金木犀《きんもくせい》香る月夜の公園、フットサルコートでアラフィフの相葉和也と乳腺外科の櫻井雅紀は、膝に手をつき肩で息をしていた。相葉率いる外科チームは内科チームに一点のビハインド。残り時間はわずか、相葉たちは最後の攻撃を仕掛ける。

中央にいた木津直志からサイドの渕上亮介にパスが出る。逆サイドにいた櫻井が外に流れてディフェンスを引き付ける。それを確認した亮介がサイドに走り込んだ直志に絶妙のスルーパスを出した[1]。直志の早いクロスが、ディフェンスをかわして中に切れ込んだ櫻井の頭にぴたりと合ってゴール、と思われた瞬間だった。

自陣から怒涛の勢いで駆け上がった相葉がボールめがけて飛び上がり、櫻井の頭と相葉の頬が空中でぶつかった。櫻井はバランスを崩して着地した際、足首を内側に捻ってしまう。痛みに顔をゆがめてその場にうずくまってしまった。

「派手にぶつかったな」ベンチから長瀬太一が駆け寄った。「櫻井、大丈夫か?」

「体重がもろに掛かっちゃいました」と櫻井は顔をしかめる。

1 フットサルの基本的な戦術、パラレラの動き。サイドラインに「平行」にパスを出す。

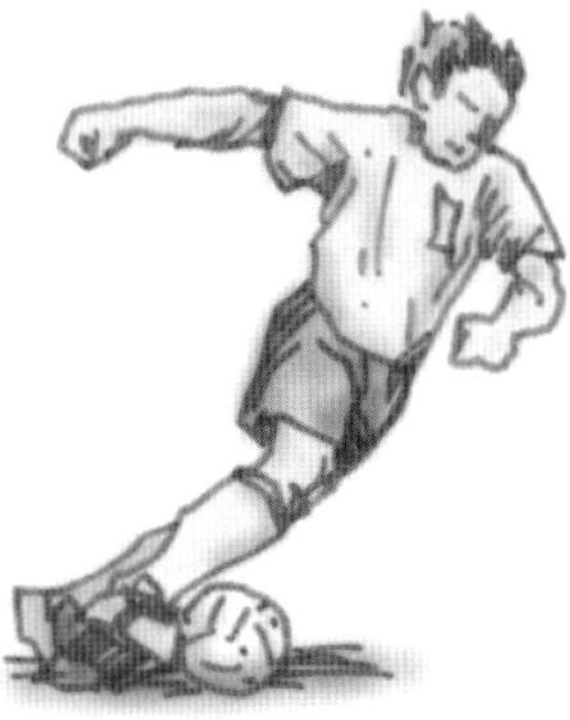

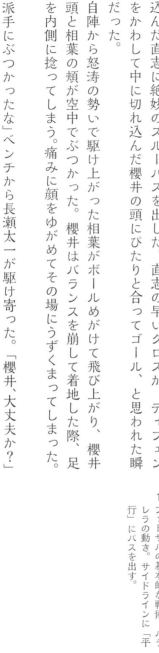

「捻挫ですか？　それとも骨折までいっちゃったかな[2]」と亮介が心配して言った。

長瀬は櫻井の足関節を氷水を入れたアイシングバッグで冷やしながら、亮介に言った。「骨折か捻挫の判断は、レントゲンを撮らないと分からない。今みたいに捻る動きでも、外果に付く靭帯の損傷で済めば捻挫だけど、外果まで力が及ぶと骨折する可能性がある」

「変形はないですね。腫脹も今のところ僅《わず》かです[3]」と亮介。

「そうだな。ちょっと触るぞ」と言って、長瀬は櫻井の外果に触れ、圧痛点を探した。

「痛てて、そこそこ」と櫻井が呻《うめ》く。

「圧痛点は外果じゃなくて踵腓《しょうひ》靭帯だから捻挫だと思うけど、明日朝レントゲンを撮ろう。骨折を疑った場合の応急処置は？」長瀬が亮介に質問した。

「固定、冷却、圧迫、挙上です[4]」

「満点の回答だな」と長瀬は携帯していた弾性包帯で櫻井の足関節を固定した。

「今夜は足を高くして安静にしておけ。もし折れてたら、明日の乳房一次再建は俺が切除から再建までやるよ」と長瀬がうそぶく。

「いくら長瀬先生でもそれは任せられないな」櫻井はこれぐらい大丈夫と笑った。

後ろから様子を窺っていた相葉が声をかける。「櫻井、悪かったな。ボールしか見えてなかった」

2 必ずしも捻挫の延長が骨折ではない。力がかかる部位や方向の違いで骨折に至る。骨は応力には強いが捻る力に弱く、これが骨折の原因になることが多い。

3 骨折の診断ポイントは変形と圧痛と腫脹。受傷直後だと腫れが少なく圧痛点が分かりやすいが、腫れてくると全体が痛くなって判断できなくなる。

4 骨折を疑った場合、その両端の関節まで固定するのが基本。足関節であれば、弾性包帯での固定と圧迫だけでも応急処置としては有効。弾性包帯はきつく巻くと血流を妨げるので注意。変形がある場合は整復してから固定すべきだが、無理に整復すると出血のリスクが高まるので、専門医に任せた方がよい。開放骨折（複雑骨折）や血管損傷を疑う場合は救急搬送。

その声に一同が振り返ると、満月のように腫れた相葉の顔があった。

「相葉先生！　大丈夫？」と櫻井が驚いた。

「まぁな、俺は大したことない、と思う」

「複視はないか？　上口唇や歯茎のしびれは？　開口制限や咬合のずれは？」

と長瀬が畳みかけ、眼窩下縁や鼻根部に触れる。[5]

「吹き抜け骨折の病態と所見は？」と長瀬が直志に質問した。

「眼球に前方から外力が掛かって眼窩内圧が上昇し、眼窩壁の骨が折れて眼窩内容物が脱出した状態です。外眼筋の嵌頓《かんとん》や損傷があると眼球運動障害が生じます」[6]

「その通り」と長瀬は相葉に指先を目で追わせて、複視がないかを調べた。「どうやら打撲で済みそうだけど、明日ＣＴでチェックだな。[7] 櫻井の場合もそうだけど、臨床所見で大丈夫そうでも、ちゃんと画像で確認することが大切だ。変形治癒骨折の治療は厄介だからな」

「あさイチでお二人のオーダーを入れておきます」と直志が言った。

相葉は、長瀬の質問に淀みなく答える亮介と直志に満足していた。

「なんかお前たち、頼もしいな。外科医でもスポーツ外傷に遭遇したら、初期対応ぐらいできないとな。二人とも仲間同士で競い合って、成長してるじゃないか」

「先生は仲間同士で競い合って、同点のチャンスを潰しちゃいましたけどね」

と亮介がからかった。

5 頬の腫脹では、眼窩吹き抜け骨折（複視）、頬骨骨折（眼窩下縁の圧痛、眼窩下神経障害）、頬骨弓骨折（開口制限）、上顎骨骨折（咬合不正）、鼻骨骨折（鼻出血、鼻閉、鼻根部圧痛）などを疑い、臨床所見を調べる。上顎のLe Fort骨折が疑われる場合は、頭蓋底骨折による出血や髄液漏が生じることもあるので救急搬送。

6 最も骨が薄くて脆い下壁が折れやすい。下直筋の嵌頓が生じると、上方視で複視が生じる。眼球運動訓練などの保存的治療で効果がない場合は、手術を行う。整復ができない場合は、（軟）骨移植やチタンメッシュ、吸収性プレートなどで修復する。

7 吹き抜け骨折や頬骨骨折の診断にはＣＴが有効。眼窩内気腫の診断のためにも必要。

「それを言うな」という相葉の腫れ上がった顔の向こうに、中秋の満月が浮かんでいた。

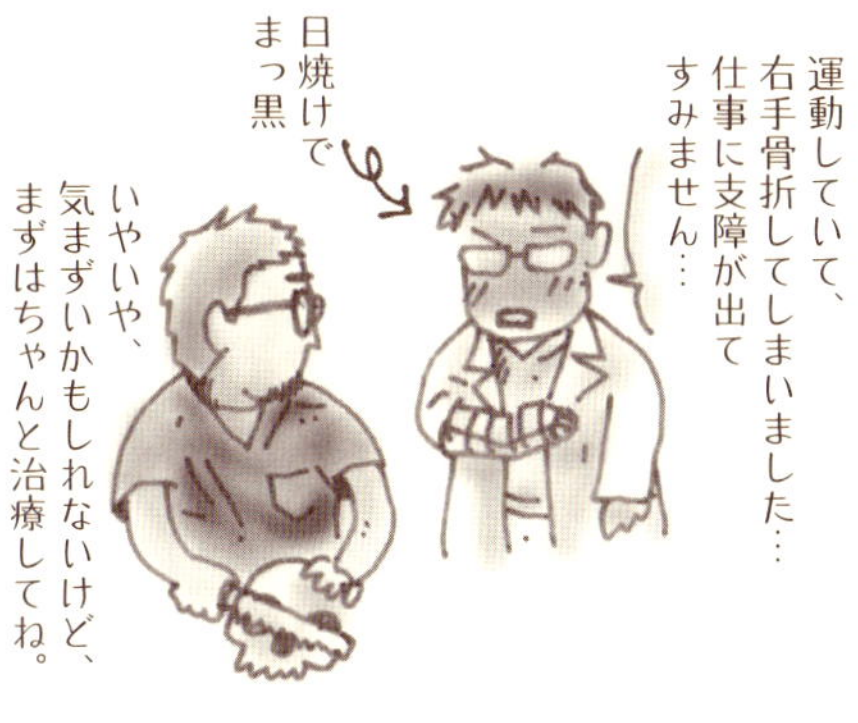
運動していて、
右手骨折してしまいました…
仕事に支障が出て
すみません…
日焼けで
まっ黒
いやいや、
気まずいかもしれないけど、
まずはちゃんと治療してね。

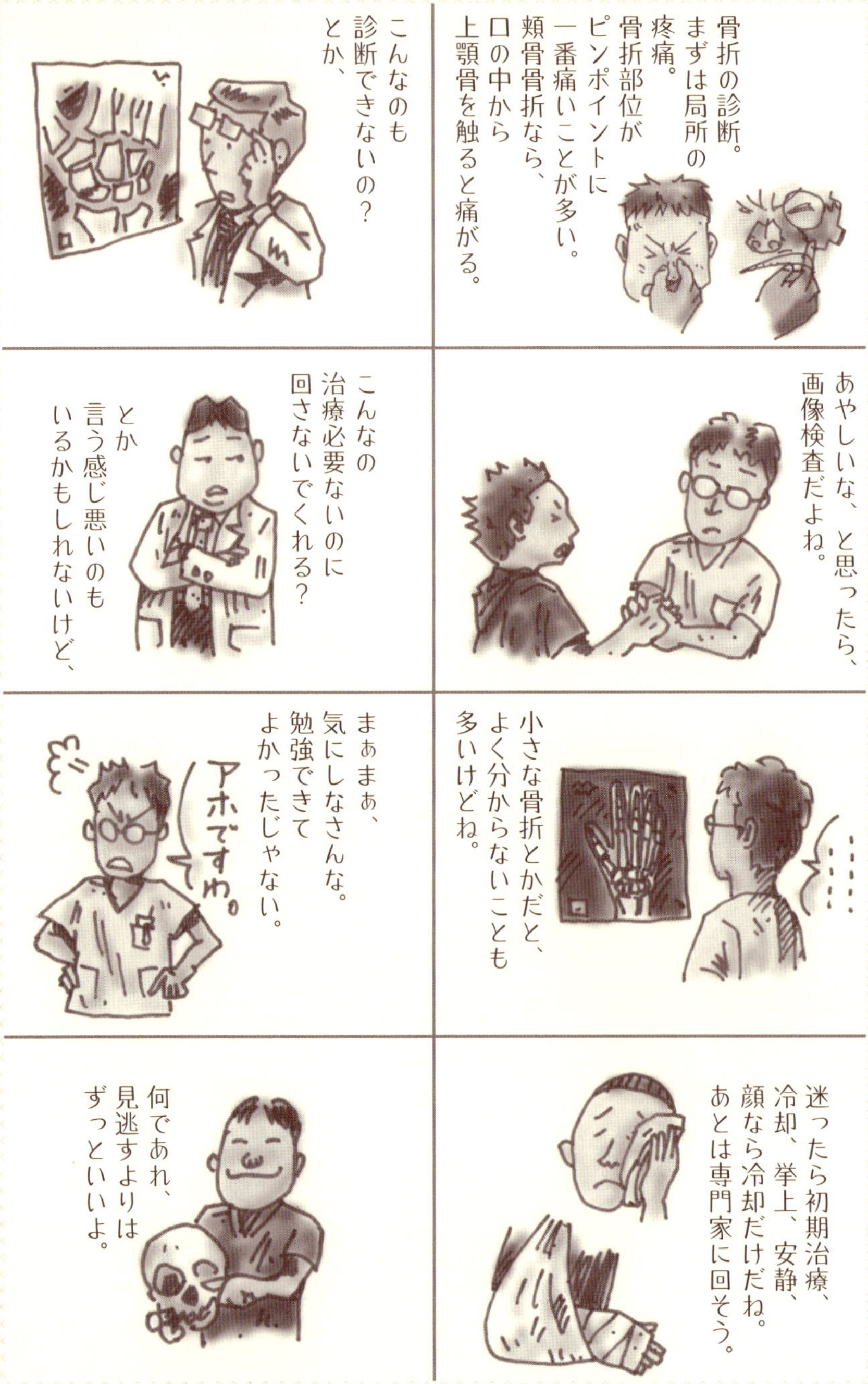

骨折の診断。まずは局所の疼痛。骨折部位がピンポイントに一番痛いことが多い。頬骨骨折なら、口の中から上顎骨を触ると痛がる。

こんなのも診断できないの？とか、
あやしいな、と思ったら、画像検査だよね。

こんなの治療必要ないのに回さないでくれる？

とか言う感じ悪いのもいるかもしれないけど、
小さな骨折とかだと、よく分からないことも多いけどね。

……

まぁまぁ、気にしなさんな。勉強できてよかったじゃない。

アホですわ。

迷ったら初期治療、冷却、挙上、安静、顔なら冷却だけだね。あとは専門家に回そう。

何であれ、見逃すよりはずっといいよ。

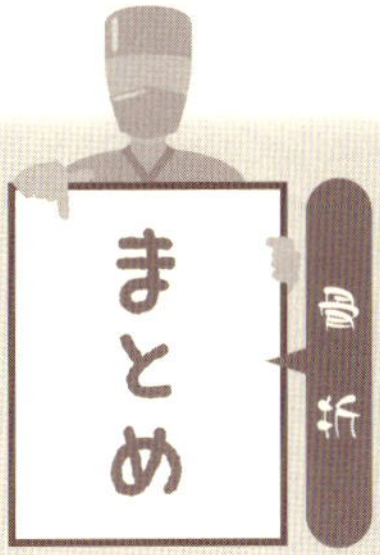

1. 骨折を疑ったら、**変形・圧痛・腫脹**を診る
2. 骨折を疑ったら、**まずはレントゲン**（顔面骨骨折はＣＴ）
3. 応急処置は、**固定・冷却・圧迫・挙上**

COLUMN

外科医の会話術

医師同士の会話は、質問とその回答で構成されることが多い。時に答えられない質問に窮することもあり、その場をやり過ごす会話術を知らず知らずに身に付けるようになる。

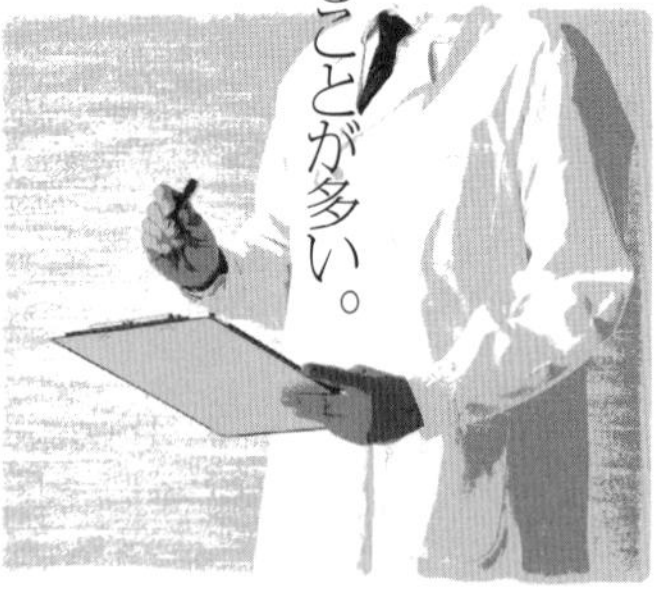

議論展開型会話術

上司の質問に対して、「どうなんでしょうね、この場合」と答えると、知識はあるがどれを選択すべきか迷っている、というニュアンスを醸し出す。「○○の場合は××でしたけど」と論点をずらして、自分の土俵に会話を持ち込むパターンもある。

先読み型会話術

「この場合は手術を」と上司が言えば、「すべきですよね」と答える。「せずに様子を見たほうが」、「見たほうがいいですよね」、「いい場合も」、「場合もあるんですよね」…どっちなんじゃい！

上司の返し術

部下に対して「分かってねーなぁ」という上司。さてはあんたも分かってねーな、と突っ込みたくなる返しである。自分はよく分かっているという印象を相手に与えつつ、「ちゃんと調べておけよ」の一言を追加するだけで会話を完結させる威力を持つ。

＊＊＊

会話は、時に奇妙なすれ違いの上に成り立つことがある。このため、曖昧な言葉で意思疎通が図れたつもりでいると、誤った結果にたどり着くことにもなりかねない。素直に無知を認めたくない場合は、その場をやり過ごした後にしっかり勉強して、「さっきの話ですが」と会話をやり直そう。

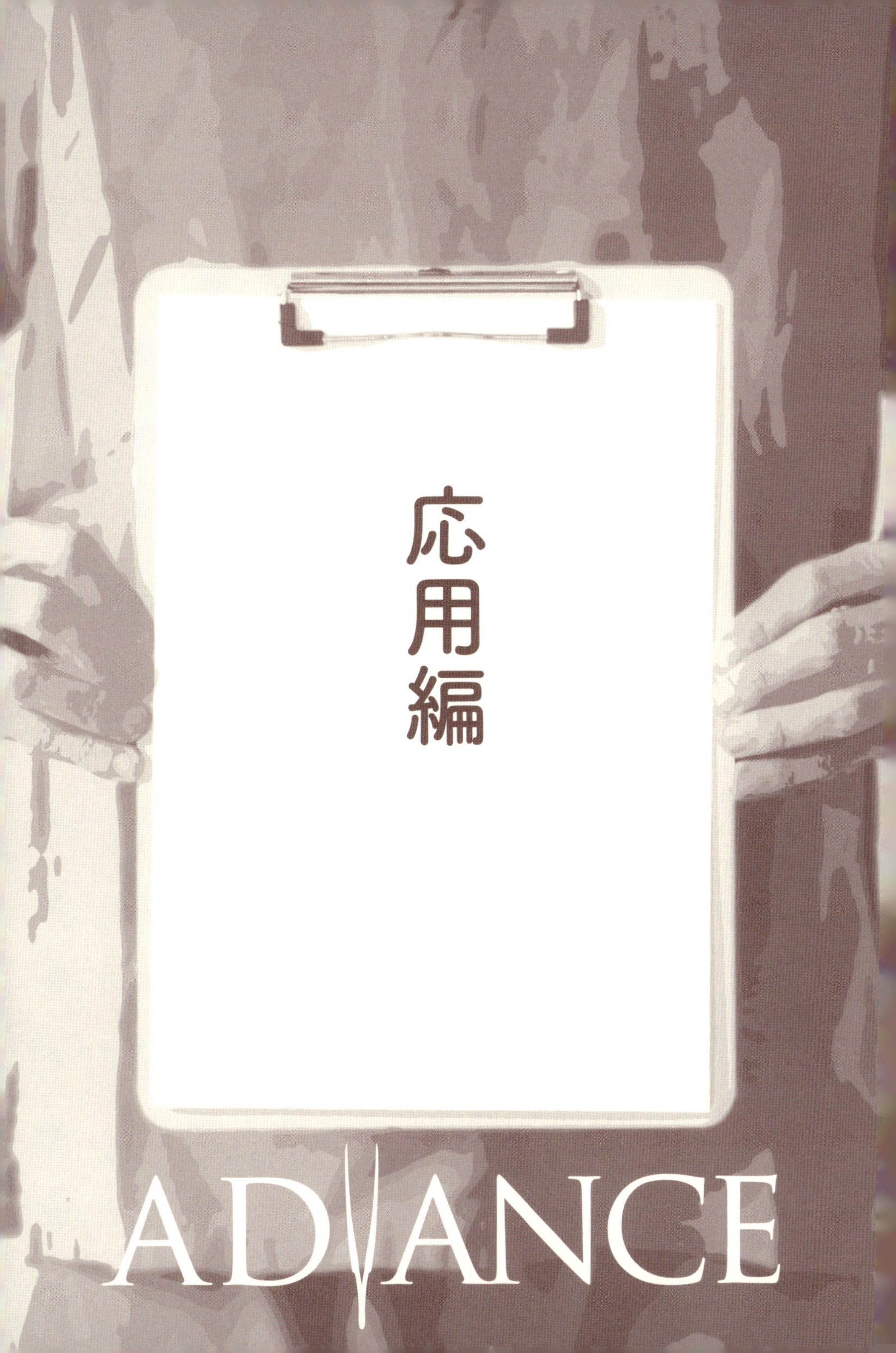
応用編
ADVANCE

ADVANCE

14 陰圧閉鎖療法

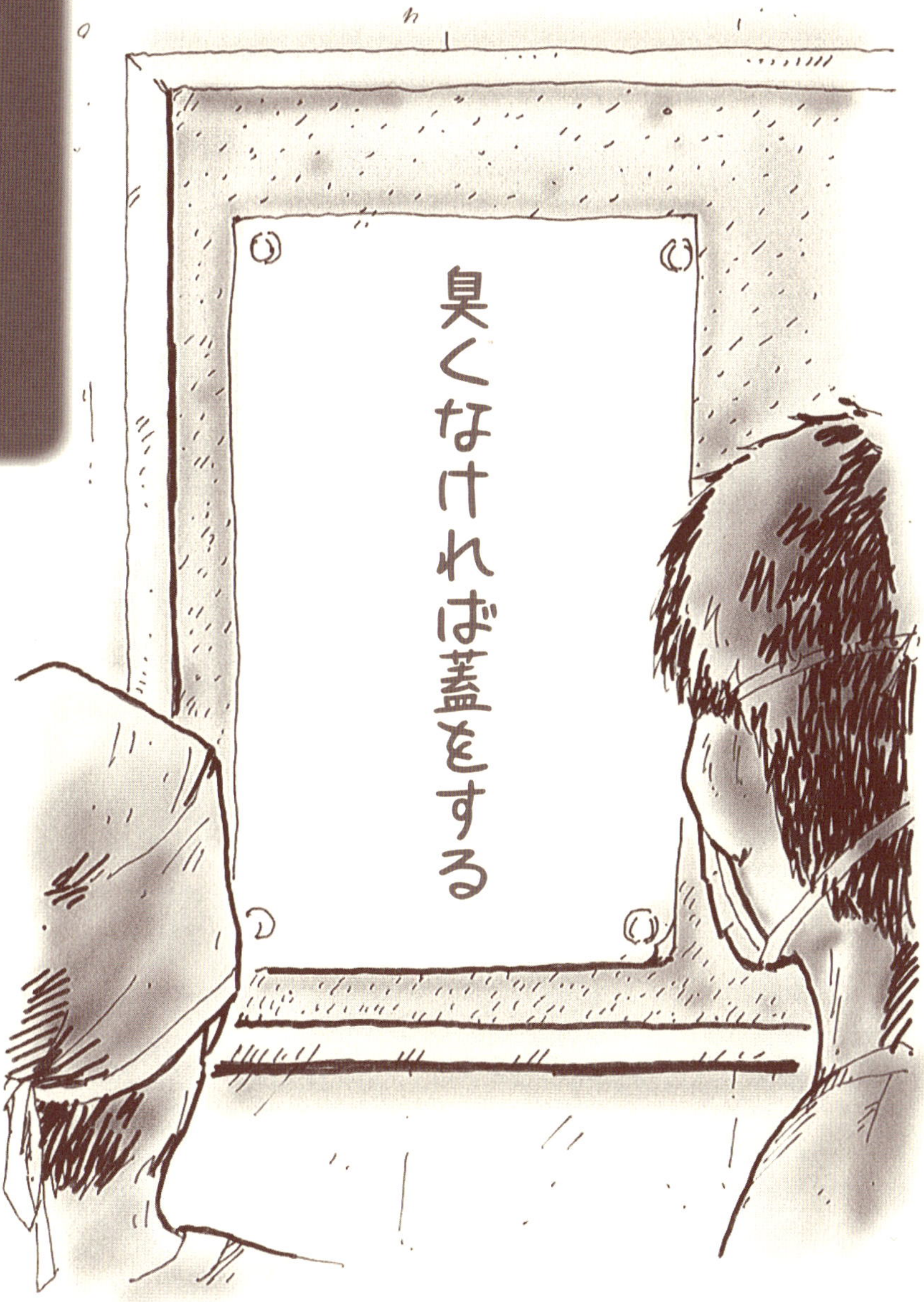

陰圧閉鎖療法とは
——難治性皮膚潰瘍や術後合併症の救世主

「おはようございまーす」

水曜日、谷口茉奈が早朝カンファランスに備えて七時に出勤すると、すでに新見理子が白衣に着替えてコーヒーを淹れていた。

「新見先生は毎朝お子さんのお弁当を作っているんですよね。大変だなぁ」と谷口茉奈が感服する。

「母親だからね。お弁当だけじゃなく、夕食の用意もして来ないとね。夫と娘が食べられるように、うちの冷蔵庫や冷凍庫は小分けにした真空パックの惣菜でいっぱいよ」と新見が事も無げに言った。

「真空パックに入れるんですか？」と茉奈が訊く。

「そう、空気に触れないことで菌の増殖や食材の酸化が防げるから、長持ちするの。それに真空にすることで味がしみ込むから、少ない調味料で美味しくなるんだって[1]」

「へぇー、真空って便利なんですね。でも、真空でも冷凍が必要なんですか？レトルト食品は常温で保存しますよね」

「茉奈、そんなことも知らないの？」と新見が呆れる。「レトルトはパウチ後

1 真空パックのまま加熱すると、調理器具を洗う手間も省ける。初期投資は必要だが便利なアイテム（のよう）。

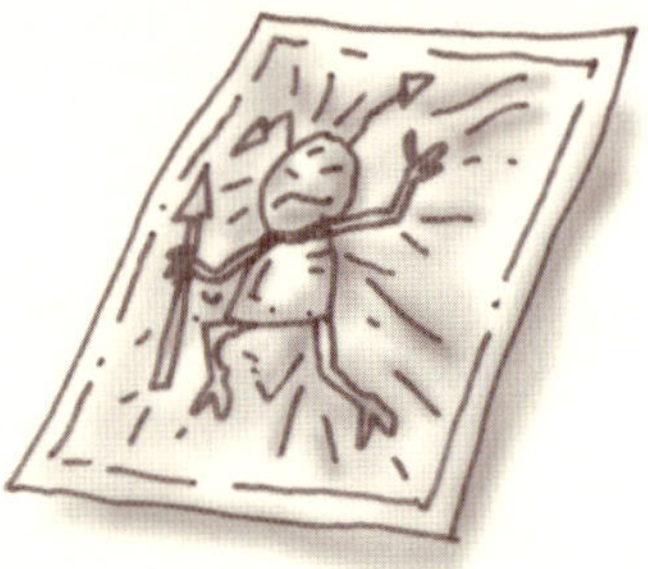

に加圧加熱殺菌をしてるからね。自宅の真空パックやチルド食品、パウチ食品なんかは殺菌処理をしてないから、同じパウチでも低温保存をしないと[2]。それを知らずに常温保存にするとボツリヌス中毒を起こすかもよ。空気に触れない状態で常温保存をするなんて、嫌気性菌にとって最高の条件で培養するようなものね。二日目のカレーを常温で置いておくのも同じこと[3]」

「えーっ、そうなんですか」と茉奈は他人事のように言う。「でも、同じパウチでも間違えると大変なんですね」

「ていうか、さては茉奈って料理しないでしょ？　無用な心配してないで、カンファに行きましょ」

新見は着替えが終わっていない茉奈を残して医局を出て行った。

カンファでは喧々囂々《けんけんごうごう》と意見が飛び交う術前症例検討の後、術後合併症が報告された。

「胸骨正中切開による僧帽弁置換術後の創感染です」

循環器外科の研修医が緊張の面持ちで症例を提示する。

「胸骨のＭＲＩ所見は？」と相葉和也が質問する。

「Ｔ１強調で低信号、ＳＴＩＲ画像では高信号を示し、骨髄炎を疑います[4]」

「縦隔炎も併発してるだろうな。まずはデブリードマンと陰圧閉鎖療法、経過を見て筋弁の移植を検討しよう」と相葉が治療を引き受けた。

2 宅配会社のチルド便は0度から五度で配送。最近は常温で保存できるパウチ惣菜もある（要冷蔵の表示の有無をチェック）。

3 ウェルシュ菌（肉や野菜に存在する嫌気性菌）の食中毒に注意。生野菜の摂取程度では感染しないが、大量摂取（一千万個程度？）で発症する。カレーの中には多種の菌が潜むが、加熱で他の菌が死滅する中、ウェルシュ菌だけが芽胞のバリアで守られ、適温に冷めた時に爆発的に増殖する。カレーは冷蔵保存を。

4 骨髄の炎症や浮腫によりT1強調像で低信号、T2強調像やSTIRで高信号を示す。慢性化するとT1・T2とも低信号になり、腐骨の所見が見られるようになる。

「何です？　陰圧閉鎖療法って？」

　カンファが終わり、病棟回診に向かいながら江草俊一が質問する。

「創部を密閉して陰圧を掛けるの」と谷口茉奈がざっくりと説明した。

「感染しているのに密閉したらまずいんじゃないですか？　臭いものには蓋するなって、新見先生はいつも言ってますよね[5]」俊一は新見を見る。

「ただ蓋をするわけじゃないからね」と新見が解説を始めた。

　開放創や皮膚潰瘍は開放したまま洗浄するのが常識だったが、一九九〇年代に創を閉鎖し陰圧を掛けるという新しい発想の治療法が考案された。一般的に陰圧閉鎖療法（NPWT: negative pressure wound therapy）と呼ばれるこの方法は、専用のシステムが一九九五年にＦＡＤで承認され、日本でも二〇〇九年に認可、その翌年に保険収載となった[6]。-125mmHg程度の陰圧で持続的あるいは間欠的に創部を吸引することで、余分な水分を吸収して菌の増殖を抑え、また陰圧の刺激で創部の血流を改善して肉芽の増殖を促進する[7]。

「フォームの交換が週に二〜三回でいいから、看護師の仕事が大幅に軽減されるのも大きなメリットね。アクティブな感染には適応がないけど、骨髄炎切除後のような遷延する感染には有効ね。感染が沈静化して良好な肉芽で覆われれば、あとは縫い閉じるか植皮、あるいは筋皮弁を移植して仕上げることになる[8]」と新見の説明は熱を帯びる。

「褥瘡や糖尿病性足壊疽なんかの難治性皮膚潰瘍には欠かせない治療法、手術の合併症に対しても救世主ね。胸骨骨髄炎に限らず創縁壊死、腹部開放創、骨

5　基礎編8参照。高度な感染がある場合や、構造や動きの問題でフィルムによる密閉ができない部位は、開放のまま洗浄する。

6　ポリウレタンフォームなどの被覆材で創面を覆い、フィルムで密封する。フィルム内と陰圧維持装置をチューブで繋げて、適正な陰圧を掛ける。これらの器材はセットで薬事承認されている。用途に合わせて、陰圧維持装置のサイズなどを選ぶ。最近は創傷治癒の条件をさらに良くするために、間欠吸引モードも備わっている。

7　陰圧の刺激により肉芽が増殖するメカニズムは、完全には解明されていない。

8　胸骨骨髄炎後の場合は、有茎の大胸筋皮弁、広背筋皮弁、腹直筋皮弁などを移植する。

盤死腔炎、陰圧が掛かる創には何でも使えるし。[9] だけど、感染に対しては持続洗浄機能が備わったシステムの方がいいかな[10]」

「万能ですね。蓋をするのに感染創にも有効だなんて」と俊一が言った。

「陰圧が正確に掛からないと逆効果よ。それこそ嫌気性菌を培養することになるからね」と新見が注意を促す。

「手間がかからず細菌感染にも強いってレトルトパウチみたいですね。でも陰圧管理が上手くいかないとチルドパウチに…」

中途半端な例えにも満足そうな茉奈に対して、新見が言った。

「だから、あなたは料理をしないんでしょって」

9 腸管などの臓器自体に直接フォーム材を当てて陰圧を掛けることはできない。

10 フォーム内を持続的に生理食塩水で洗浄して、陰圧で回収する。骨髄炎のような難治性の感染に有効。

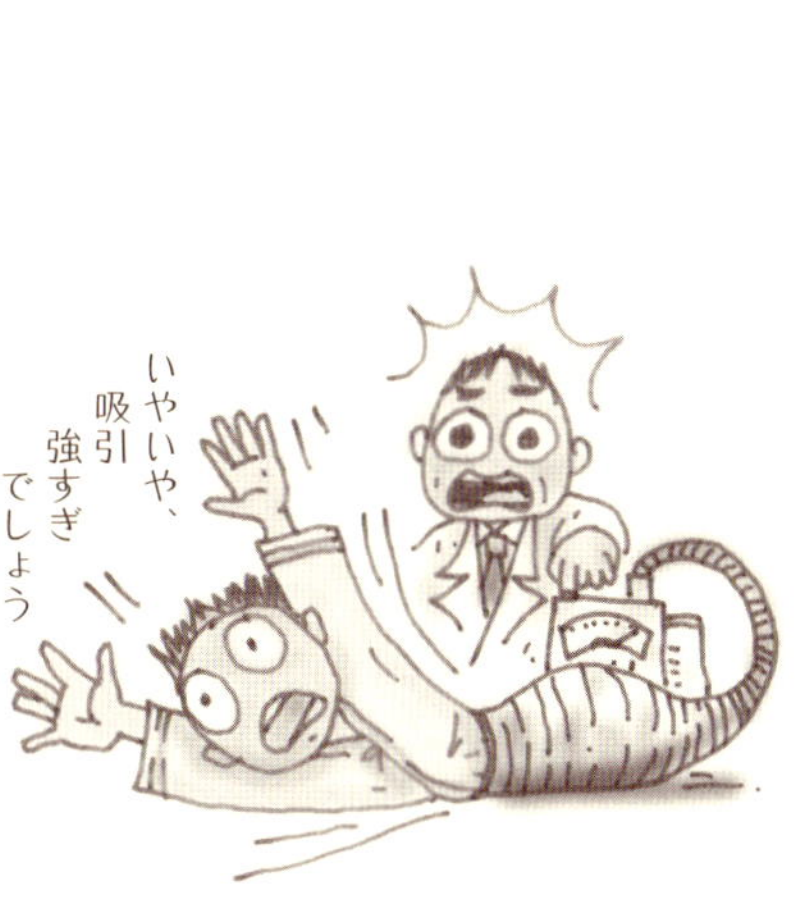

まず「傷が治らない」について。
原因は、感染や異物、
局所の血流障害、組織の欠損、
物理的圧迫（褥瘡）などの
どちらかというと外的要因と、
低栄養、内服薬、
虚血性疾患などの
内的要因とがあります。

異物の除去、
デブリードマン
物理的圧迫の解除など、
まずは可能な限り
原因を除去します。

そのうえで古典的な治療は
外用薬、
つまり軟膏です。

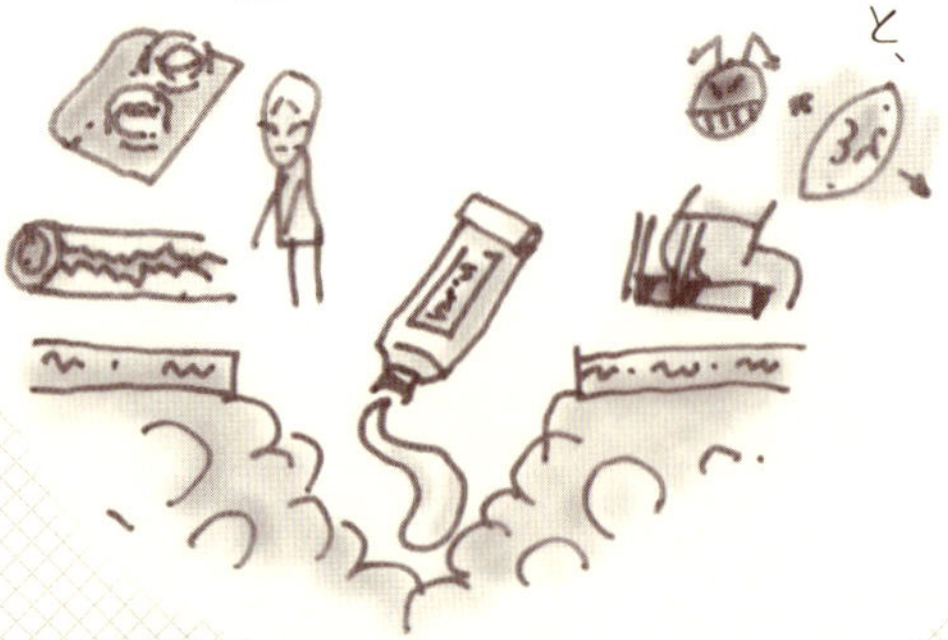

「軟膏、何がいいですか？」
とよく聞かれます。
僕は左の4つを使い分けます。

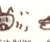

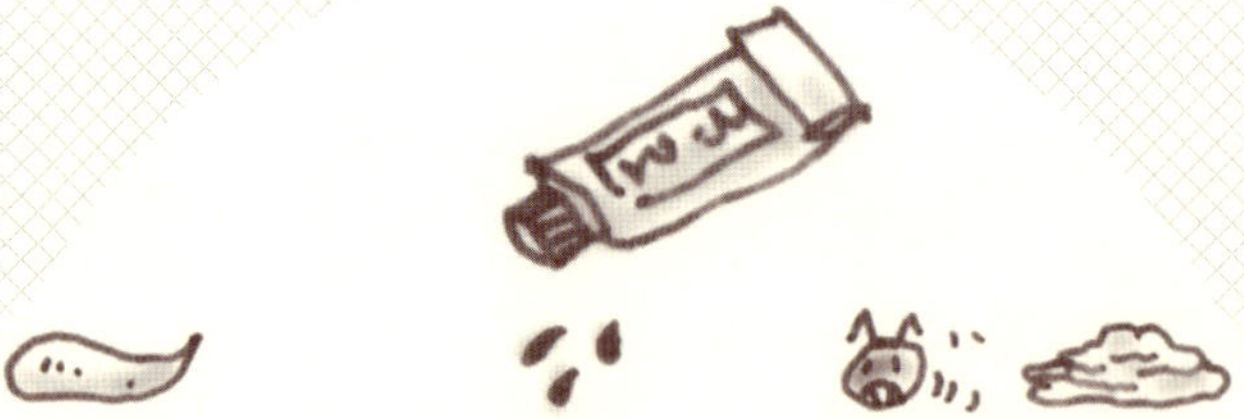

組織融解　感染制御　血流改善　湿潤保護

壊死組織が封着していたら、
組織融解剤（ブロメライン®）
で化学的デブリードマン。

感染してそうだったら、
イソジンシュガー系で感染制御。

壊死組織も感染も無くなったら、
いよいよ創傷治癒薬。
肉芽形成が不十分なら、
プロスタンディン®軟膏で
肉芽形成促進。
肉芽ができていれば、
アクトシン®で上皮化。

放っておいても治りそうな時は、
湿潤環境保持と
擦れ予防の目的でワセリン。
ゲンタシン軟膏®でもいいし、
メンタムでもいい。
つまり、余計なものが入ってない
ものでいい。

そんななか、
新しい治療器具、
局所陰圧装置が出てきた。
肉芽増生だけでなく、
圧や装具によっては、
デブリードマンもできる
優れモノだ。
いくつかのメーカーから
いくつかの種類が
出ているので、
メーカーからの説明を
確認して使ってください。

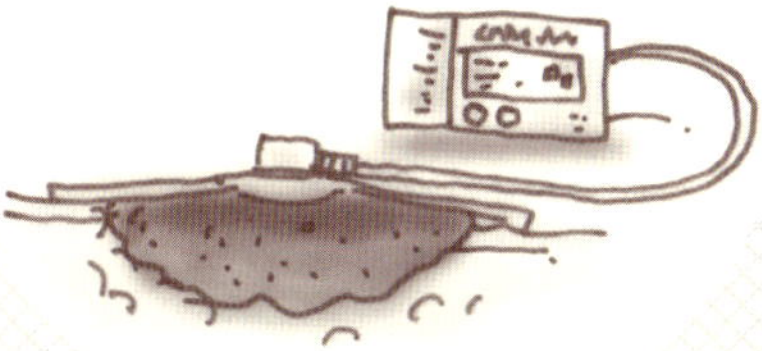

どんな治療法が
あっても、
あくまでも補助であって
傷を治すのは生体、
患者さん自身です。
血流や栄養など、
基本的なことを
忘れずに。

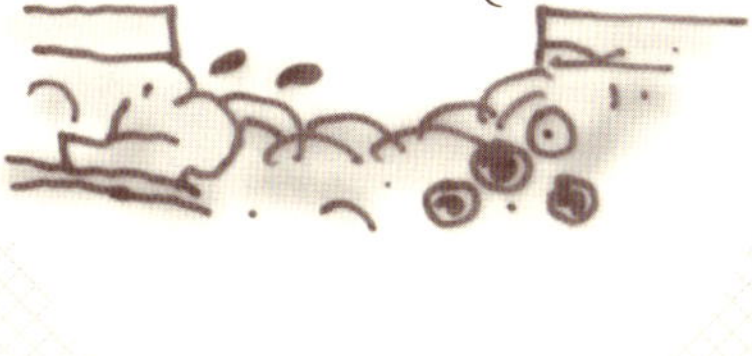

陰圧閉鎖療法 まとめ

1. 難治創の治療は、まず**内因の改善**と**外因の除去**を行う
2. 陰圧閉鎖療法は、外用薬と被覆材の**画期的な代替手段**
3. 骨髄炎や足壊疽などの感染創には、**持続洗浄を併用**する

COLUMN

褥瘡は合併症との認識を

褥瘡があることで、転院や退院が難しくなっているという。そして驚くことに、主治医が褥瘡の発症に気付いていないこともあるらしい。

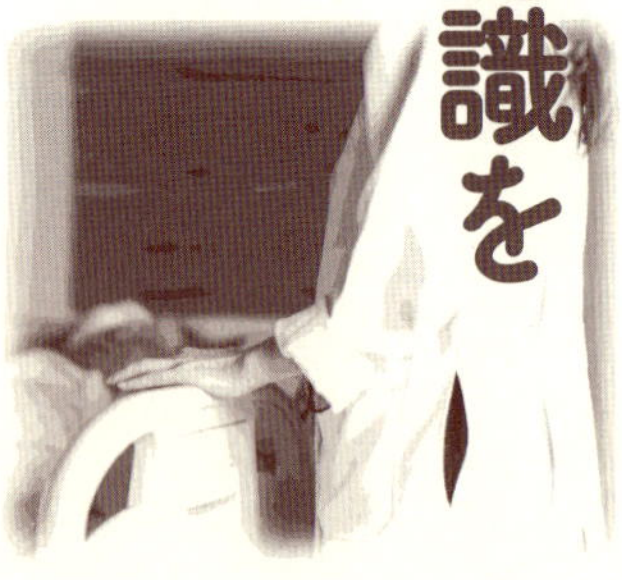

医師は褥瘡に無関心!?

総合病院の褥瘡対策委員であるA医師に訊いた。病院機能評価では、入院患者の褥瘡リスクの評価と予防、そして適正な治療が求められている。それらは一般に看護師が担当し、医師は褥瘡に無関心であることが多いという。

褥瘡は長時間の臥位や座位により、皮膚や皮下組織に圧力や剪断力が働くことで起きる疾患である。その体位制限は、何らかの疾患や、その疾患に対する手術によってもたらされていることが多い。にもかかわらず、主治医には褥瘡が合併症との認識がなく、治療を行っていないばかりか、発症に気付いていないこともある、とA医者は嘆く。

気づかぬうちに転院?

褥瘡に気付かない医師、紹介状に褥瘡を記載せずに転院させようとする医師、前医でようやく治癒した褥瘡をすぐに再発させてしまう医師。褥瘡は医療の隙間に置き去りにされるが、退院や転院の際には高いハードルとなる。

＊＊＊

全ての医師が褥瘡の治療に精通している必要はない、と先のA医師は言う。専門の医師や看護師からなる褥瘡チームで治療を行えばよい。しかし褥瘡の状態を把握することは、患者の全身状態を管理するうえで不可欠である、とA医師は強調した。そして「外科医であればデブリードマンや切開程度は自分でやるべき」と付け加えた。

15 皮膚移植

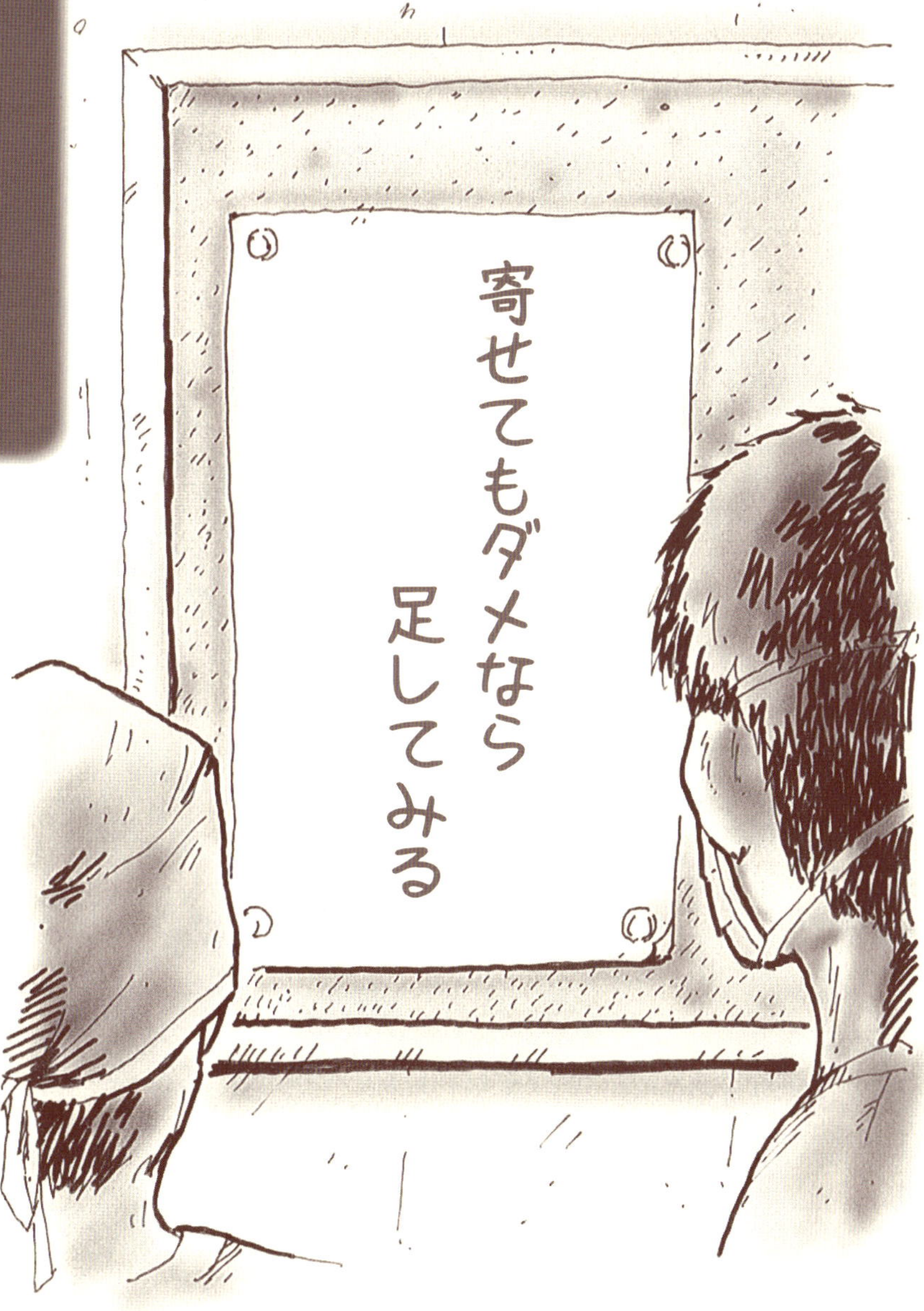

困ったときの皮膚移植
——原則を守れば意外に簡単

「ンもう！　やんなっちゃう」

谷口茉奈は医局に戻るなり、機嫌の悪さをアピールする。

「どうした？」相葉和也は耳かきを片手に、仕方なく訊ねた。

「病理検査室のステンレスのテーブル、どうにかなりません？　また白衣をひっかけて破っちゃいました」茉奈は買ったばかりのブランドものの白衣の破れた裾を見せる。

外科医は腫瘍を切除したら、病理検査の標本を作る。その作業台での事件だ。

「縫えばいいじゃないか。外科医なんだから」相葉は耳そうじを続けながら答えた。

「そうもいかないんですよ、よーく見てください」茉奈は白衣をめくり、弁状に破れたうえに糸がほつれた惨状を相葉の目の前に突き付けた。

「うーん、これはひどい挫滅創だな」と相葉は耳かきの先で破れた布をめくって「挫滅したところはデブリードマンと縫縮だな」と評価を下した。

「そんなぁ、それじゃあ、裾のラインが崩れちゃう」茉奈は口惜し気に裾を翻した。

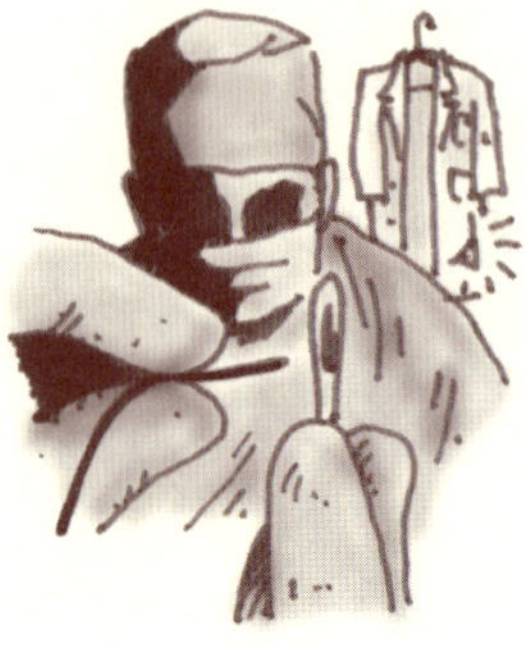

植皮と言えば、
あの無免許医師が有名。
実際には免疫の強い皮膚を
他人から移植するのは無理と
言われていました。
でも二〇〇五年以降
多くの顔面移植が
行われるようになり、
植皮ではないですが、
あの顔も現実になりました。
医学の進歩ですね。

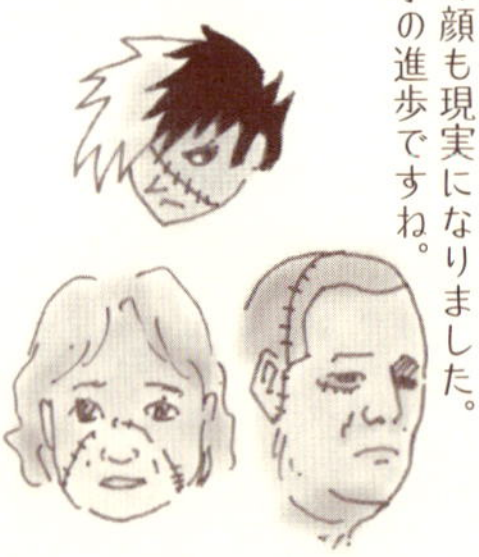

「だったら『かけつぎ』だな。[1]まだ新しいんだろ？　専門店に行けば、裏地の不要な部分から布をかけつぎしてくれる。結構きれいになるらしいぞ」

「かけつぎかぁ、縫い縮めるより大変そうだけど、型が崩れないのなら…」

「ん？　今いいこと言ったな」講釈のチャンスを手に入れた相葉は、したり顔で頷いた。


「皮膚欠損があって、縫い縮めるのが難しいのはどんな場合？」

「いきなり？」と呆気にとられる茉奈だが「欠損が大きくて、縫い寄せるには緊張が強い場合とか」と気を取り直して答えた。

「そう。他には無理に縫うと形が崩れる場合だな、顔とかね。そういう時は『かけつぎ』、つまり植皮をやるわけだ」

　話の成り行きを理解した茉奈は「植皮って皮膚移植のことですよね。確かに植皮だと緊張がかからないですからね。でも、形成外科や皮膚科の先生なら慣れてるでしょうけど、外科医には難しそう」と話の接ぎ穂を見つけた。

「そんなことないよ。植皮が成功する秘訣は三つ。血行が良い移植床、移植片と移植床の密着、感染が無い、この三つの原則が守られれば植皮は誰がやっても成功するさ。[2]ところで、植皮には全層植皮と分層植皮があるのは理解してるか？」

　耳そうじが一通り終わり、今度は耳かきで頭を掻きながら相葉は質問した。

「うーん、よく分かってないかも」と茉奈は相葉を調子付かせた。

1
関西ではかけはぎと言うらしい。縦糸と横糸で綾を再現する「織り込み」、同じ布を当てて周囲を馴染ませる「刺し込み」などのテクニックがあるが、ここでは「刺し込み」のイメージ。

2
密着させるのが腕の見せ所。ガーゼや綿花を植皮上に糸で縛って密着させるタイオーバー法、四肢であれば包帯を使用した圧迫法など。絶妙な圧迫（ズレない強さと血流を遮断しないゆとり）が必要。

「全層植皮は真皮をすべて含む皮膚の移植。生着のためには三つの原則を満たす必要があるけど、きれいに治すことができる。だから顔には全層植皮、それも色調や性状が同じ皮膚がいいから、耳の後ろや鎖骨上なんかの、顔の近くで採取後の傷跡が目立たない場所から移植するんだ。[3] 白衣の『かけつぎ』でも、白い布なら何でもいい訳じゃなく、同じ生地で、変色具合まで同じ部分がいいってこと」つむじを掻く耳かきが余程気持ちいいのか、喉を撫でられた猫のように目を細めて、相葉が言った。

「なるほどー。もう一つの分層植皮は条件が悪くても生着するんですか？」

「分層植皮はデルマトームを使って真皮の中間層までしか採皮しない。[4] 瘢痕の上とかの血行が乏しい部位、創離開部などデコボコしていて密着が難しい部位、それに感染が完全に治癒していない部位でも、分層植皮であれば生着が期待できる。色素沈着とか拘縮とか、きれいに治らないのが欠点だけど、条件が悪い場所を確実に治すには分層だな。顔や手とかの、見た目や機能が問題になる部位への全層植皮は俺達の手には負えないけど、術後の皮膚欠損や創離開部への植皮は、外科医も知っておきたい手技だな」

　相葉は十分役目を果たした耳かきの先を茉奈に向けて決めポーズを作ると、アルコール綿で拭いて、ペンスタンドに投げ入れた。

「先生、いつも耳かきで頭を掻いているから、つむじのあたりが薄くなってきてますよ。そろそろ『かけつぎ』した方が…」

3 露出部には色調、厚さ、しなやかさ、発毛具合などが合った皮膚を移植する。ブラックジャックは他人の皮膚を移植（同種移植！）したのでツートーンになったが、提供者への感謝の気持ちでそのままにしているとか。

4 全層植皮の採皮部は、縫い閉じる必要があるため採取できる面積に限りがある。分層植皮の採皮部には、真皮が残るので擦り傷のように上皮化させて治癒を待つ。そのため、分層植皮では採取できる皮膚が全層植皮より大きく、広範囲の皮膚欠損の治療が可能。分層皮膚を網目状に加工して面積を広げる網状植皮は、熱傷の治療などで使用する。

分層植皮は
真皮中層までの植皮片で、
よく採取部となる
腹部、大腿、臀部では
0.2〜0.4㎜厚ほどである。

採取方法には
フリーハンド（剃刀）
ドラム式（パジェット）
電動or気動式デルマトーム
の3種類がある。

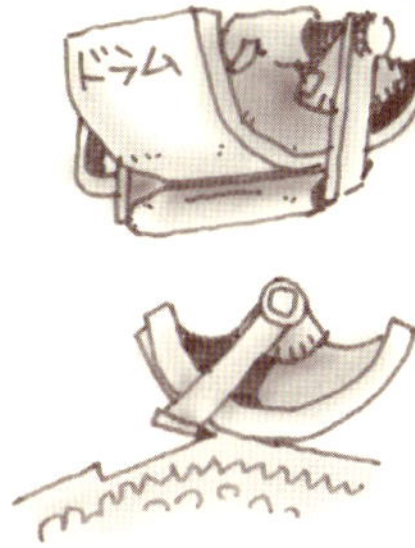
ドラム

ドラム式は、
ドラムの表面に両面テープを貼って、
皮膚に張り付けて、
付属の刃で皮を削ぐ道具である。
使い慣れていないと
思った厚さに採れないどころか、
ケガをする危険性もあるので、
安易な使用は勧めない。

電動or気動式
デルマトームが
あるのなら、
これが圧倒的に
安全で確実である。

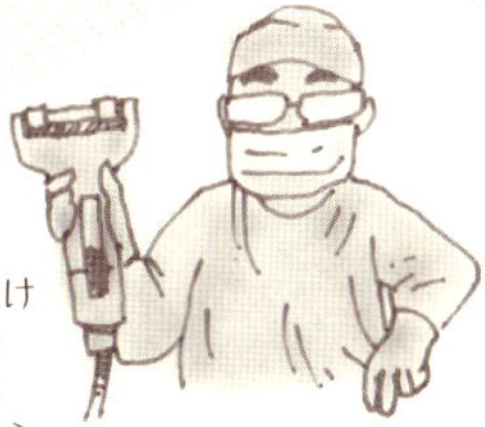

植皮片が薄いと
扱いが面倒なので、
イソジンドレープなどの
フィルムを貼って
（そのぶん、厚み設定
を増やしてね）
軟膏を塗って
採取する。
はじめはお尻か
ふとももが
採りやすいよ。

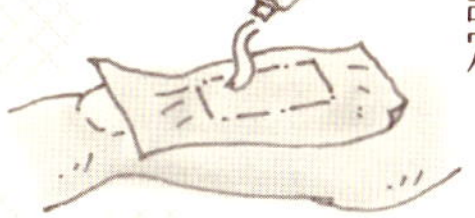

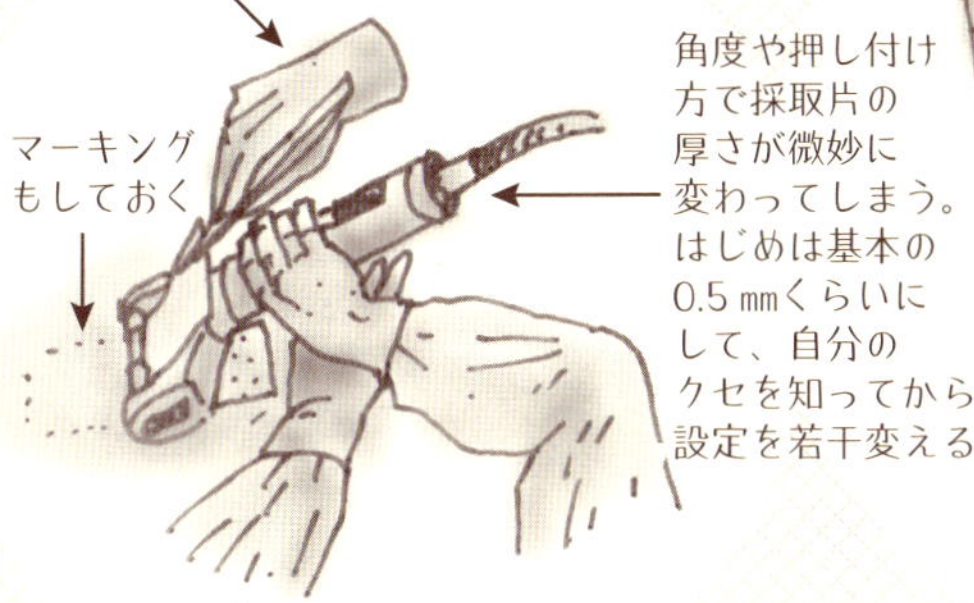
はじめは助手に採取片を引っぱってもらうと
どれくらい採れているか、分かりやすい
マーキング
もしておく
角度や押し付け
方で採取片の
厚さが微妙に
変わってしまう。
はじめは基本の
0.5 ㎜くらいに
して、自分の
クセを知ってから、
設定を若干変える
左手で採取部を引っぱって、
平らにしておく

植皮脱落の原因は、
血腫、
接着不良、
感染、の3つ。
ドレナージ孔、
キルティング・
スーチャー、
タイオーバーで
対応するよ。

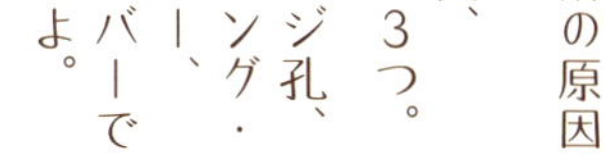

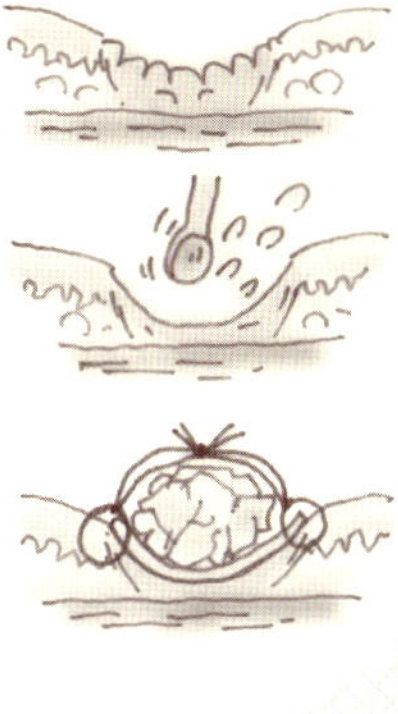

肉芽が上がった欠損創では
表面の不良肉芽を鋭匙で削って、
そのまま植皮すればいいよ。
段差も少ないし、
瘢痕も動かないので
脱落のリスクはほとんどないね。

ドレナージ孔は、縫合縁から鑷子を挿入して、スピッツメスで作ると簡単。

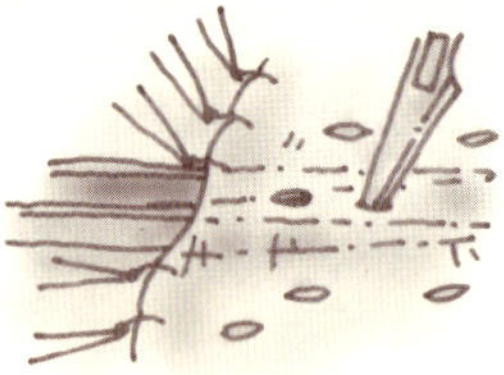

新鮮創では段差があったり、移植床の可動性があったりするので、キルティング・スーチャーを置くといいよ。特に段差の奥なんかね。

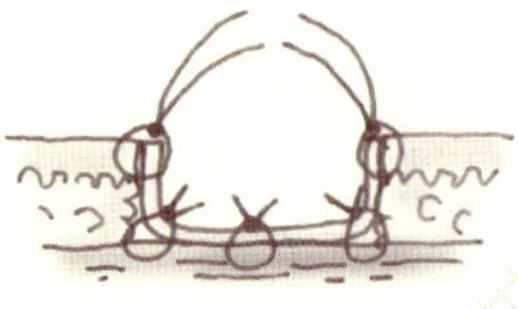

タイオーバーの糸を閉めるときも注意。むやみに引っぱって持ち上げてしまうと植皮片が浮いてしまうことがある。ガーゼか脱脂綿を植皮部より広めにあてがって、糸が真上に引っぱり上げられないようにして、さらにほどよいキツさで縛ろう。

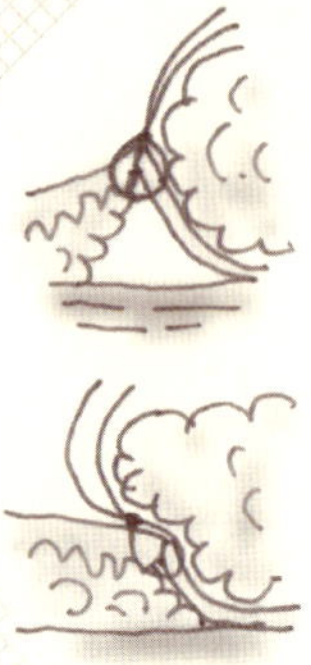

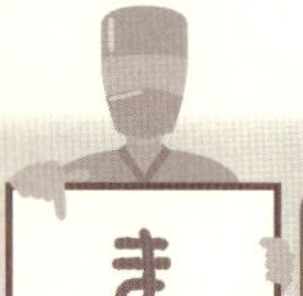

まとめ 皮膚移植

1 縫えない創（寄らない、引きつれる）は、**無理に縫わずに皮膚移植**

2 植皮生着の三原則は、**移植床の血行、植皮片の密着、感染制御**

3 条件が悪い創には**分層植皮**、キレイに治すには**全層植皮**

16 局所皮弁

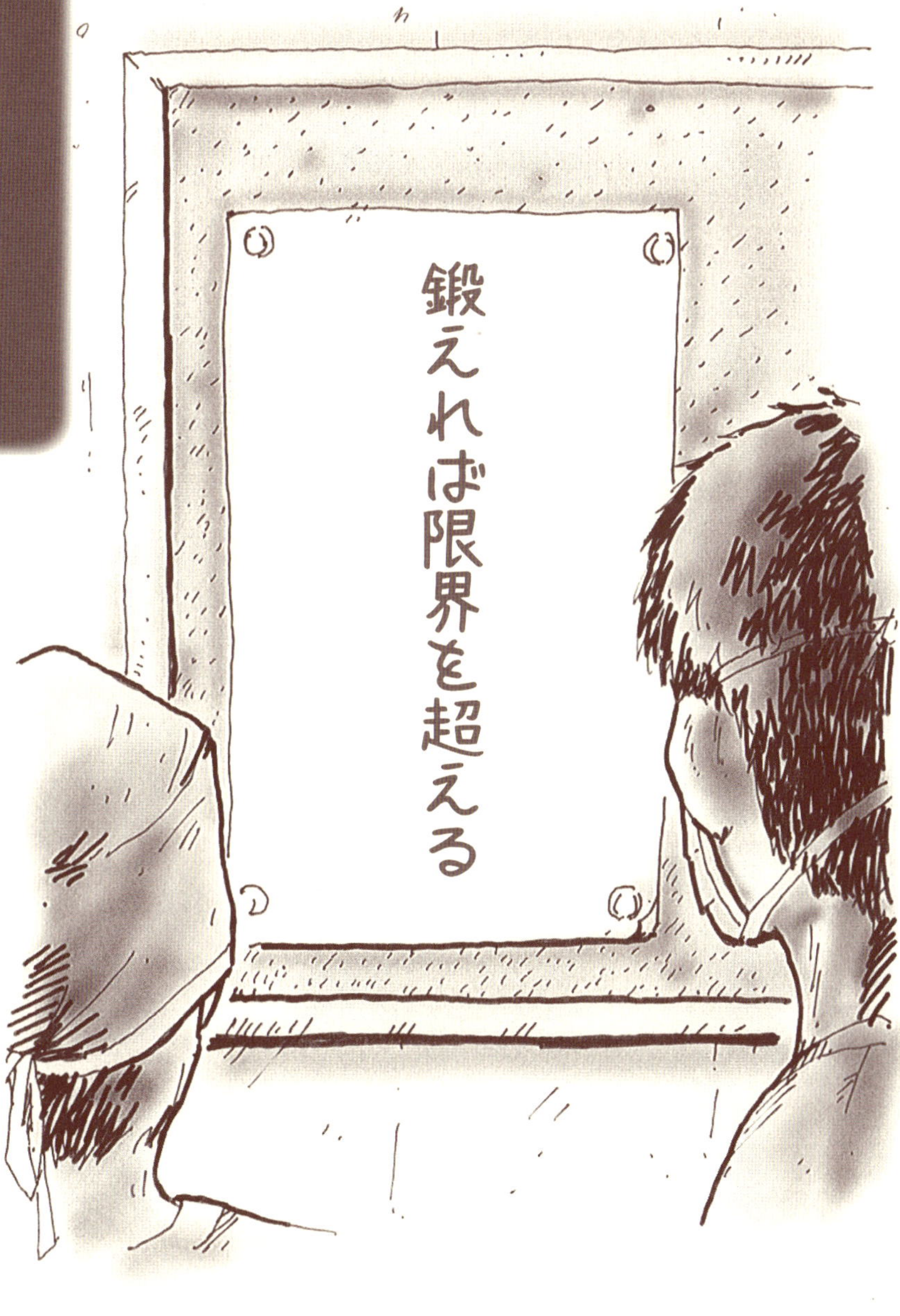

もっと困ったら局所皮弁

——緊張を分散させる

早朝、医局の鍵が開く音で木津直志は目覚めた。当直中にソファーで仮眠を取り、そのまま朝を迎えてしまったようだ。[1]

「当直ご苦労さん」相葉和也が首にタオルを巻いて入ってきた。

「おはようございます。今日も走って出勤ですか」と直志は眼を擦りながら言った。

外科の医局では、毎年爽秋のこの時期に開催される市民駅伝大会にエントリーする。相葉は昨年、チーム最年長で初参加したものの普段の不摂生が仇となり、途中で失速して足を引っぱってしまった。それがきっかけでランニングを始め、今では趣味となっていた。

「走らずにはいられないって感じだ。俺のカラダは進化している」

確かに五十歳の体は、一年前に比べて幾らかは引き締まったように見えなくもない。

歯磨きを終えた直志が電子カルテを開く。

「先生、この患者さん、VATS後[2]の皮下膿瘍なんですが、ちょっと見てくだ

1 当直室まで行くか医局のソファーで寝てしまうか迷うところ。ソファーの寝心地、空調の具合、当直室までの距離、考慮する要因は多いが、主に性格が関与する？

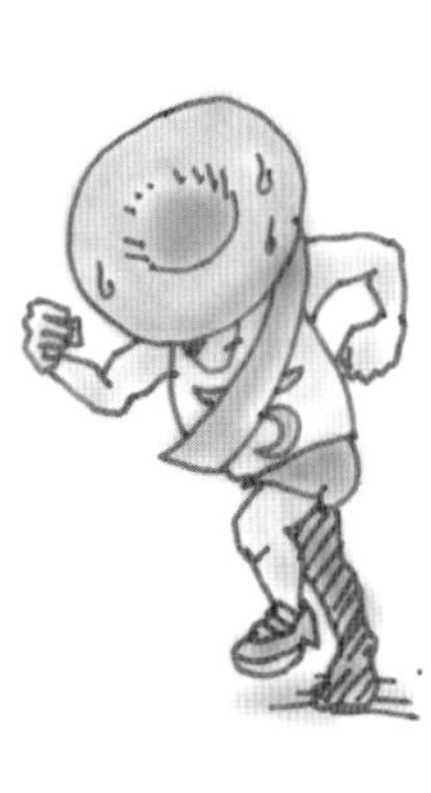

2 VATS…ビデオ補助胸腔鏡手術。内視鏡手術であっても、創感染をこじらせると難治性になるので要注意。

さい。膿胸にはならなかったんですけど、皮膚が壊死して肋骨が露出してしまいました」

電子カルテに張り付けてある写真を見ると、側胸部の皮膚が肋骨に沿って二×四センチの範囲で壊死して、深部に肋骨が露出している。長引く炎症で周囲の皮膚も硬くなっているようだ。

「で、プランは？」と相葉が汗を拭きながら言った。

「一度縫い閉じようとしたんですが、皮膚が完全には寄らずに結局もとの大きさに戻ってしまいました。骨が出ているので植皮もできないし……」

「縫い閉じるのは緊張が強くて難しそうだね。であれば、陰圧閉鎖療法で骨の上に肉芽を作ってから植皮をするか、局所皮弁だな」

「局所皮弁？」直志は淹れ立てのコーヒーを相葉に渡して訊ねた。

「植皮ができない場所を塞ぐ場合やそのまま縫うと緊張が強い場合に、覚えておくと役に立つよ[3]。まずは骨表面と膿瘍腔のデブリードマン。そのうえで創縁の片側を短冊状、あるいは弧状に切開して皮膚をずらすんだ。長方形の短冊状に切るのをtransposition flap、半円形の弧状に切るのがrotation flap、その他にもadvancement flapなどがある。この場合は、皮膚欠損の形からtransposition flapか、その応用の菱形皮弁が良さそうだな[4]」と相葉は図を描きながら説明した。

「どうしてこれだと、創縁に緊張がかからないんですか？」

「緊張を分散させるんだよ。違う場所の違う方向に。だから創が開きにくくなる。局所皮弁の採取部にできた皮膚欠損に植皮をしてもいい。そこには骨露出

3 ポートやペースメーカーなどの露出、抗癌剤の点滴漏れによる皮膚壊死などにも有効。

4 原則は同じでも、いろいろなデザインがある。皮膚欠損の大きさ、形、部位などによって使い分ける。詳しくはイラスト参照。

がないから皮膚移植ができるし、皮膚の面積は元に戻って緊張が無くなるから確実性は上がる」

「なるほど」と呟きながら、直志はしばらく相葉が描いたイラストに目を凝らしていた。すると疑問も湧いてくる。

シャワーを終えて戻ってきた相葉に、直志は再び訊ねた。

「皮弁の形にルールはあるんですか？　例えば、この長方形の皮弁、あまり長くすると先まで血が通わないですよね」

「そう。原則は一対二。切れていない一辺の幅が一に対して、めくれている皮弁の長さは二。この範囲であれば皮弁の先端まで動脈血が行き届いて、ちゃんと静脈血が還ってくる。[5] 余裕を持って動脈血が行き渡らないと、静脈圧が上がらずに静脈血が戻って来なくなるんだ[6]」

「うーん、それじゃあ、この場合はずらす部分の余裕を含めて長さが五センチぐらい必要だから、幅は二・五センチか」と直志は患者を想定してデザインを描いてみる。

「二センチあれば十分じゃないか？　この状態だと、一対二の限界を超えて生着しそうだから」

相葉の言葉に直志が振り向いた。「限界を超える？　根性ですか？」

相葉は直志を一瞥して説明を続ける。

「一対二はランダムな血行の場合だ。この創は肋骨に沿ってるだろう？　ということは肋間動脈の走行にも多少は一致している。だから皮弁の血行は完全な

5 皮弁の中に動静脈が軸として含まれるaxial patternの血行では、どんな形態でも生着する。しかし軸となる血管がないrandom patternの血行では、一対二の幅と長さの原則が必要。

6 動脈血が行き届くだけではダメで、静脈血の還流が必要。

ランダムではなく、血管軸に一致する要素も含まれる。そうなると、一対二の原則より遠方まで血流が届くことになるわけ。それともう一つ、delay効果もある」[7]

「ディレイ?」

「この皮弁の長軸の一辺は皮膚欠損の遊離縁になってるだろ。皮弁の深部には皮下膿瘍がある。ということは、もともとあった遊離縁方向や深部方向からの血流が無くなってるわけだ。そうすると残った方向からの血流が強化される。[8]この状態をマウスで実験してみると、皮弁に流入する血管の径が太くなってるらしい。だから皮弁の血行は通常のランダムな血行より強化されて、より遠くまでへモグロビンが酸素を運んでくれるわけ。そう考えると、根性で頑張っているような感じもするな」

なるほど、と得心した直志が相葉の体を眺めて言った。

「先生も走り込んで心肺機能が鍛えたから、心拍出量も増えてより遠くまで走れるようになりましたもんね。週末の大会では八キロ走るんですよね」

「あぁ。Delayの準備は完璧だ。根性じゃなく科学的な走りで順位を上げてみせる」


その週末、駅伝大会は中盤に差し掛かり、江草俊一から襷《たすき》を受けた相葉が勢いよく飛び出した。

「あんなに飛ばして大丈夫かしら」と新見理子が心配する。「トレーニングし

7 血行を助ける創と妨げる創がある。創の方向を無視して局所皮弁は作れない。効果的なdelayを行うと、一対五以上の皮弁が可能。

8 手術創をよく見る。創の場所や皮下の血管の走行を俯瞰して、どこから血液が流れ込み、どこで滞っているのかをイメージする。

てるとは言え、オーバーペースに対応する予備能力は無さそうだし」

そんな心配が的中したのか、四十分を過ぎても相葉は戻ってこない。折り返し地点にいる藤井明日香からの連絡では、必死の形相で、応援に応える余裕もなかったらしい。

「先端まで行ったけど戻ってくる余力がないんじゃ、皮弁であれば鬱血か」と第一走者の直志は師匠の状況を分析する。

そこに相葉が戻ってきた。顔面は蒼白、フォームも乱れていたが、襷を手に持ち最後の気力を絞ってペースを上げた。そして、宣言通り順位を二つ上げて襷を谷口茉奈に渡して見せた。[9]

「先生、やりましたね。虚血とも鬱血とも言えない顔色ですが、大丈夫ですか？」

「ハァ、ハァ…限界を…ハァ…根性で超えたぜ…」

9 世代や肩書を超えて襷を渡すのは駅伝ならでは。いいものです。

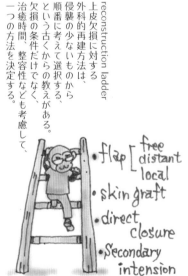

reconstruction ladder
上皮欠損に対する外科的再建方法は、侵襲の少ないものから順番に考えて選択する、という古くからの教えがある。欠損の条件だけでなく、治癒時間、整容性なども考慮して、一つの方法を決定する。

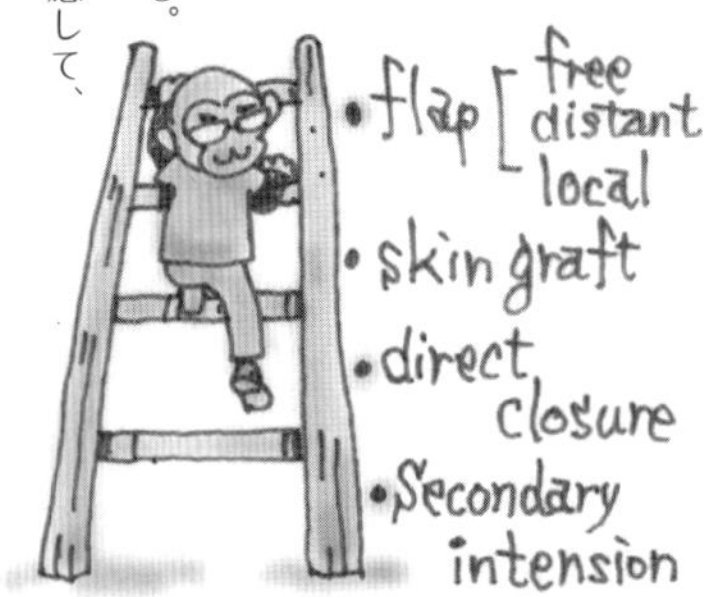

•flap [free
distant
local
•skin graft
•direct closure
•Secondary intension

まずは局所皮弁の適応を考えよう。

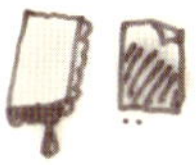

血流良好な皮膚が足りない ＝ 寄せられない

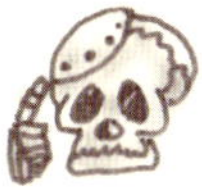

人工物や骨が露出 ＝ 植皮ができない

早く治したい ＝ 肉芽が上がるのを待てない

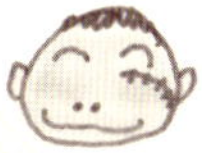

キレイに治したい ＝ 似た皮膚で再建できる

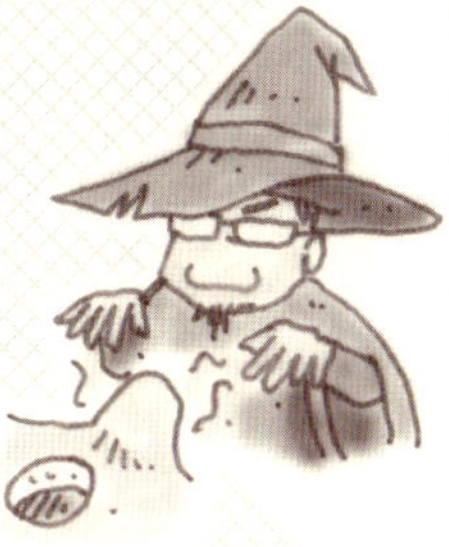

次に誤解しないでほしいのが、局所皮弁は欠損を近くにズラすのであって、皮膚が湧いて出てくる訳ではないということ。

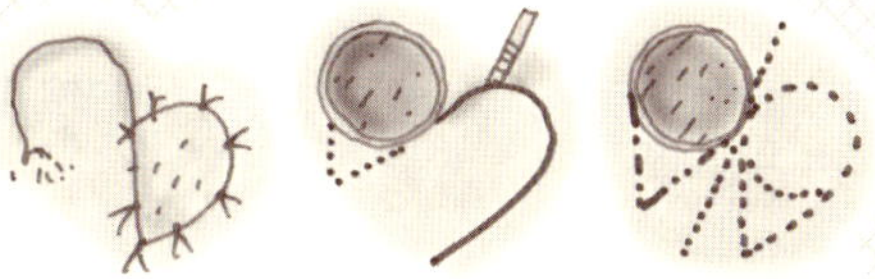

次、

transposition flap

デザインは、鏡像をイメージしてね。

実際に切るのはここだけ。

欠損下の三角は、dog ear の修正なので、あとでどうするか考えよう。

皮弁採取部には植皮。

dog ear が気にならなければ、そのままでいいね。

欠損修復が手術の目的だから。

もっとも単純な

bipedicle flap

お話に出てきた創離解など、細長い傷に有効。

欠損をそのまま、となりにズラします。

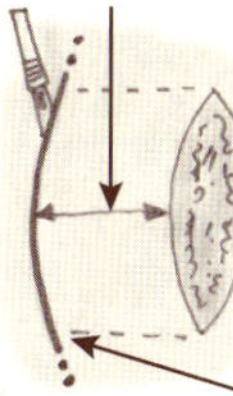
幅は最低でも欠損幅の２倍
欠損よりも若干長い切開が必要になることもあるので、デザインの時に考慮しよう

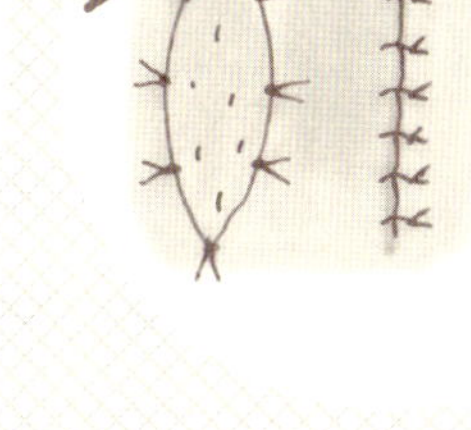

欠損がそのまま横に移動したね。

そこは植皮ができる（はず）ですね。

筋膜の上もしくは下で皮弁を剥離します。

もちろん欠損部もキレイにデブリします。

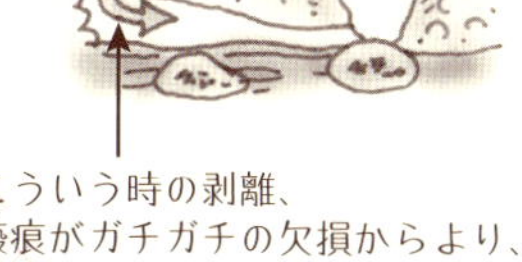

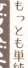

こういう時の剥離、瘢痕がガチガチの欠損からより、新鮮創から剥離した方が、層も確実で簡単だ

さ、次は植皮なしの場合。欠損を閉じやすく変形してズラすよ。まずは

rotation flap

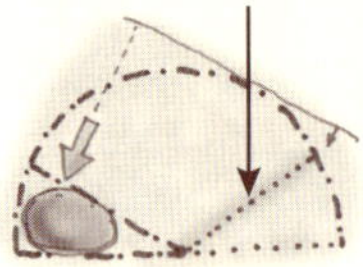
ここまでは
皮弁下を剥離する

基本はadvance flapなので、back cutが入らないと皮弁が欠損まで進まない。最低でも150°くらいまでは切ろう。

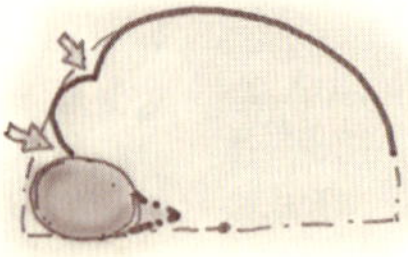
僕は、組織をなるべく
温存したいので
こんなデザインが好き

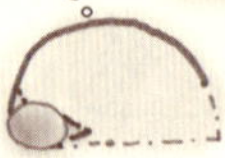
弧をストレートに
切って、あとで
先端の余剰部分を
切ってもいい

実際に切るのはこんな。欠損の右側の三角はdog earなので、あとで必要なら切るよ。

次は

リンバーグ皮弁

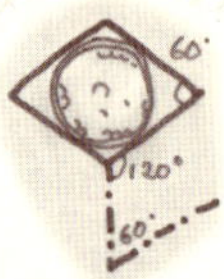
60°
120°
60°

基本は欠損を60°のひし形に見立ててデザインするよ。60°くらいが、単純縫縮してもdog earになりにくいからだね。

この皮弁は、形は変えずに、欠損、つまり縫縮の方向を60°ズラすデザインだね。

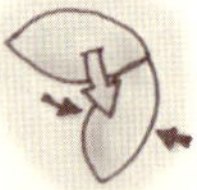

さ、楕円の欠損が三日月状の欠損に変形して移動したよ。

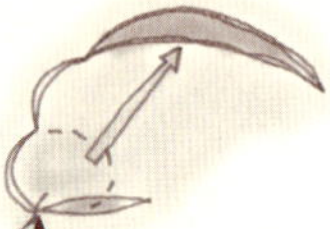
この場合、一番大切
なのは、前進できるか
どうかなので、この場所
がkey suturerになる

これなら、direct closureできるね。頭皮や肩、背中などで使うかな。

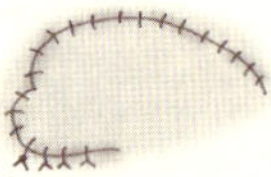

実際の切開はこんなだよ。欠損に合わせて角を落としたり、dog earを修正したりするトリミングは進めながら必要な分だけやるよ。

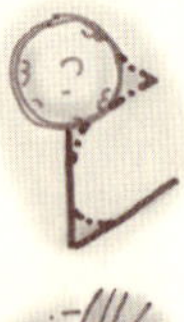

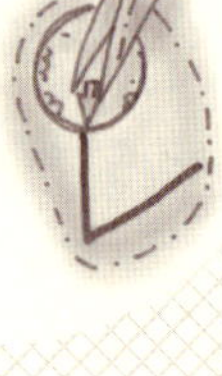

皮弁を切開する前に。欠損と同じぐらいの層で挙上皮弁下と周囲を剥離をしておくと楽だよ。切ってからだと緊張がかかりにくいので、キレイな層で剥離しにくいよね。

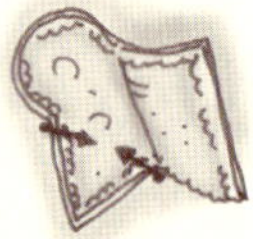

デザイン通りに切ったら、皮弁がさくっと挙がるよ。そしたら、key sutureその1、移動した欠損の一番緊張のかかるところを縫縮するよ。

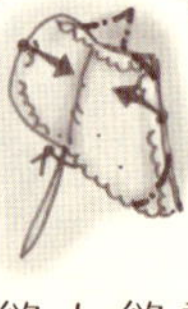

次に皮弁で欠損を被覆するよ。トリミングしないであろう場所を該当部分に縫っちゃおう。もちろん真皮縫合の方が望ましいよ。

あとは、必要な場所をトリミングして、縫ったらおしまい。

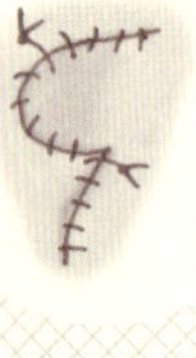

皮下茎皮弁①

皮膚を全周性に切って動かすので、皮下茎をどうデザインするかを考えないといけない。

これはV－Y前進皮弁だよ。欠損を四角として、Vの追加切開をYに閉じるよ。

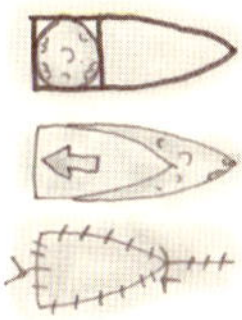

皮膚腫瘍など、欠損が浅ければ、欠損の下も皮下茎として使うよ。

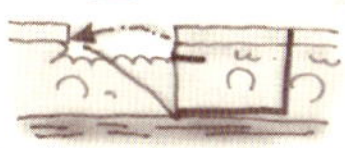

前進させる先端部分を十分移動させるため、少し浅く剥離して、深い層の剥離も皮下茎の下までかなりしないと進まないよ。

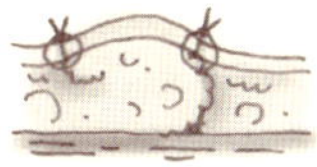

皮下脂肪も移動するので、茎分だけ、少しもこっとなるよ。

次はこんな

皮下茎皮弁②

皮弁の幅は欠損部分の半分くらいなので、紡錘形の欠損を、より狭くて長い紡錘形に変形させるデザインだね。

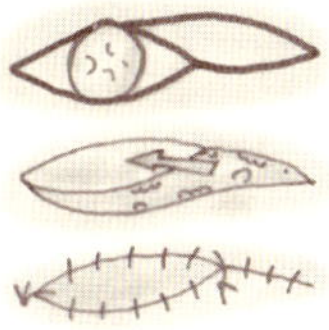

筋膜上切除など、欠損が深いところまで及んだとしよう。

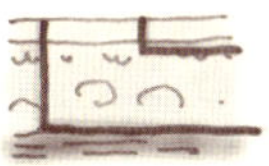

この場合、皮弁を振り子のように回せるように、皮下茎は健常部に作るよ。

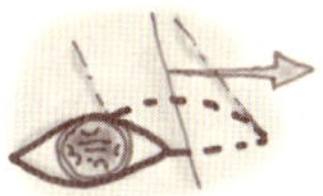

まずは、浅い層を剥離するよ。間違った場所を剥離しないように考えてやってね。浅い剥離はメスが便利だな。

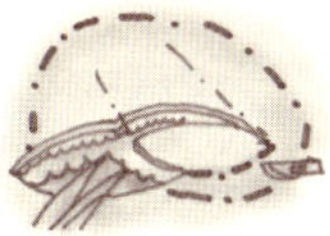

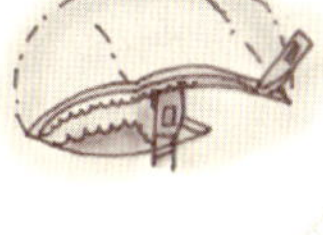

深い層の剥離はこの範囲ね。この時点で浅い層とつながったら失敗だよ。

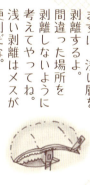

皮下茎の緊張が少ない方を先に切るよ。

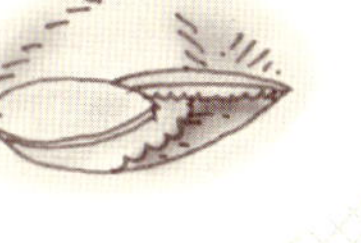

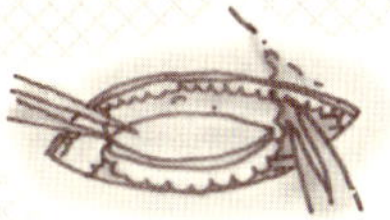

緊張がかかる方は、皮弁を移動させながら、必要な分だけでいいよ。

Key Suture を留めて、ほかを閉じたらおしまい。皮下茎の分だけ、健常部がもこっとするよ。

皮弁血流あれこれ

皮弁は血行が重要。
こんな皮弁では、
先端にいくほど
血流が乏しくなり、
血流障害で壊死する
こともあります。

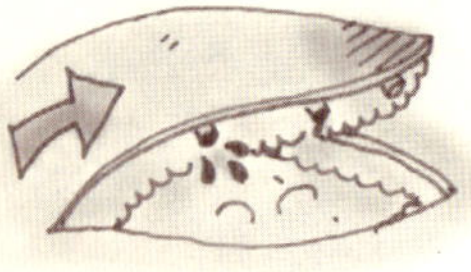

何もしていない場合、
血流が均等に入る
としましょう。
下、つまり皮下組織
からの血流もあります。

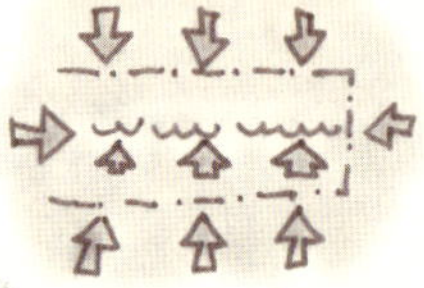

皮弁を挙げる
ために、
周りを切って
しまうので、
血行が
無くなります。
すると、残った茎の血行
だけになるよね。

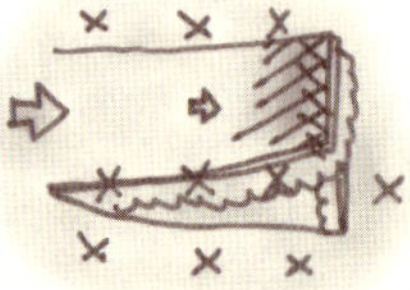

そこで ディレイ＝Delay

いきなり全部血行を
遮断しないってこと。
例えば、
周りの皮膚だけ切って、
皮下組織からの血行は
温存すると

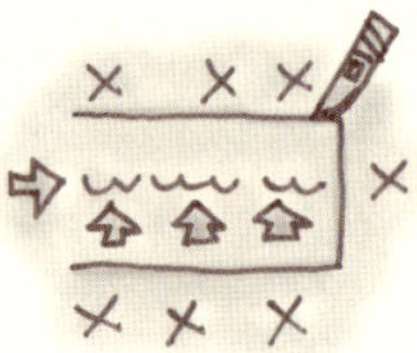

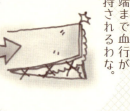

あら不思議、
1週間くらいで
残ったところの血流が
増加するんだわ。

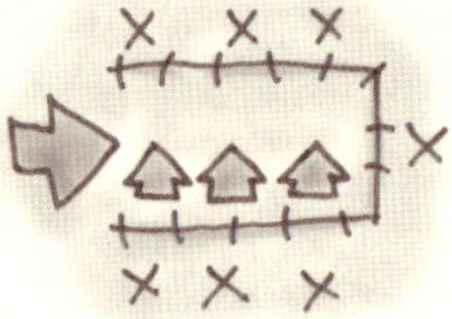

これだけ血流が残れば、
先端まで血行が
維持されるわな。

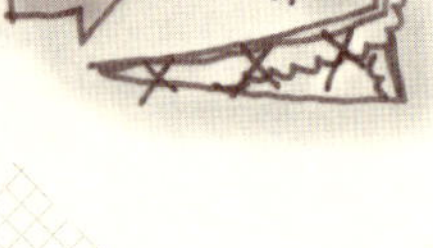

でも、
2週間以上とか
待っちゃうと、
傷が治ってきて、
血行が徐々に
再開するわけ。

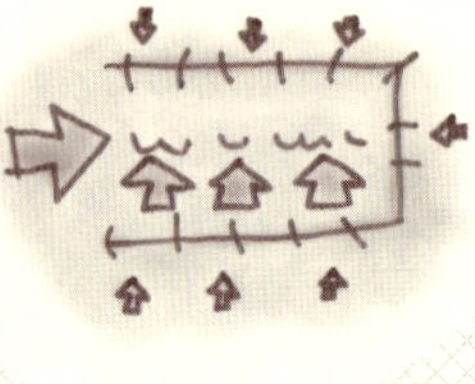

4週もしたら、
かなり戻っちゃうよ。
つまり、傷が治ったら
血行は再開する。
逆にそれを利用する
方法もあるんだよ。

例えば皮弁をロール状にして、その先端で離れた欠損を埋めてあげる。

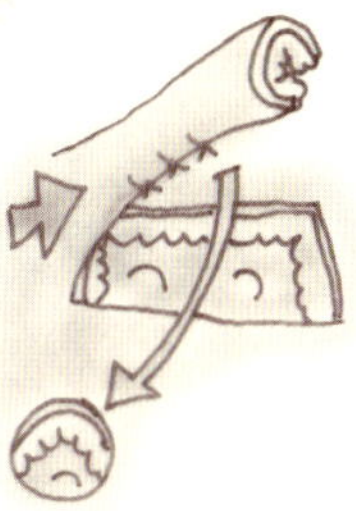

はじめは皮弁の根部からの血流だけだけど、

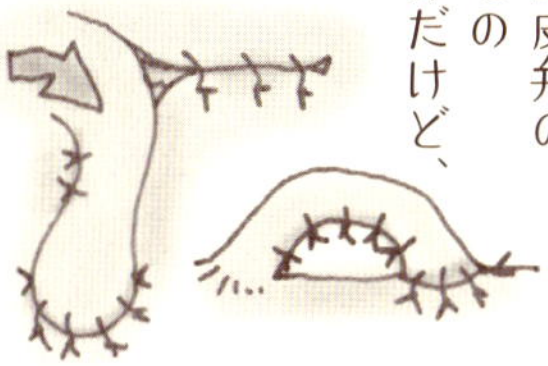

2~4週くらいで、皮弁の先端も創傷治癒がおきて、血流が再開してくる。

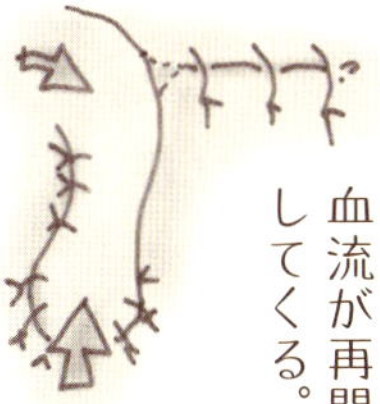

そうしたら、皮弁の茎部を切り離しても血流があるから生着するよ。

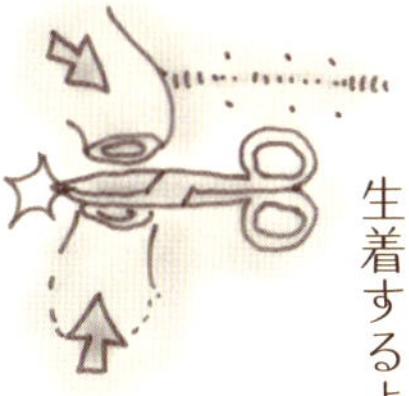

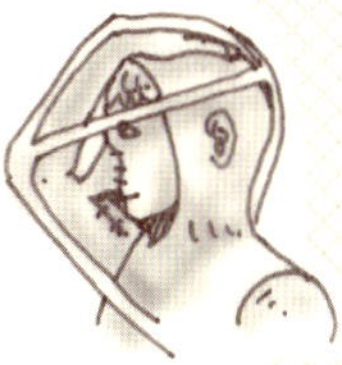

16世紀のタリアコッツィによるイタリア式造鼻術はこの方法を利用しているんだ。

皮弁茎の根部で切り離して、さらに遠くの欠損に回すこともできるんだ。

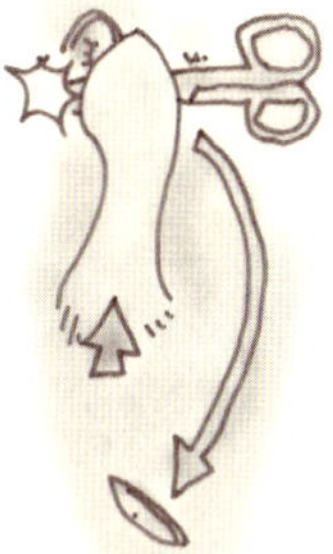

昔はこの方法で、前胸部の皮弁で耳を作ってたことがあるよ。なんて話を聞いた人間の身体ってすごいよね。

こんな風に、新しい茎を軸に回すので「シャクトリ虫」なんて呼ばれてたらしいよ。

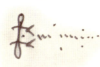

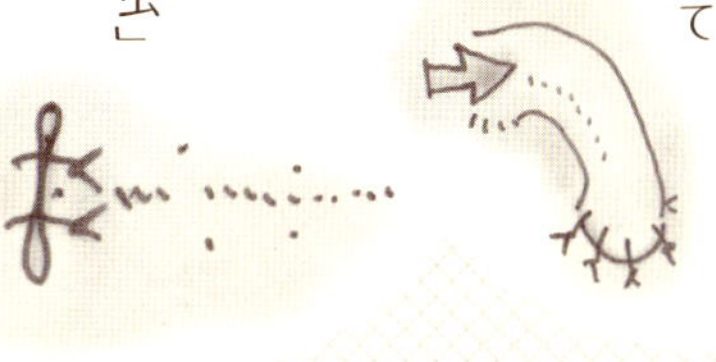

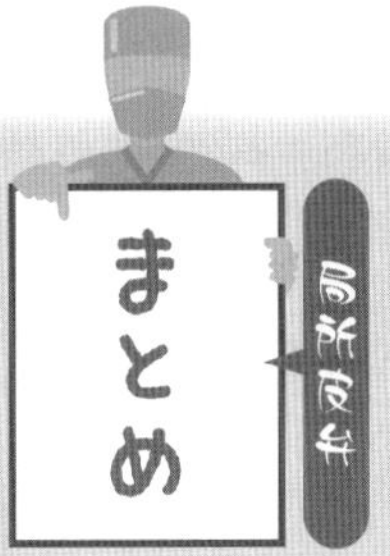

1. 局所皮弁は、**緊張を分散**させて創を閉じる
2. デザインの原則は、**幅と長さが一対二**
3. Delay効果で鍛えれば、**原則を超えて生着**する

17

遊離皮弁

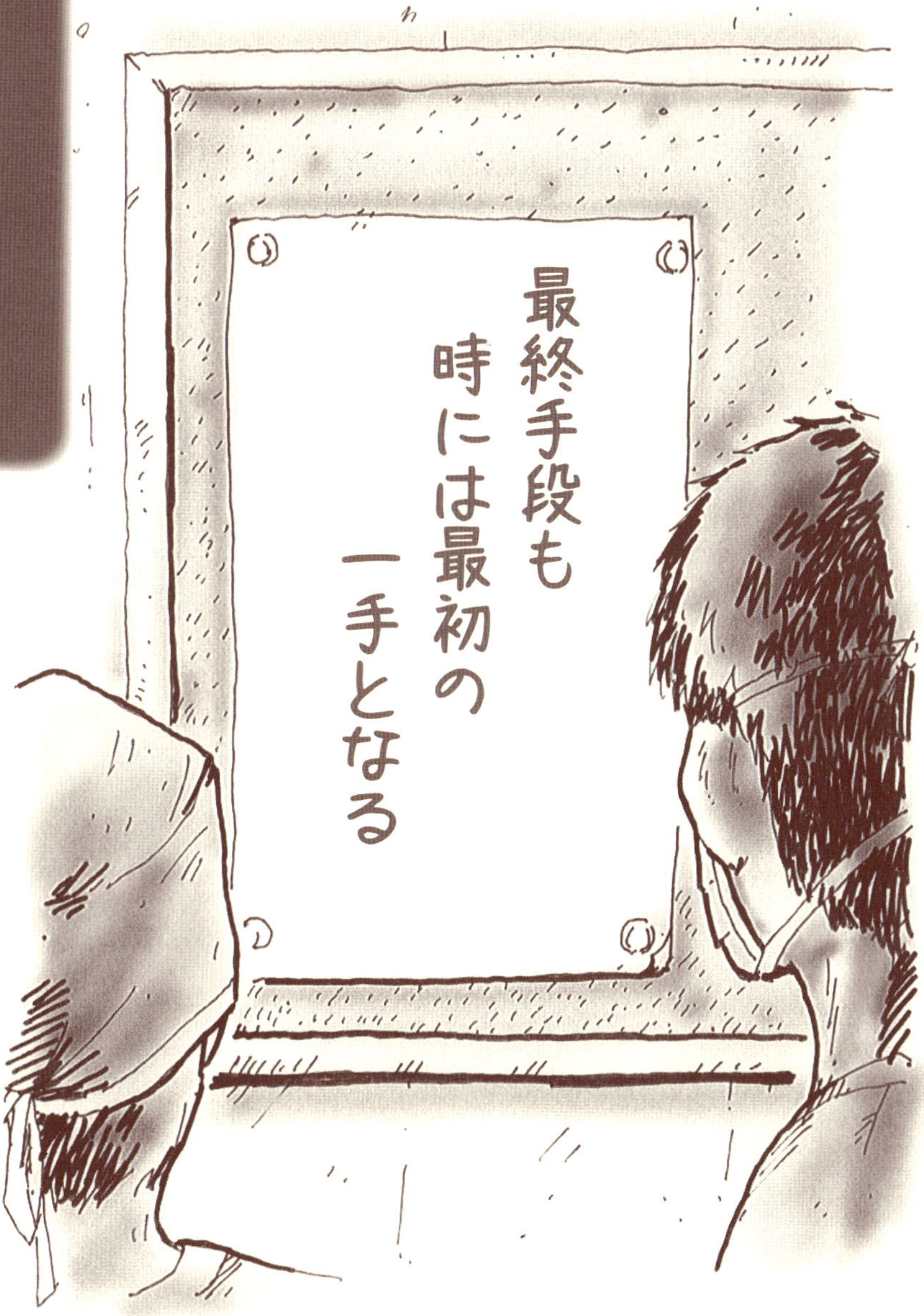

最終的には遊離皮弁
——必要な組織をデザインする

砕石位《さいせきい》に開かれた下肢の間に座り、新見理子は会陰《えいん》部の欠損を被覆した。肛門部パジェット病に対するMiles手術である。肛門周囲の皮膚広範切除を要し、骨盤底の支持と皮膚の再建のために、両側の大腿内側から薄筋皮弁の移植が行われた[1]。

「薄筋で骨盤底の支えを作って、皮島部分で皮膚欠損の再建、なるほど、面白い手術ですね[2]」と助手の渕上亮介が目を輝かせる。

「直腸癌や陰部パジェット病で肛囲の皮膚を広範囲に切除する時は、いつも形成再建外科の長瀬先生に手伝ってもらって再建するの」

新見は縫合を終え、最後に人工肛門にパウチを当てた。

その隣の手術室では、新見の手術から駆け付けた長瀬太一と相葉和也が腹壁再建を行っていた。大腸癌穿孔後の腹膜炎の患者である。大腸癌切除後に創を開放した状態で陰圧閉鎖療法を行い、感染が制御されるのを待ってから大腿筋膜張筋皮弁移植による腹壁再建となった[3]。

「大腿筋膜で腹膜を再建して、皮島部分で皮膚の再建をするんですね。どうやっ

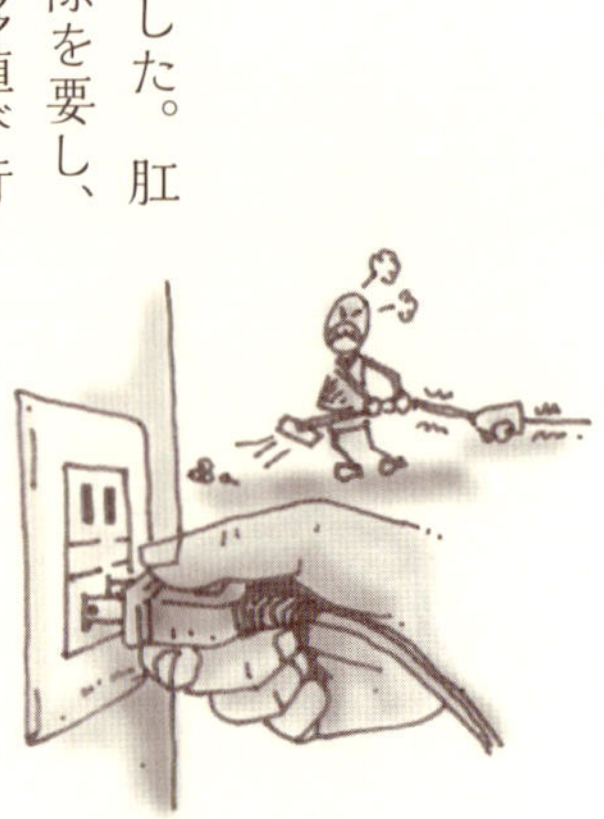

1 股関節の内転筋である薄筋を皮膚と一緒に移植する方法。有茎移植では筋体末梢側を切離し、内側大腿回旋動脈薄筋枝を血管茎として頭側に翻転して移植する。

2 筋皮弁など各種皮弁の皮膚部分を皮島という。皮膚欠損部分に皮島をパッチ状にあてがうことになる。

3 股関節の外転筋（屈筋）である大腿筋膜張筋を皮膚と一緒に移植する方法。血管茎は外側大腿回旋動脈上行枝。厚くて強い大腿筋膜を含めて移植できる。

て腹壁を閉じるのか疑問に思ってたんですが、こういう方法があったんですね…」と木津直志は得心して、相葉が縫った糸を結んだ。

「開腹の状態が数日続くと閉腹が難しくなるからな。無理に縫っても腹壁瘢痕ヘルニアやイレウスの原因になる。[4] こういう時は筋皮弁を移植すると安心だ」


相葉たちが術後回診を終えて医局に戻ると、藤井明日香が所狭しと並ぶ医局員の机の下に、掃除機を掛けていた。金曜の夕方、当番制で掃除をするのが外科医局のルールとなっている。

「今日は筋皮弁の競演だったねー。腫瘍切除後の被覆や合併症の修復にと、ホントに便利。ところで筋皮弁のこと、ちゃんと理解してる？」と新見が掃除機の音に負けないように声を上げて言った。

「はい、移植する筋肉の栄養血管を温存した状態で、筋肉とその上の皮膚や脂肪を移植する方法ですよね。[5] 薄筋皮弁や大腿筋膜張筋皮弁以外に、大胸筋皮弁、広背筋皮弁、腹直筋皮弁などがあって…」亮介も予習の成果を大きな声で披露する。

「よく勉強してるな」

明日香が操る掃除機のコードを跨いで、長瀬が医局に入ってきた。

「亮介が言ったのは有茎筋皮弁のことだよな。有茎移植では、被覆したい場所が皮弁の末梢端、つまり最も血行が悪い部分になるのが欠点なんだ。物理的にぎりぎり届いても、血行としてはぎりぎりアウトだからな。[6] 今日の会陰再建も

4 腹壁瘢痕ヘルニアに対して、大腿筋膜張筋皮弁を移植することもある。

5 筋肉の栄養血管を血管茎という。血管茎が長い有茎筋皮弁は遠くまで届く。茎が長いひまわり（花が皮弁）のようなイメージ。血管茎を切り離して移植先の血管と吻合すると、遊離筋皮弁となる。台木に穂木を繋ぐ接ぎ木のイメージ。

6 皮弁先端の僅かな範囲の壊死であっても、そこが最も被覆したい部分であればすべてが台無し。血管茎を剥離してより遠くまで届くように工夫することと、生着範囲を見極めることが重要。

腹壁再建も、もう少し広範囲だったら難しかったな」

「届かない時はどうするんですか?」

明日香が掃除機のスイッチを切って訊ねた。

「その時は飛び道具さ」

静かになった医局に長瀬の得意げな声が響いた。


一九七〇年代に、米国を中心に各種筋皮弁が開発された。筋肉を栄養する血管を茎として、筋肉とその上に乗る皮膚とを一緒に移植するという筋皮弁の概念は、局所皮弁や遠隔皮弁でなんとかやり繰りしていた再建医療を飛躍的に向上させた。[7] しかしこの方法では、被覆したい面積が小さくても筋肉全体を犠牲にしなくてはならない欠点があった。また、有茎では届く範囲に制限がある。

そこに登場したのがマイクロサージャリーによる遊離皮弁移植である。[8]

「移植組織に血液を循環させる動脈と静脈を移植床の血管と吻合することで移植が成り立つ」と長瀬が説明した。

「なるほど、届かないなら届くところに繋ぎ直せばいいってことですね」と亮介が納得した。

「そういうこと。それに、再建に適した組織を無駄なくデザインすることもできる」

「組織のデザイン?」と今度は直志が訊ねた。

「感染が残っている部位には感染に強い筋肉を含む筋皮弁、骨と皮膚が必要な

7 遠隔皮弁は応用編16を参照。尺取虫のイラストが遠隔皮弁。

8 マイクロサージャリーは、顕微鏡下に微小血管や神経を吻合する手術。世界初は一九六五年に奈良県立医大の玉井進先生が行った切断指の再接着。遊離皮弁は、一九七〇年代前半に東京大学の波利井清紀先生や慶応大学の藤野豊美先生らによって確立された。近年では、〇・三ミリ程度の血管やリンパ管を吻合するスーパーマイクロサージャリーも行われている。この分野では日本が世界をリードする。

ら骨皮弁、咽頭や食道の欠損なら空腸などの腸管移植、動きが必要なら神経付きの筋肉移植というふうに、レシピエントが必要としている素材をドナーから採取して、適した形態に細工して移植するわけ。[9] 逆に筋肉が必要なければ、筋肉を温存して穿通枝皮弁とすることもできる[10]」

「すごい、究極ですね。植皮や局所皮弁、有茎皮弁の後に控えるラスボス、いや救世主みたい」と明日香が呟く。

「確かにかつては最終手段だったかな。まずは植皮や局所皮弁を考えて、最終的に遊離皮弁っていう概念もあった。でも、今ではマイクロサージャリーの技術も広まって、最初から遊離皮弁できれいに治すという考えもある。[11] 血管吻合さえクリアすれば、あとはいたってシンプルだからな。簡潔さは究極の洗練だとダビンチも言っている」

「それだったら、最初から全部遊離皮弁でやってもいいんじゃないですか？」と直志が言った。

「何でもかんでも遊離移植というのはダメだ。遊離皮弁に何らかの利点がある場合でないとな。[12] それに、植皮や局所皮弁できれいに治すのも腕の見せ所なんだ」

「今度、遊離移植を見学させてください！　ばっちり予習してきますから」

明日香がつぶらな瞳でアピールする。

「その前に、自分の仕事をしなさい。掃除、まだ終わってないでしょ」

はしゃぐ明日香を新見が諭した。

9 上顎や下顎の再建では、腓骨皮弁や肩甲骨皮弁を欠損形態に合わせて組み立てて移植する。下咽頭では空腸移植、乳房では下腹部や臀部の皮膚と脂肪を移植する。顔面神経麻痺では、前鋸筋や薄筋などを支配神経ごと移植して、対側顔面神経などに神経縫合することで顔面の動きの再建を行う。

10 筋皮弁で筋肉が必要なければ、血管茎から皮島に至る穿通枝を剥離して筋肉を温存する穿通枝皮弁が有効。患者には優しいが外科医の技術を要する。

11 低侵襲の小さな手術も、無理なデザインで合併症が生じれば高侵襲となる。遊離皮弁であっても、短時間で確実に行えば低侵襲となる。確実性が高いなら、最初に遊離皮弁を選択してもよい。

12 遊離組織移植の診療報酬は92,460点、骨皮弁などの遊離複合組織移植は127,310点。不必要な高額な治療を行うと医療が崩壊する。

「はーい」と明日香は掃除機のスイッチを入れ、ソファーの下を掃除する。

長瀬はおざなりな明日香の掃除を見て言った。

「藤井先生は掃除機が届く範囲だけしかやらないんだね。届かないところは届くところのコンセントに繋ぎ直してやったら？」

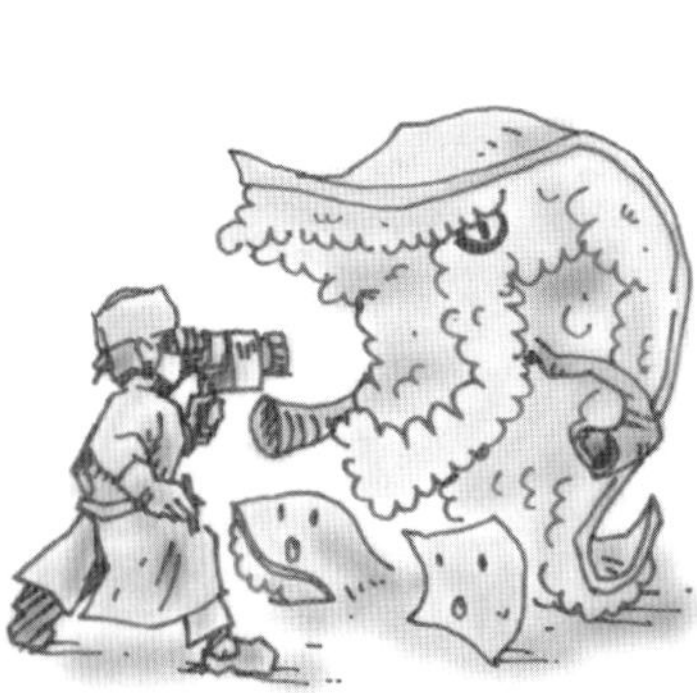

遊離皮弁は1973年に
R.K.Danielが報告。
それより前にやっていた
日本の波利井清紀先生が
直後に複数例の報告をした。
でも、そもそも、
遊離皮弁って何がすごいの？

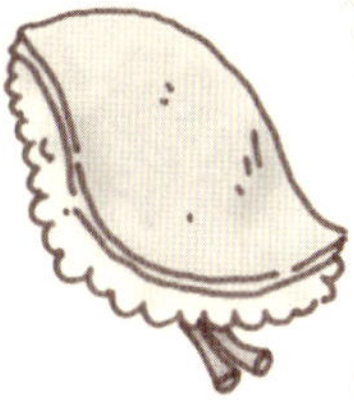

遊離皮弁以前は、
血行支配も分かりやすい
ひとかたまり、
ほぼ臓器を、
同じ場所もしくは
似た場所に
移植していたんだ。

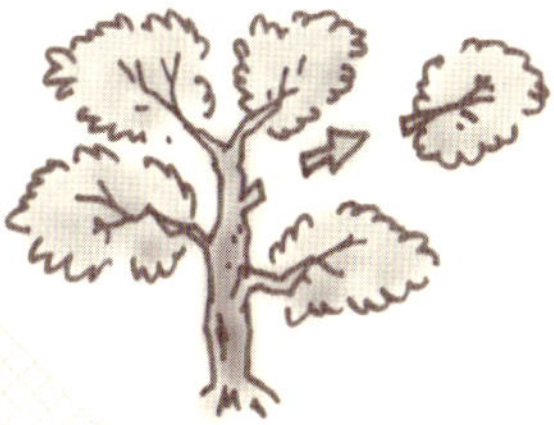

腎臓移植は1954年、
遊離空腸は1959年、
切断指の再接着は
1965年には
報告されている。
血管吻合の概念は
遊離皮弁の20年も前から
すでにほぼ確立していた
と言えるんだよね。
1969年には
J.R.Cobbettが、
足趾を手指に移植する
手術を報告している。

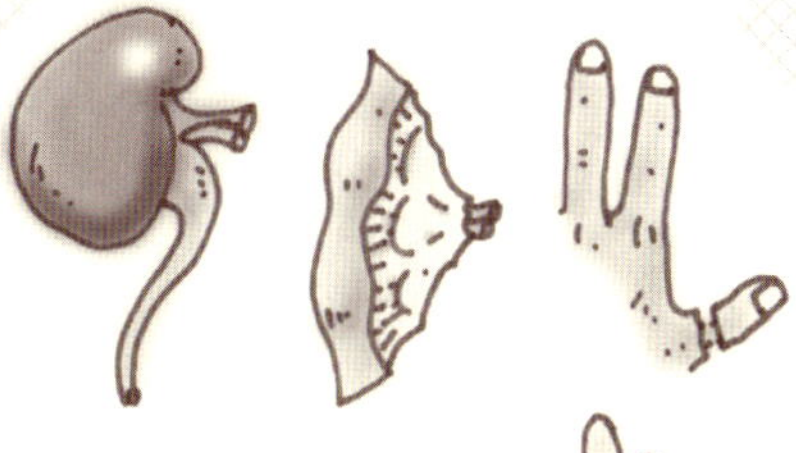

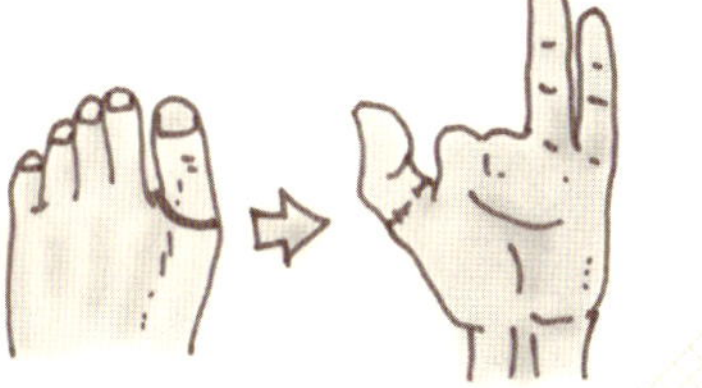

でも、皮膚って
どうだい？
境界もはっきり
ないし、
血行支配って、
どうなって
いるか
見えにくいよね。

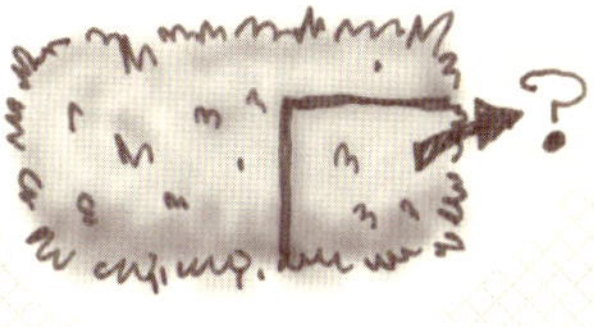

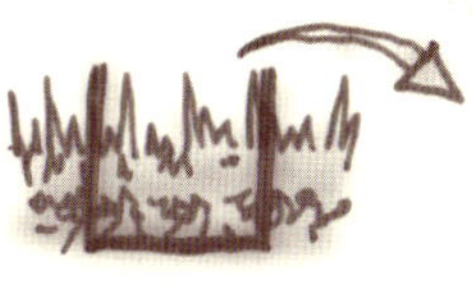

植皮は、
血行支配を
考えずに、
薄く採ってきて
移植するので、
芝生みたいな
もんだね。

そこに
アンギオソームという
概念が入ってきた。
皮膚の血行支配にも
領域があるってことが
分かってきたんだ。

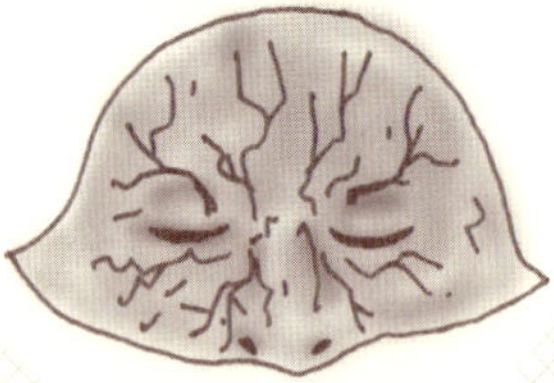

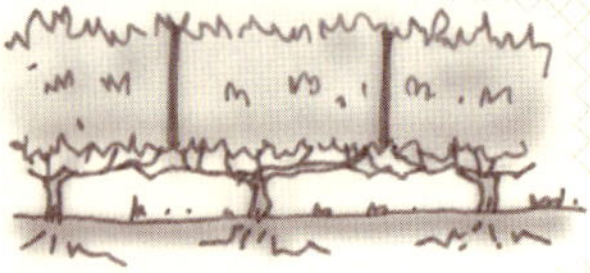

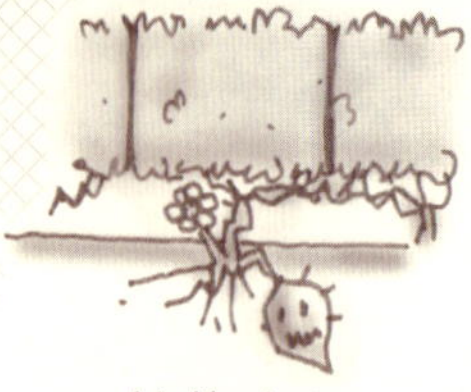

つまり、
外から見たら
境界は分からないけど、
中ではいくつかのメインの
血管で支配されているんだ。
だから、その血管を軸に
採れば、まわりと
つながっている皮膚でも
血行動態を独立できるんだ。

ということは、
血管さえつながっていれば、
他のものも一緒に
付随させることが
できるよね。

皮膚と脂肪だけでなく、
骨や筋肉も付けられるってことだ。
例えば、腋窩から出る
肩甲下動静脈を茎にすれば、
皮弁、肩甲骨の一部、
広背筋の一部とそれを動かす神経など
一組の血管で
いくつもの組織を移植できるんだ。

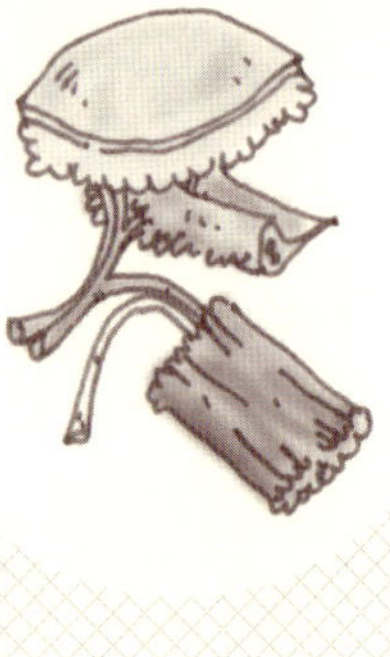

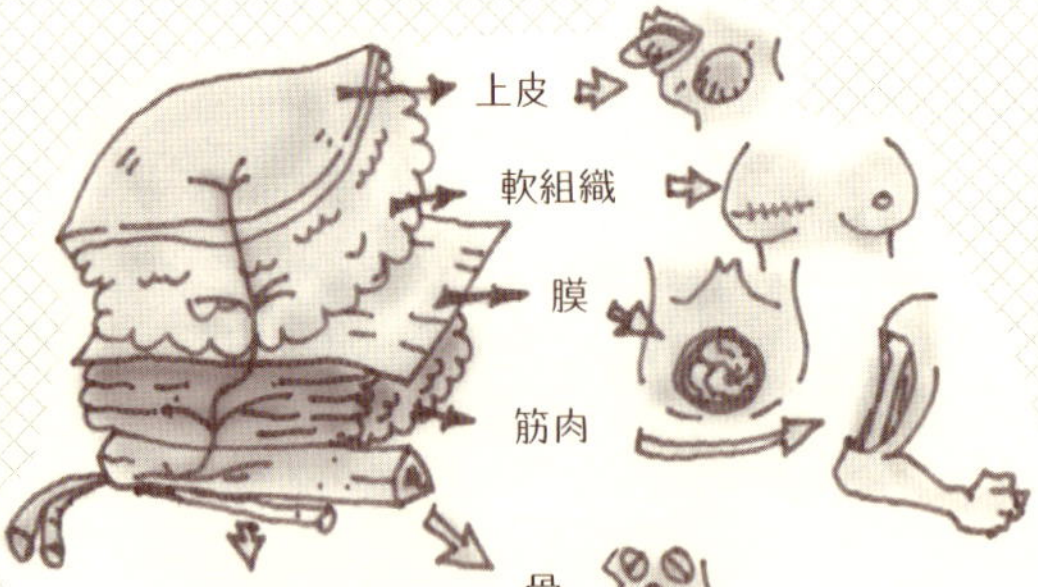

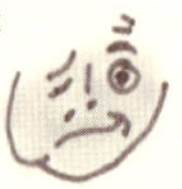

いろんな組織を採取
できるようになって、
これらは「再建材料」
になったわけだ。
欠損組織と同じか、似た組織を
できれば一組の血管で
まとめて採取して
必要とされるところに移植
できるようになった。
最初の遊離皮弁の報告にも
a block of composite tissue
とあるように、
それまでの臓器移植と違って、
これは組織移植なんだ。

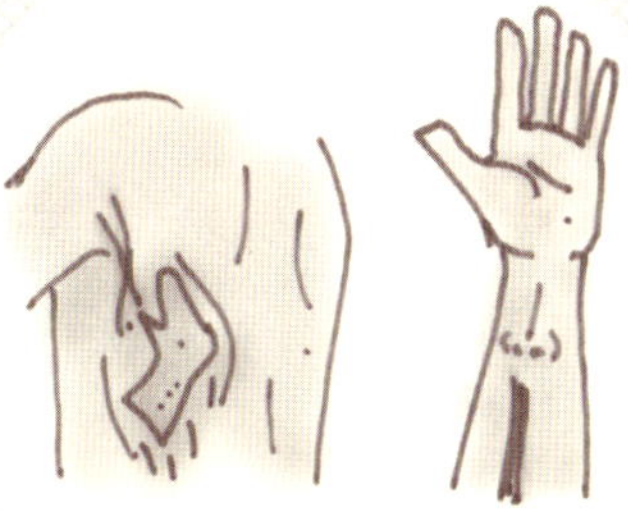

それだけでなく
先に前腕で鼻を作って
移植したり、
背中に再生医療で
下顎骨を作って移植したり、
いわゆる「プレハブ」組織の
移植もできるんだ。

まとめ 遊離皮弁

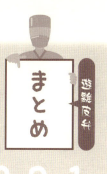

1. ぎりぎり届く有茎皮弁より、**余裕で届く遊離皮弁**
2. 皮膚・脂肪・筋肉・骨など、**必要な組織をデザイン**して移植する
3. 遊離皮弁は最終手段だが、**上手にやれば最初の一手**になり得る

COLUMN

骨の手術

骨の手術は好きだ。

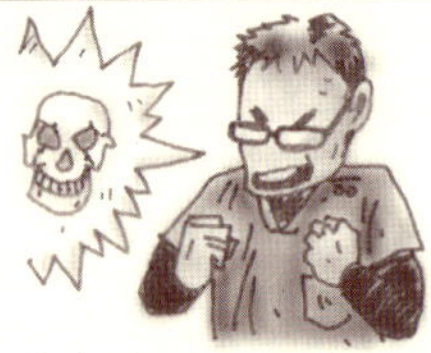

安全だし、形が分かりやすいし、時間による変化が少ないし、評価がしやすい。

1

骨の治療はシンプルだ。折れていたら、元に戻して固定すればよい。

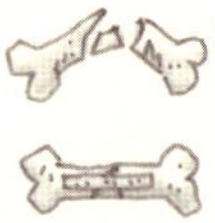

大きな欠損があれば、移植する。小さければ血流のない骨、大きければ血管付の骨、処理骨や人工物でもよいし、海綿骨を加えてもよい。

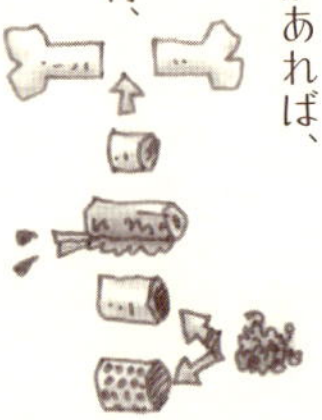

2

骨延長は、短い骨を1日1ミリくらいずつ伸ばして、仮骨形成して骨化させる方法だ。

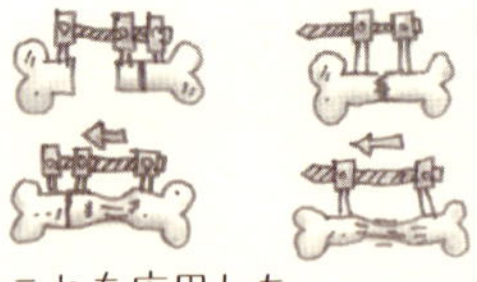

これを応用した bone transport という方法もある。

3

骨の手術は準備が大切。画像と実際がほぼ一致するのでシミュレーションしやすい。

今では実体模型も簡単に作れるので、より正確なシミュレーションができるようになっている。

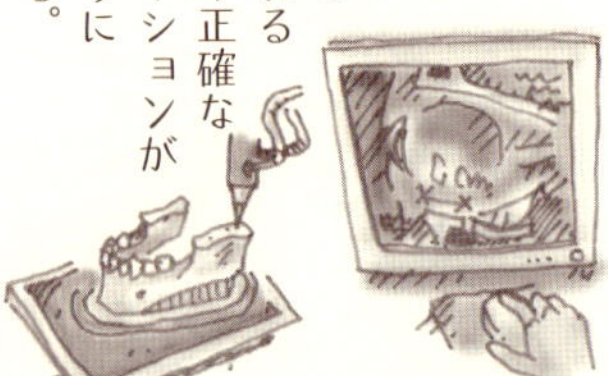

4

実際の手術では、全体像が見えないので、プレートなどを準備しておくとよい。

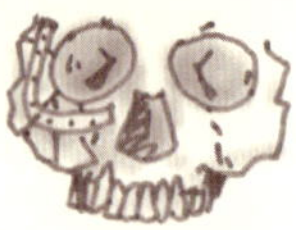

再建や遊離骨片の多い骨折など長いプレートを使う場合は術前シミュレーションが必須です。

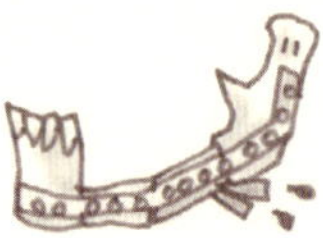

5

骨へのアプローチも重要だね。

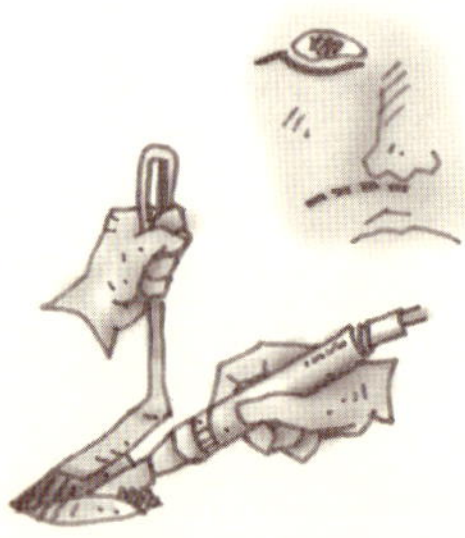

意外と忘れがちなのが、術野の確保。骨の手術では、モーターやノミ槌など、比較的大きな道具のためのワーキングスペースを確保しておかなくちゃいけない。

6

最後に、骨の手術で大切なこと。骨はフレームワークであって最終的には軟部組織が整容を作っています。いくら骨がきれいにできていても、軟部組織がきれいじゃなくては、何の意味もありません。こういう骨だけきれいなのを「骨美人」と言います。

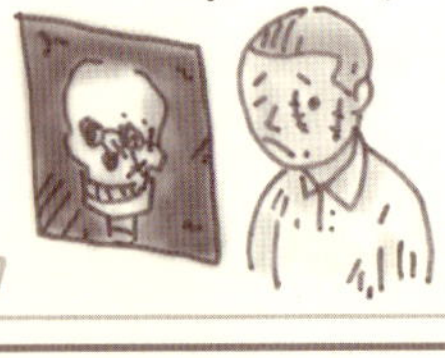

7

18 閉鎖の技

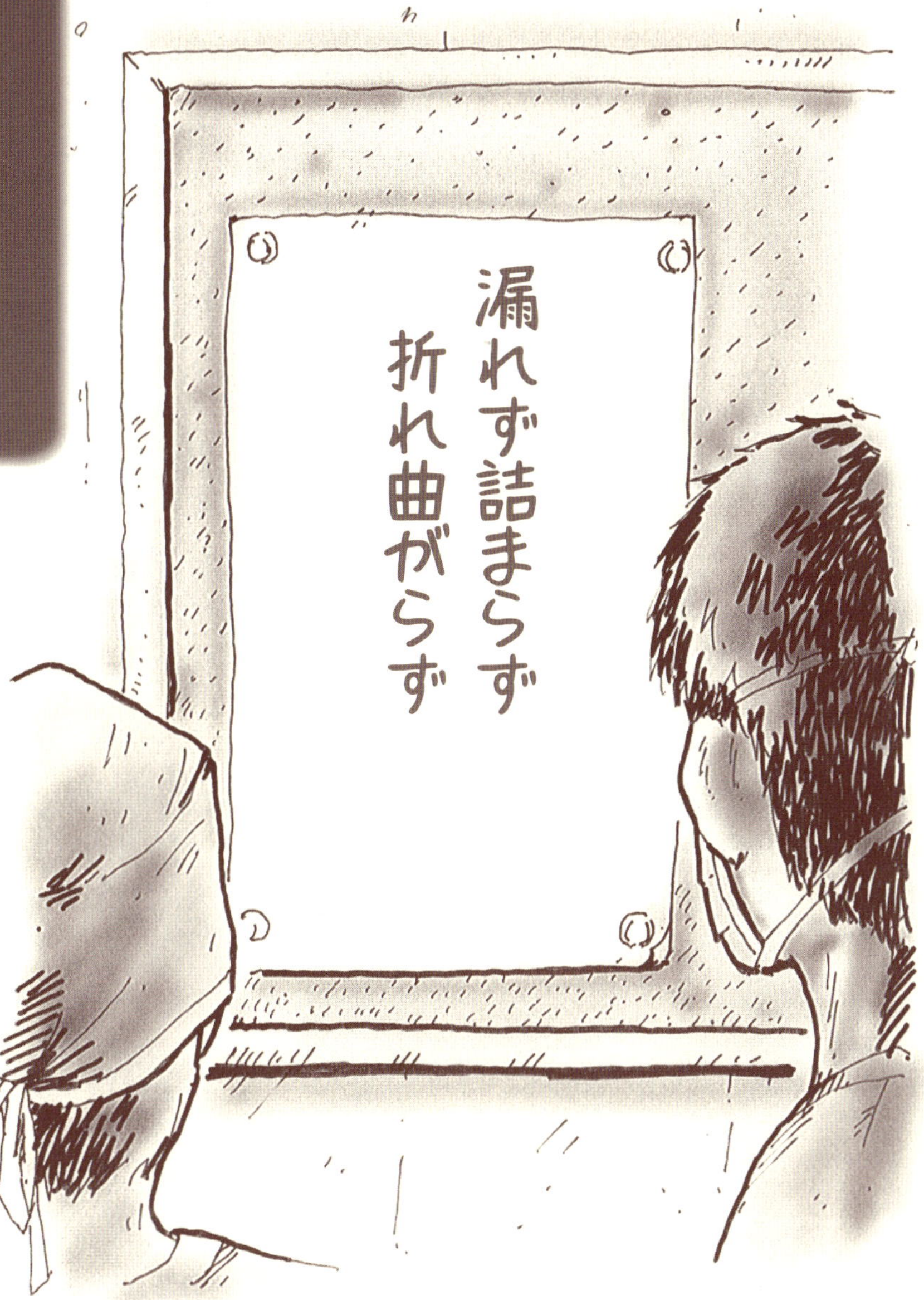

瘻孔閉鎖の基本テク
——水道管工事にみるヒント

これが三回目の瘻孔閉鎖術だった。渕上亮介は頭を抱えて電子カルテを見ていた。

患者は大野喜朗、五十九歳。食道癌に対して、咽頭喉頭食道全摘術と胃管による再建術を行ったが、咽頭と皮膚の間に瘻孔ができてしまい、食事が食べられない状態が続いている。癌は取れきれているのに、一センチ程度の瘻孔のために六か月以上の入院を強いられていた。[1] これまで二回の閉鎖術では、いったんは治ったかのように思われたが、食事を再開するとじわじわと漏れ始め、術前と同じ状態に戻ってしまうのだった。

三回目の瘻孔閉鎖術の前日、亮介は大野から一枚のメモ用紙を渡される。

「三月に定年で退職します。年内にはどうしても会社に戻りたい。最後の仕事をきちんと終わらせたい」走り書きには、声を失った大野の切実な心境が吐露されていた。[2]

しかし、亮介の祈りもむなしく、瘻孔造影の画像は瘻孔の再発を写し出していた。

1 癌治療の合併症での長期入院は、患者の生活を奪うとともに、病院経営を圧迫する。合併症の治療にも癌治療と同じ熱意を。

2 患者の事情に配慮することも大切。患者は治療のためだけに生きているのではない。

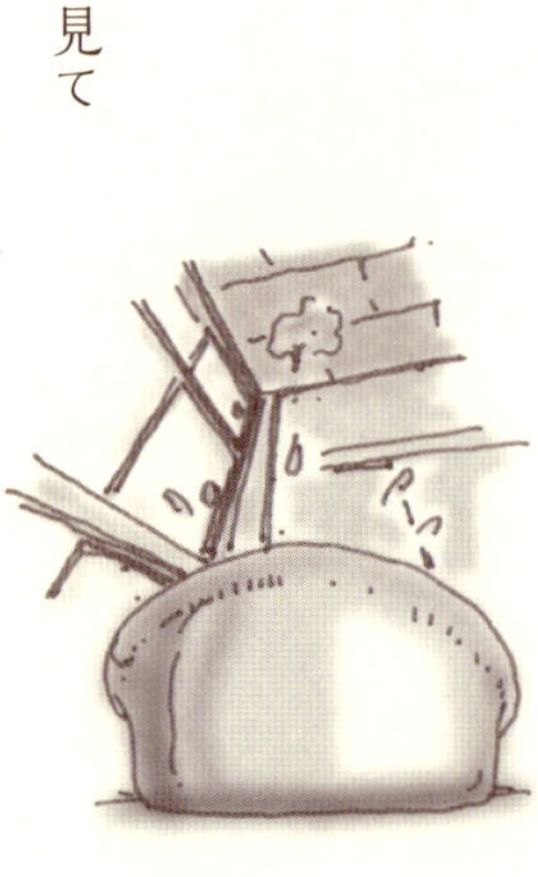

亮介が頭を抱える一階下のフロアでは、木津直志が電子カルテを前に渋面《じゅうめん》を作っていた。

　患者は友永美智子、五十歳。直腸癌に対する超低位前方切除術後に、直腸膣瘻が生じてしまい、人工肛門を閉鎖できないでいた。先日、膣側から瘻孔閉鎖を試みたのだが、電子カルテの術後造影画像には直腸と膣の間の漏れが描出されていた。

「年末のフラダンスの発表会までに、人工肛門は取れるかしら？」友永の声が直志の耳に残っている。癌の治療が一段落しているだけに、何とかしてあげないと。

　そんな二人が医局で長嘆息《ちょうたんそく》を漏らしている所に、新見理子が通りかかる。

「仲がいいのは知ってたけど、ため息までハモるとはね」

二人の患者の経過を聞いた新見は、「で、どんな手術をしたの？」と二人に訊ねた。

「咽頭皮膚瘻は、瘻孔の周囲の皮膚を切除してから縫合しました。真皮縫合もやったし、漏れないようにしっかり縫ったんですけど[3]」と亮介。

「直腸膣瘻は膣側から粘膜を縫合しました。人工肛門を造設してあるので除圧はできてたんですが、造影すると漏れは塞がってなくて[4]」と直志。

「なるほどね。それでは患者さんも辛いよね」新見は腕を組んで暫し考える。

「何がいけなかったんでしょうね」二人は声をそろえた。

3 とりあえず皮膚をしっかり縫って閉じる、と考えがち。しっかり縫ったところで、漏れる前よりは脆い状態。詰まりの原因を解決しないと必ず再発する。

4 創が癒合するまでは、圧がかからないように除圧は重要。咽頭皮膚瘻には胃管、直腸膣瘻には人工肛門、尿道皮膚瘻であれば膀胱留置カテーテル。

新見はニンマリ笑って、二人を医局の奥に手招きした。医局員が使う小さな流し台の下の扉を開けて中を覗き込む。出前や弁当の食べ残しを捨ててしまう不届き者が後を絶たないために、しょっちゅう詰まる排水管だ。排水管は臭いが上がってこないように、途中で蛇行していったん上向きになる。そこに残渣や油が溜まり流れが悪くなる。

「あなたたちが捨てた生ゴミが、排水管の折れ曲がったところで詰まるんだよね[5]」

排水管を比喩に使うのは失礼だけど、と前置きして新見が続ける。

「水道管は詰まったからと言って破裂することはないでしょうけど、この管が粘膜だったらどうなると思う?」

「詰まった上に水圧がかかると… 破裂します!」と二人が答える。

「その結果、瘻孔になるでしょ。そうならないようにするにはどうする?」

「だから、圧に耐えられるように、しっかり皮膚を縫ったんですけど」と亮介。

「だから、圧がかからないように、人工肛門で除圧したんですけど」と直志。

「二人には水道工事を任せられないな」

二人は顔を見合わせて首を傾げた。

「水道工事じゃなくて瘻孔閉鎖の方を教えてください!」

「瘻孔の原因は壁の弱さと圧でしょ? その両方を治さないと。圧が上がる原因は?」

5 詰まらなければよいという問題でもない。下水道は生ごみの処置を想定していない。特に油は詰まりの原因にもなるし、河川や海の汚染につながる。拭き取って燃えるゴミとして捨てるようにと、著者は家庭で指導されている。

「咽頭に圧がかかる原因は…　狭窄ですか？」そうか、と亮介は合点がいって思考を続ける。「おそらく、再建胃管かその吻合部に狭窄があって唾液や食塊が溜まり、その中枢側の内圧が上がって粘膜が破れる、ということですね[6]」「排水管の蛇行の構造は変えられないけど、消化管の捻れや狭窄は解除することができるでしょ。それがまず第一段階[7]」新見にしては珍しく優しく指導を始める。

「第一段階って、あとは縫うだけじゃ駄目なんですか？」と直志。

「瘻孔の治療には三原則があるの」新見は説明を続ける。

まず、咽頭や直腸に折れ曲がりや狭窄がないこと。次に、それぞれの壁が修復されていること。咽頭瘻なら咽頭壁と皮膚、直腸膣瘻なら直腸壁と膣壁、両方の壁が修復されなければならない。

「水道管が破裂して道路に水が噴き出したら、破裂した水道管を塞がずに道路だけ直してもダメでしょ？　咽頭瘻で皮膚だけ縫うのは、そういうことなのよ」

この二原則で治ることもあるが、これだけでは縫合不全が起こるとすぐに再発してしまう[8]。再発させないための三つ目の原則は、それぞれの壁の間に健常な組織を介在させることである。咽頭から漏れた唾液が、立ちはだかる障害物を乗り越えて皮膚に出口を求めるよりも、咽頭に戻った方がマシ、となればいいのである。

「その、健常組織の介在って具体的にはどうするんですか？」と直志が訊ねる。

「簡単な方法は、それぞれの壁の縫合位置をずらしたり、間に皮下組織を挟ん

6　咽頭皮膚瘻や尿道皮膚瘻は大抵狭窄が原因で起こる。圧を逃がすために破裂して皮膚に漏れる。吻合部狭窄を認めたくない、という外科医の心理が治療を遅らせる？

7　「イレウス」という腸管の病態だと理解しやすいが、咽頭でも同じことが起こり得る。

8　放射線治療後などの創傷治癒の条件が悪い部位の瘻孔は、縫合しても癒合しにくい。漏れることを想定して、放射線の影響がない健常組織で仕切りを作る。多少漏れても瘻孔に至らずに治癒する。移植した組織には傷を治す力がある。

だりすることね。より確実にやるなら、咽頭瘻であれば大胸筋弁などの組織移植、直腸膣瘻なら会陰動脈皮弁や薄筋弁の移植かな[9]」

「なるほど、よく分かりました。なんか今日の先生、いつもより優しいっすね」

大野喜朗は、胃管の血流障害による狭窄があったため、改めて遊離空腸移植で咽頭再建が行われた。空腸の吻合部と皮膚の間に腸間膜を介在させることで、万が一の縫合不全が起こっても瘻孔に至らないように予防した。術後一週で食事が再開、二週で退院となり職場に復帰した。

友永美智子は直腸に狭窄はなく、膣壁と直腸壁を縫合し、その間に会陰動脈皮弁を挟み込んで瘻孔は治癒した。すでに人工肛門も閉鎖して、年末の発表会に向けてフラダンスの練習に勤しんでいる。

ある日の午後、亮介と直志たちは朝からの手術を終え、医局で冷めた出前を食べていた。江草俊一が食べ残しを流しに捨てようとすると、

「ちょっと待った！　食べ残しはちゃんとゴミ箱に捨てろ！　長年の詰まりを半日かけて掃除したばかりなんだぞ」と二人は慌てて叫ぶ。

「江草も気をつけろよ。新見先生の優しい指導ほど怖いものはない」

9 薄筋（皮）弁は応用編17参照。小さな瘻孔の閉鎖に有茎皮弁を移植するのは、躊躇することもある。しかし、一回の手術で確実に治せるメリットは大きい。患者はその利点に重きを置くことが多いのでは。

失敗の原因は分かったのか？
分かってないのに、
同じことを
繰り返したのか？

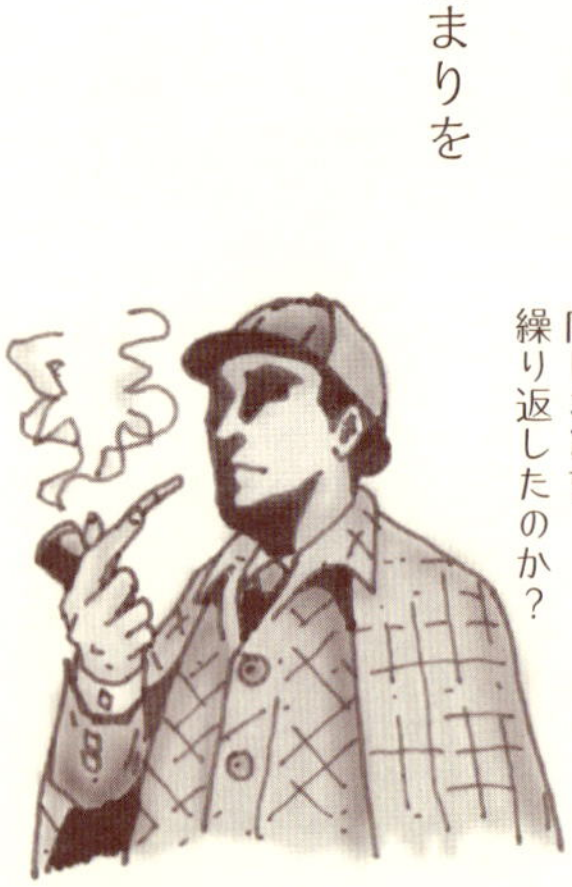

瘻孔とは何ぞや。

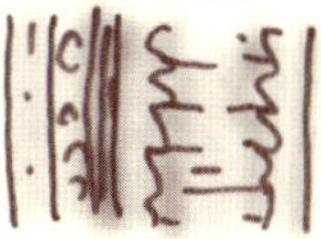

体の中には食道や腸など、食物や液が流れる管があります。

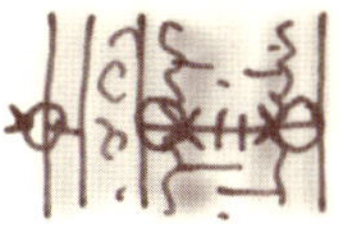

そんな手術で、切ってつないだ時に

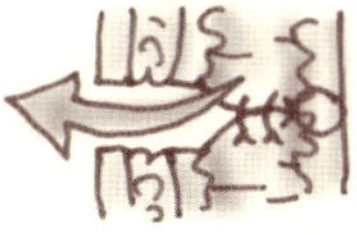

管の方から液などが漏れて、皮膚から出てしまうものを瘻孔と言います。

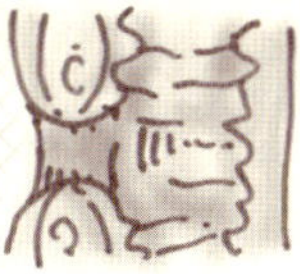

そのまま治ることもありますが、孔がしっかり残ってしまうと、難治性瘻孔となります。問題はこれですわ。

原因はお話にあったように2つあります。

通りが悪く、縫ったところに圧がかかってはじけること。

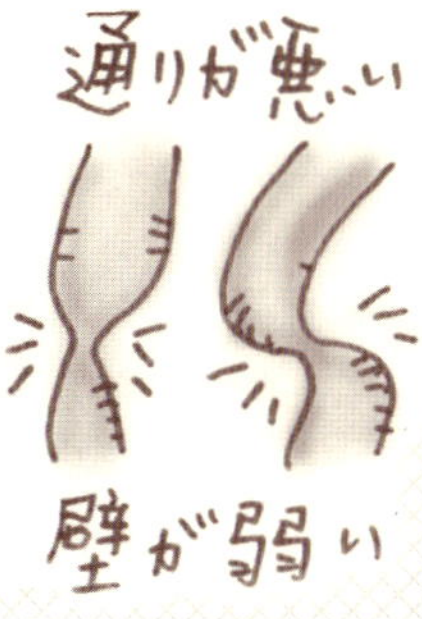

縫ったところが、うまく治らないこと。うまく治らない原因は、縫い方の問題もあるけど、縫ったところの血のめぐりが悪いことがほとんどです。

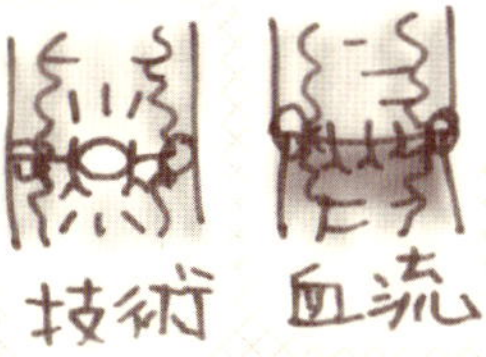

治し方の基本。

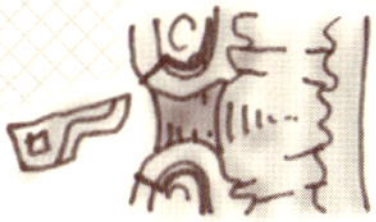

ヒンジ（蝶番）という方法で管側を閉じます。

ゆとりがないと、再びはじけてしまうので皮膚側に近いところを切って、縫い代を作ります。

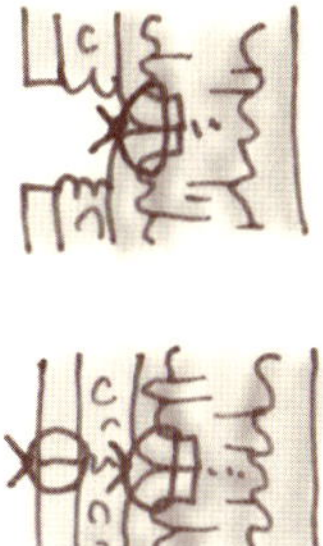

閉じるときは、上皮成分が管腔側に飛び出すように、逆マットレスで縫います。

次に、表の閉じ方。

その①
管の縫い方と縫う方向を変える

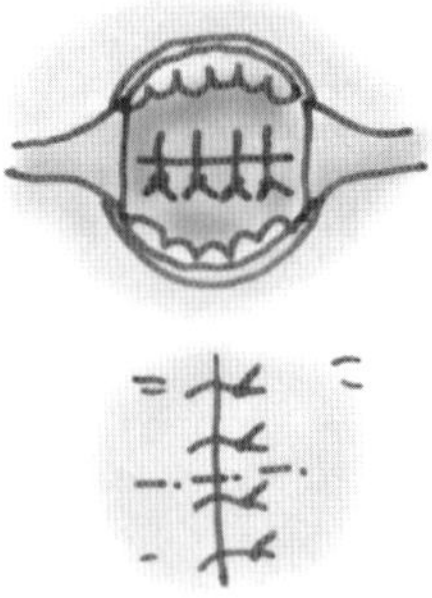

中を横で閉じたら、
表は縦とかね。
縫い目が重なるのが
1点だけで済むでしょ。

その②
近くの軟組織を介在させる

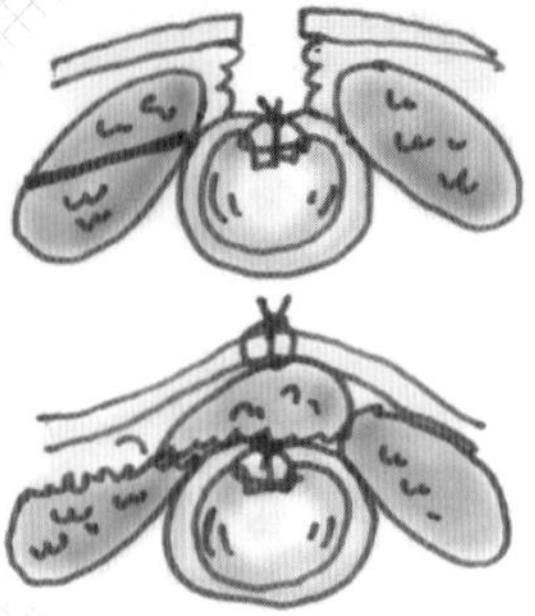

例えば筋肉とかを
ずらしてきて、
管腔と皮膚の間に
サンドイッチする
ってことだね。

その③
局所皮弁を使う

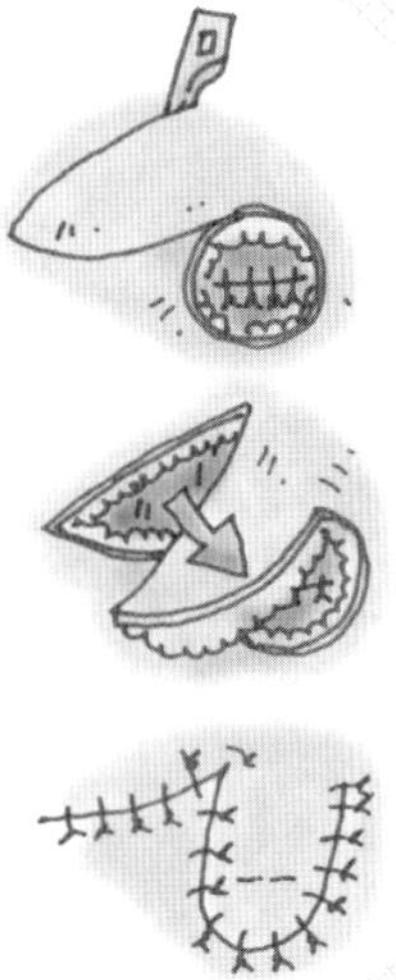

例えばこれは、
Transposition って皮弁。
これだと縫い目は完全に
重ならないので安心。
瘻孔が長いと周辺組織は
瘢痕で硬くなって
剥離しにくいので、
僕は②よりこっちの方が
好き。

その④
有茎（遊離）皮弁

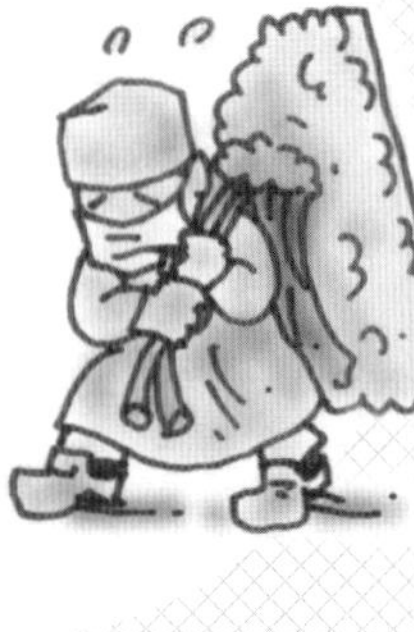

最初に書いたように
周囲も含めて血のめぐりが
悪いことが多いので、
最終的には、遠隔皮弁で
血流を付加してあげるのが
確実な方法ですね。

お話に出てきた
「咽頭喉頭食道全摘出術」
なんやそれ？
声を出す声帯のある喉頭、
その高さにある下咽頭から
食道を全部取っちゃう
手術ですわ。

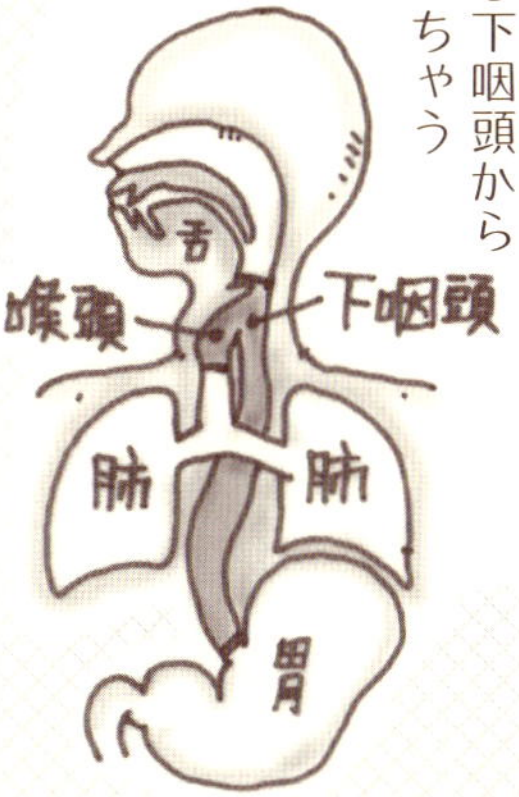

え？

そのあとどうするかって？

お話では胃管（胃を細工して細長くしたもの）を持ち上げてノドの高さで中咽頭と吻合してましたね。

これで、口から食べて胃、腸へと流れていきます。

呼吸は、首の下の方に作った穴からします。

これ、ずっとそのままなので
永久気管孔と言います。
声帯がないのですが、
いわゆるゲップで音を作って
しゃべるのを食道発声と言います。

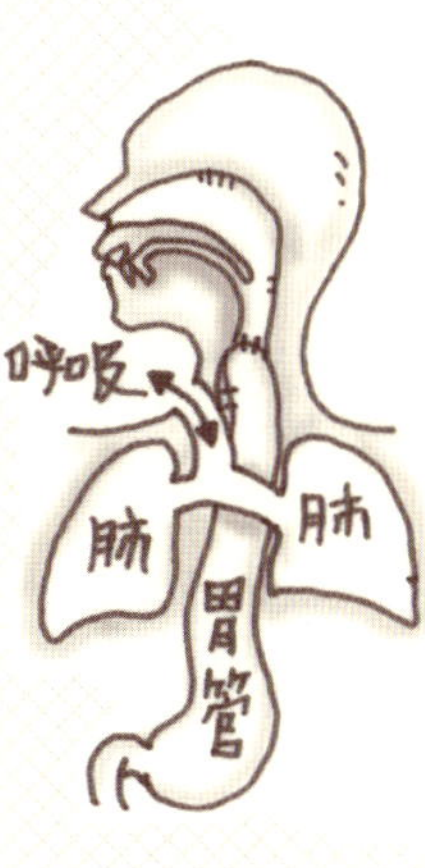

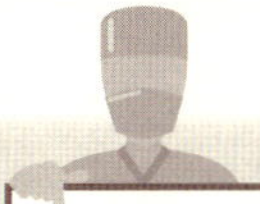

閉鎖の技 まとめ

1 瘻孔治療では、まず**原因**（**狭窄、捻れ、折れ曲がり**）を治す

2 次に、入り口と出口の**壁を修復**し、**健常組織を介在**させる

3 最後に、創が落ち着くまでは**除圧**する

COLUMN

外科医と絵

1

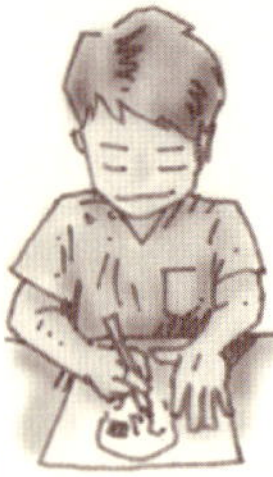

外科医と絵は、よく話題に上る。
絵が上手い方が得だけど、
外科医は画家ではないので、
そんなに上手い必要は
ないと思っている。

2

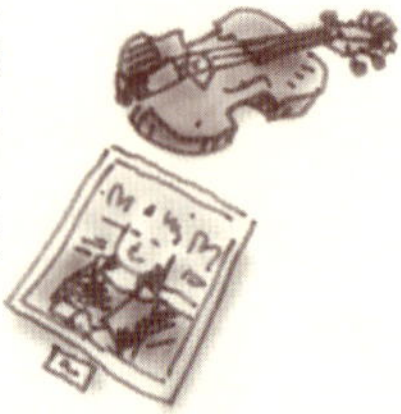

モノの伝え方には、
絵や造形のような
空間を使うものと、
音楽や言葉のような
時間を使うものがある。

3

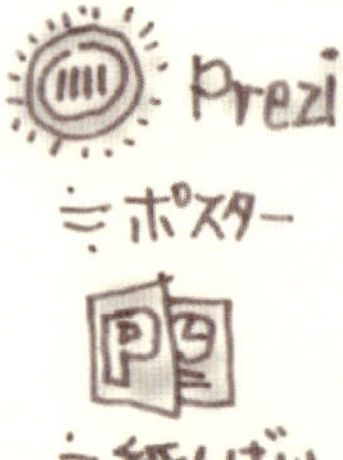

話はそれるが、先日、
プレジというアプリで
プレゼンをする機会があった。
これが空間的で、
対してパワーポイントは
時間的だと思った。

4

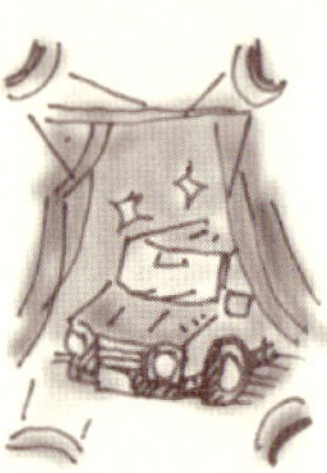

空間的表現の良さは、
直感的な理解にほとんど
時間を要さないことだ。
新製品の発表で、
はじめにそのモノを
見せるようなもんだ。

5

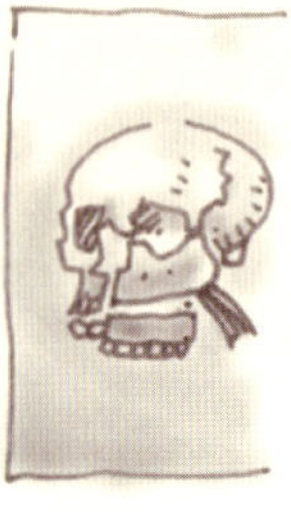

メッセージ性のある絵は、
説明以前に直感的に
モノを伝えるちからがある。
そんな絵は
なかなか描けないけど。

6

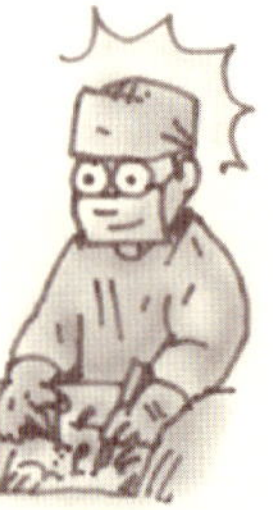

外科医に限らずかもだけど、
少なくとも手術では、
瞬時の判断と計画が
必要になることがあり、

7

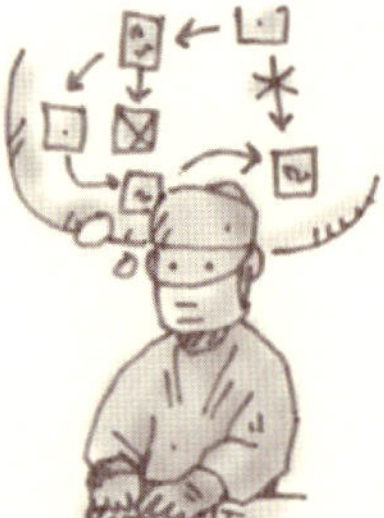

直感的な空間的思考は
できた方がいいと思う。

8

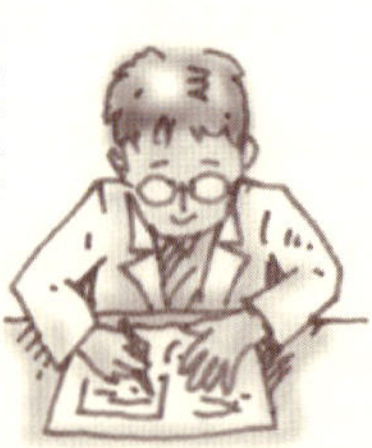

そんなわけで、
絵の技術は要らないけど、
絵や図で表現する訓練は、
した方がいいと、
思っている。

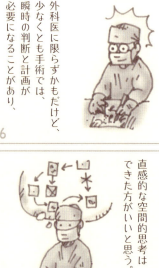

19 被覆の技

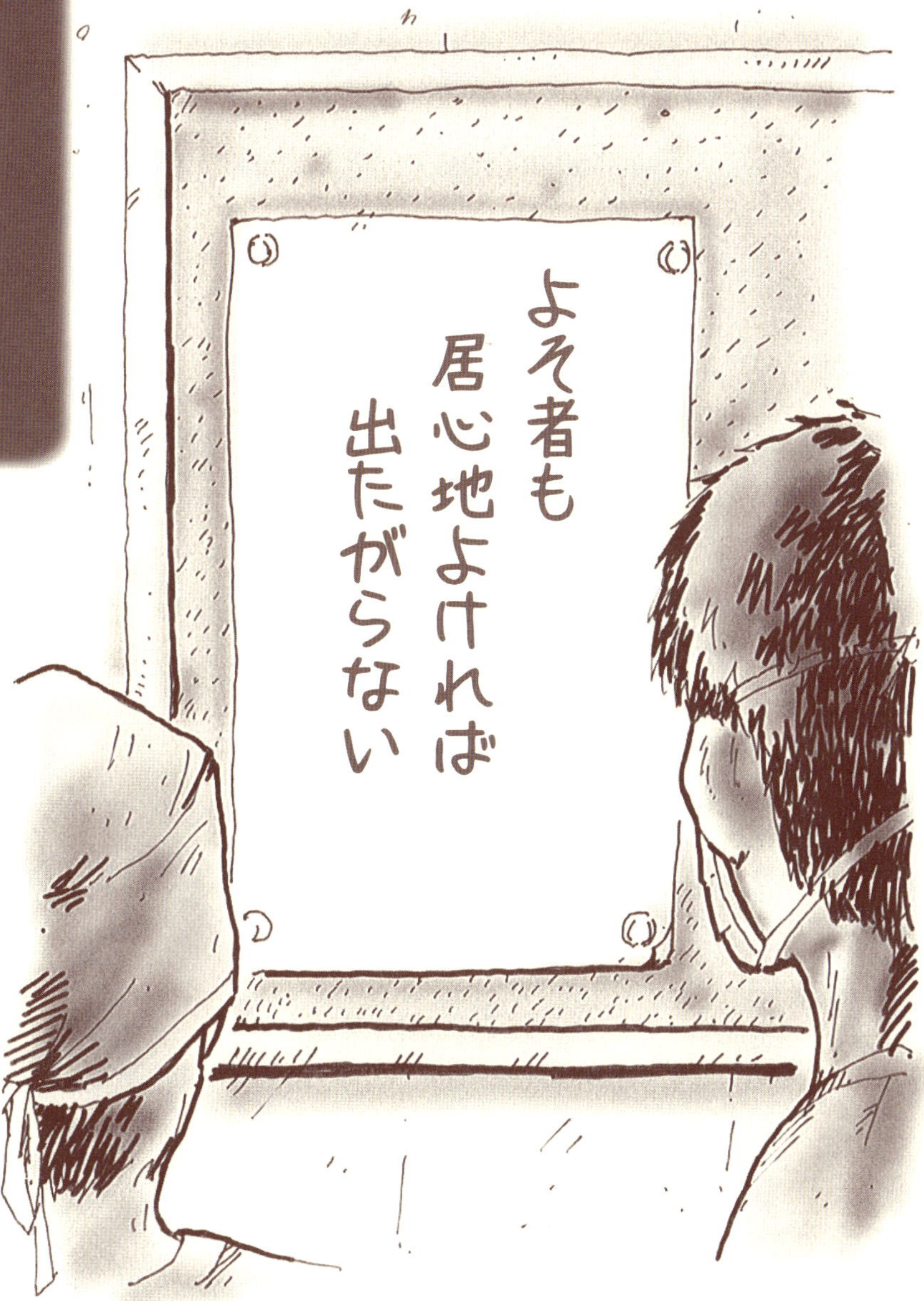

人工物露出に対する基本テク
——無理やり隠すと逆効果

「先生だったらどうする？」

谷口茉奈は長瀬太一と一緒に脳外科の病棟に往診に来ていた。病室を出た途端の長瀬の質問に、茉奈は戸惑う。

脳腫瘍に対する三回目の開頭手術後の患者である。縫合部が一センチ程離開して、プレートと人工骨が露出していた[1]。

「皮膚の緊張が強くて、そのまま縫うのは難しそうだろう？　どうして露出したのか、どういう方法がいいのか、自分で考えてみなさい」

「皮膚の緊張が強いからなぁ。そのまま縫ってもダメよね」

食堂でパスタをクルクルとフォークに絡めながら、茉奈は向かいに座る相葉和也に聞こえるように呟いた。「帽状腱膜下の剥離かなぁ」と言いながら、ちらりと相葉に視線を送る。

「ん？　どうした」相葉はあっさりパスタと一緒に絡めとられた。

茉奈は「自分で考えてみなさい」と言われたことは伏せて状況を説明する。

「人工物の露出か。これは結構難しいんだ。創が開いて露出する場合と皮膚が

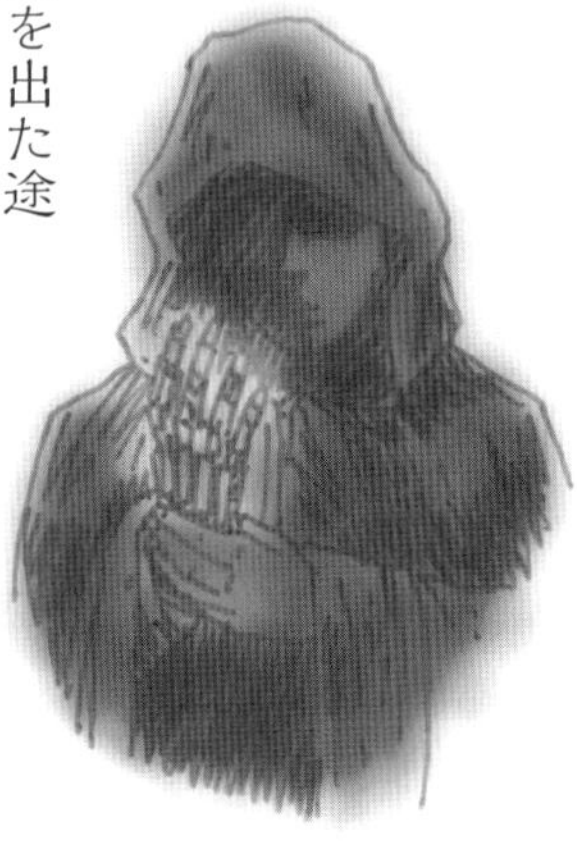

1 複数回の開頭手術では、皮膚の緊張と創縁の治癒力の低下で創離開が生じやすい。離開部にプレートや人工骨が露出すると、保存的には治癒しない。無理に縫合しても、さらに創縁の状態が悪化して露出が広がってしまう。

破綻して露出するパターンがある。今回は前者だな」と相葉は身を乗り出した。

「はい。複数回の手術の影響で、皮膚の緊張が強くなってしまって」

「それだけじゃない。創縁も瘢痕で治癒力が落ちている。それより問題なのが創の直下が人工骨とプレートという状況だ。深部からの創傷治癒は起こらないから創縁だけで創がくっつかないといけない。面じゃなくて線での癒合だな。[2] で、どうする？」

「帽状腱膜で剥離して、皮膚の緊張を減らして縫合しようかと…」と茉奈は正解を探る。

「うーん、一センチも離開している状況を考えるとキビシイな」と相葉。

「とおっしゃると…」茉奈が巧みに相葉を誘導する。

「理想はプレートや人工骨の上からずらした位置で、皮膚を緊張なく縫うこと。創縁のデブリードマンをしたうえで、回転皮弁や横転皮弁で閉じる。緊張を減らすんじゃなくて極力無くすんだ。[3] 局所皮弁ができない程の露出であれば遊離皮弁の適応だ[4]」

「なるほどぉ。確かに自家骨と人工骨の間にわずかに段差もあって、その上に縫合線が来ると治り難そうですね」

「骨の段差なら削ればいいけど、ペースメーカーとか人工物の段差は削れないからな。この場合は創離開ではなく、皮膚の破綻による露出となる。[5] 内側からの褥瘡みたいなもんだから、人工物の摩擦に負けない組織で緊張なく覆うことが求められる」

2 創の深部に血腫や漿液腫がある場合も状況は同じ。手術創が離開するのは大抵これが原因。創縁だけじゃなく、深部との癒着による「のりしろ」が大切。

3 応用編16を参照。局所皮弁を移動した結果生じる欠損（人工物がない部位）に、植皮を加えて緊張を除くのも有効。手術創を利用したdelay効果も忘れずに。

4 勝算の低い簡単な方法を繰り返して長期間くすぶるより、最初に確実な方法を選択する方が結果的には低侵襲。

5 ペースメーカー上に縫合線が来ないように、皮下ポケットを作って埋め込む。それでも、皮膚が薄いとペースメーカーの角が擦れたりして、皮膚が破綻することもある。

「でも、腕の動きとかでペースメーカーの上の皮膚が動き続けると、擦れて裂けちゃうんじゃないですか?」

「ペースメーカーの露出はそれが原因だ。だけどペースメーカーに限らず人工物が体内に埋まっていると、周囲に膠原線維からなる被膜ができるんだ。[6] この被膜のポケットの中に隔離された状態だと、人工物は居心地がよく、組織との間にも摩擦が生じにくくなる。良い被膜ができるには、血行の良い組織の中に人工物を埋めておくことが条件だ。[7] 人工物の露出、まだまだあるぞ」

食事が終わっても、相葉の講義は終わることはなかった。

「なるほどね。谷口先生も外科医の処世術を学んだようだな」

相葉は、長瀬の指導の下、回転皮弁で無事手術を終えた茉奈に声をかけた。「長瀬が感心してたよ。人工物露出のことをよく理解してるって」

「…筒抜けでしたか。すみません」と茉奈が舌を出す。「でも私、この病院で先生たちの被膜に包まれて居心地がいいんです。このまま露出させずに常勤で入れておいてください!」

6 プレート、ポート、乳房インプラントなど、あらゆる異物の周囲には被膜ができる。

7 ペースメーカーの場合、大胸筋の下に埋めることもある。人工物は深いところ、血行が良いところに入れると安心。

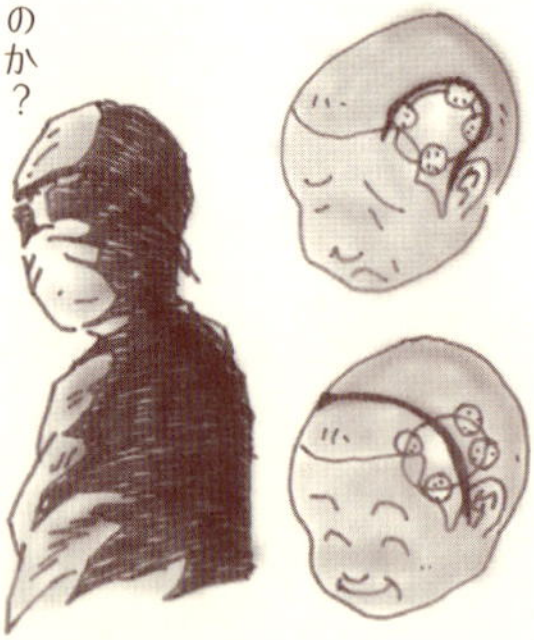
それはすでに
皮切の時点で
露出する運命に
あったんじゃないのか?

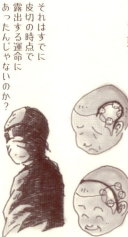

人工物が露出する
原因は3つ、

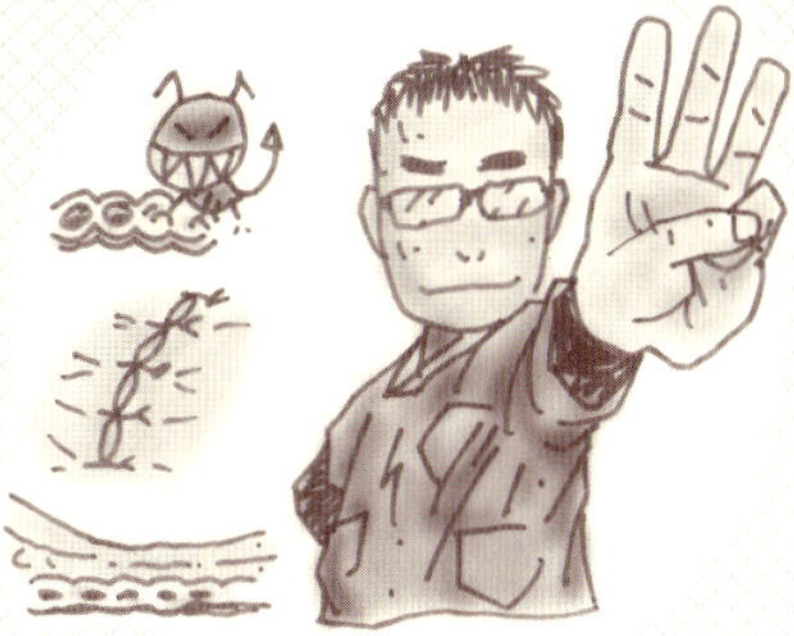

●感染
●組織不足
●組織の血流障害
です！
なぜ、それが露出したか？
原因が分からないで治療しても、
必ず同じ結果＝再露出
になっちゃうよ。
じっくり原因を考えて
治療計画を立てよう！

感染が原因の場合は
可能であれば
その人工物を除去するか、
創を解放して
ひたすら洗浄して
感染を抑えましょう。
条件が良ければ
二次治癒で治るし、
治らなければ
まだ原因が残っています。
一度感染した人工物は
再感染もしやすいですけどね。
ちなみに、腐骨や壊死組織も
人工物と同じ異物です。

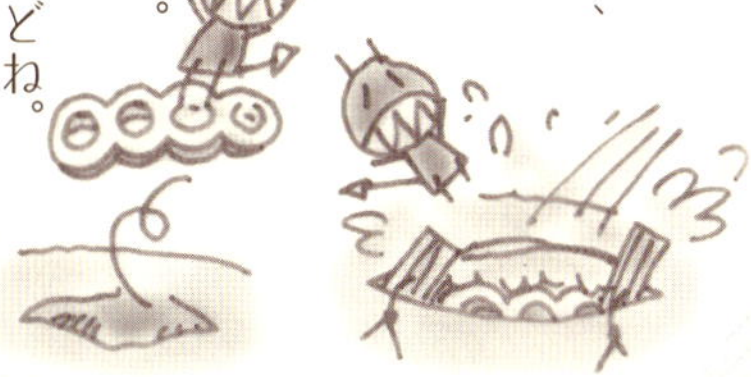

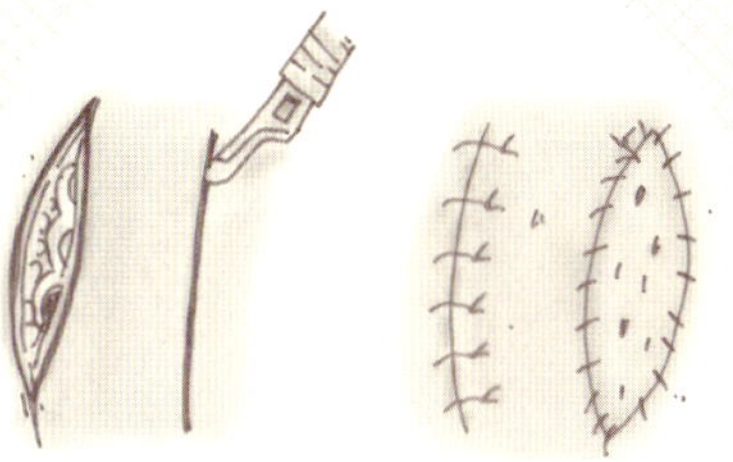

瘢痕で固くなったり、
皮膚が欠損していると
創を被覆する組織が
足りなくなっています。
こうなっていたら、
どこからか足すか、
欠損をずらすしか
ありません。
植皮、局所皮弁、
遊離皮弁の項で
詳しく書いたので、
忘れちゃってたら
見返してね。

被覆組織の菲薄化、
瘢痕形成、
放射線照射などで
血流が不足している場合、
遠いところから
血流のキャリアとなる
組織を持ってこないと
いけません。
こんな時は、遊離皮弁が
確実ですね。
筋肉は、血流が豊富なので、
筋（皮）弁が有効です。
筋弁はいずれ萎縮するので、
脂肪弁もあるといいね。

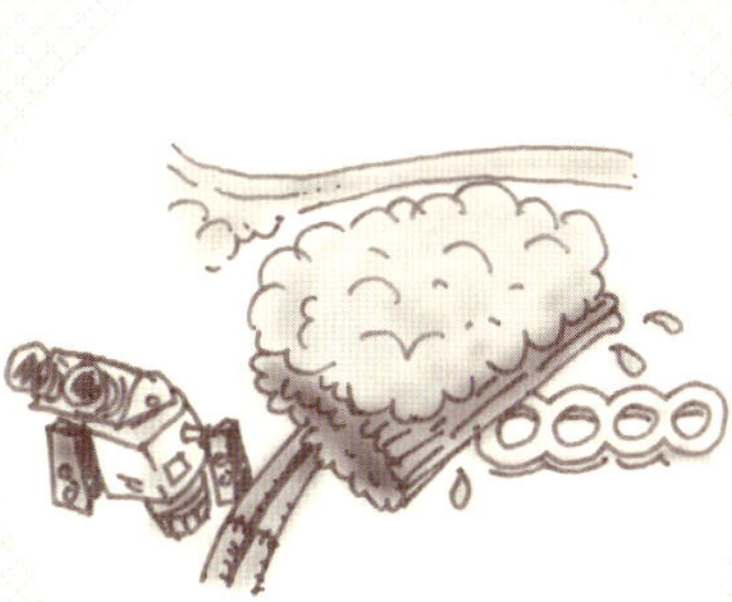

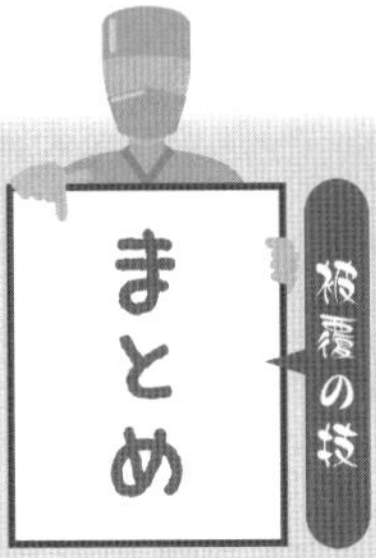

1. 人工物（血腫）上の創は、**面ではなく線**でのみ癒合する
2. 切開線は、**人工物上に重ならない**ようにデザインする
3. 人工物は、血行が良いところに留置して**理想の被膜**を作る

20 止血の技

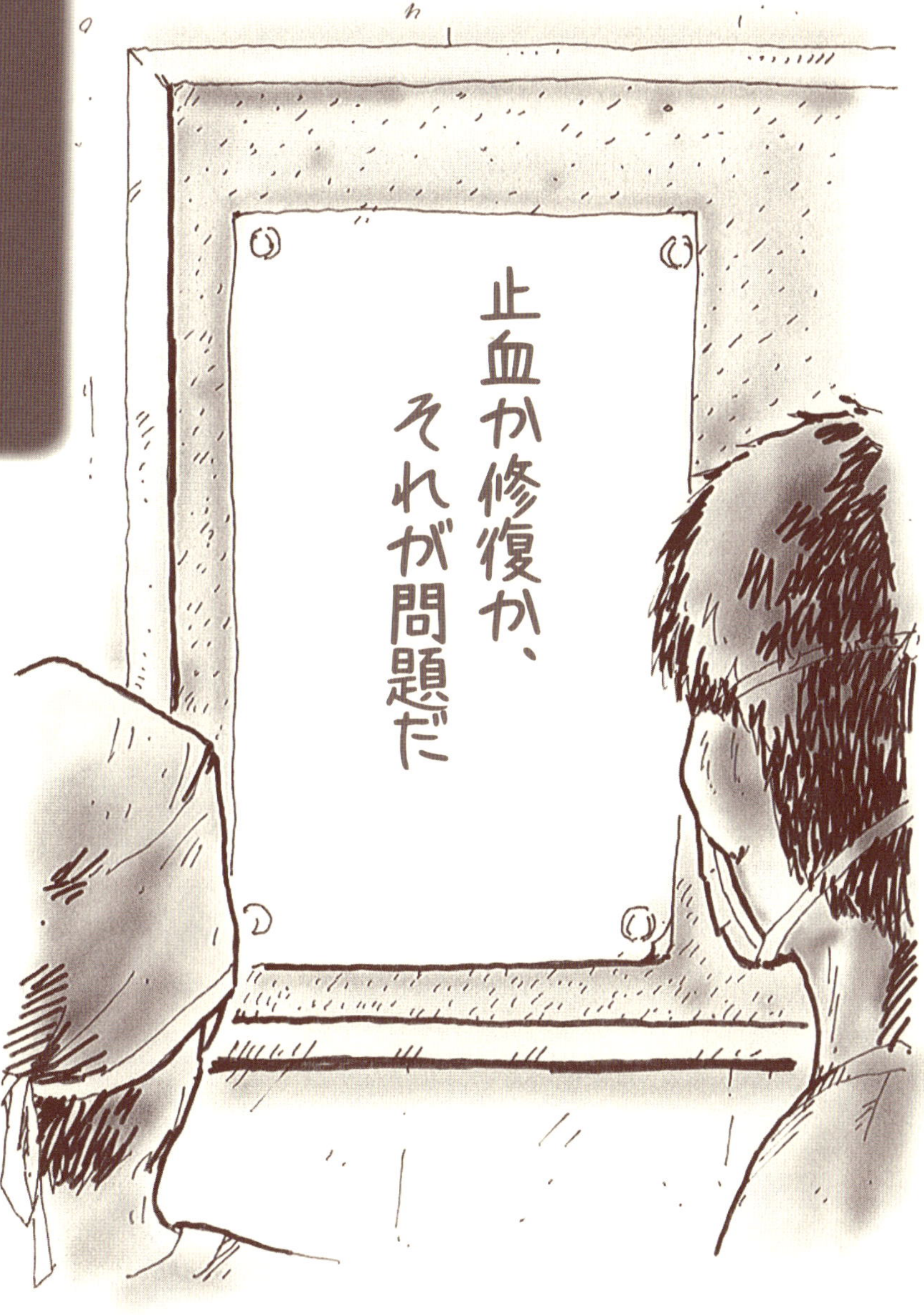

血管損傷に対する基本テク
――血管を条件反射で掴まない

大腿部の皮膚を切開すると、膿瘍腔は血腫で満たされていた。長瀬太一はゼリー状の血塊を除去し、しなやかさを失い鈍く拍動する大腿動脈の破裂部位を確認する。

「鉗子で掴むんじゃない！　出血部の中枢側を指で押さえろ」

慌てて鉗子で血管を把持しようとする渕上亮介に長瀬は指示を出し、丸針の非吸収性の単糸で、血管壁に開いた穴を縫合した。[1]

左大腿の内転筋群に生じた肉腫の患者である。拡大切除後の死腔に、放射線治療後の創傷治癒力の低下も重なって膿瘍腔が生じ、その中に露出する大腿動脈が破綻した。[2]緊急手術の依頼を受けた長瀬は、デブリードマンと血管修復、そして筋皮弁による充填術を計画したのである。

「血管壁自体に傷を治すポテンシャルがないから、破綻部を縫合しても癒合しない」

長瀬は血流豊富な腹直筋を大腿部に翻転して硬い血管を包んだ。[3]死腔の充填と血管壁の賦活化《ふかつか》を図ったのである。

「感染もこれで落ち着きそうですね」と亮介は安堵したが、

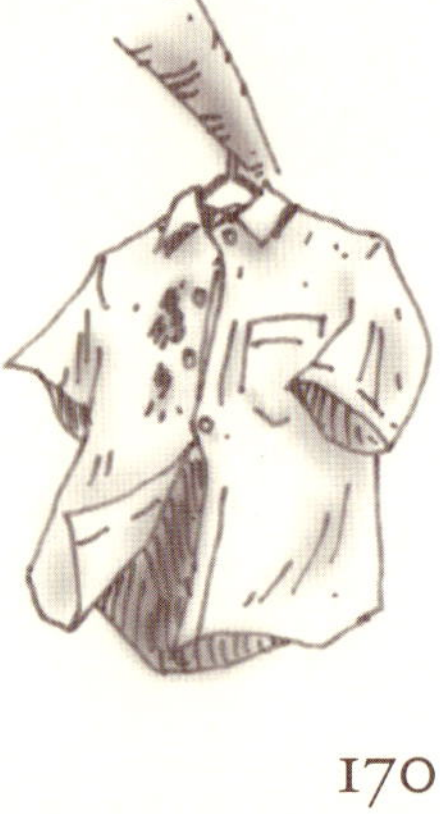

1　血管壁を損傷しないように、通過性の良いポリプロピレンやナイロンのモノフィラメントの糸で、針は丸針が基本。太さは血管径によって5-0から8-0などを使用。

2　この状態だと出血は必至。自宅で出血すると命取りになることもあるので要注意。

3　腹直筋を季肋部で切離し、深下腹壁動静脈の血管茎を支点に、尾側に移行する有茎移植。

「いや、感染がコントロールできないこともあるし、血管が再破裂するかもしれない。[4]しばらく入院して頂いて様子を見よう」と長瀬は慎重に答えた。

その時、手術室の扉が開いて看護師が慌てて入ってきた。

「長瀬先生、第三手術室、婦人科の手術室で血管損傷です。すぐ来てください」

長瀬と亮介が駆け付けると、麻酔科の佐藤洋兵が慌ただしく輸血の指示を出していた。

「状況は？」と長瀬が訊く。

「総腸骨動脈の損傷です。[5]腫瘍が癒着していて。止めようと思ったんですが手こずってしまって一リットル程出ています」

婦人科の佐々木麻衣子が出血部を圧迫しながら答える。

「佐々木先生、阻血時間はどれぐらい？」[6]と長瀬。

「十分くらいです」佐々木は時計を確認した。

「佐藤先生、もうちょっとだけ出血するけど大丈夫？」長瀬は佐藤に了解を得る。

「分かってるよ。さっさと止めちゃって」佐藤がモニターを見ながら言った。

二人は急いで手洗いを行い、手術に入った。

「渕上、鉗子じゃない、吸引だ」

長瀬は、出血部を把持しようと鉗子を持つ亮介にそう叫ぶと、血管を圧迫していた左手を緩めて、出血部位を確認した。噴水のように噴き出る出血に吸引

4 再出血するようなら、膿瘍腔を回避してバイパスが必要になることも。数週は観察が必要。

5 総腸骨動脈の場合、臀筋群を含めた広い範囲の阻血となる。外腸骨動脈であれば下肢に限定。血管の圧迫やクリッピングで阻血になる範囲を知ることが重要。

6 阻血時間も重要。とかく出血量に気をとられるが、阻血範囲と阻血時間に注意を。

が間に合わない。

「よし、これなら縫合できそうだ」

長瀬は一瞬の無血野に血管の破綻部を確認すると、再び左手で圧迫する。そうしながら右手で出血部の中枢側と末梢側で血管を剥離して、クランプを掛けるスペースを確保する。

「大出血だからといって、無暗に鉗子で摘まんではダメだ。[7] 止血できても血管壁を損傷すると、縫合できなくなる。[8] 冷静に出血部の状態を確認してから、その前後にクランプを掛けるんだ」

損傷部の縫合を終え長瀬は時計を見る。「阻血時間は三十分以内だな。佐藤先生、解除するよ[9]」

両下肢に血流が戻り、皮膚にうっすら赤みが戻った。

「とりあえず、ビール。それとタン塩、ハラミ、上ミノ、あとキムチね」

その日の夜、亮介は江草俊一と藤井明日香を連れて焼肉屋に繰り出していた。

「今日は血管の修復が二件もあってな。出血を見るとつい血管鉗子で摘まみたくなるけど、そのたびに長瀬先生に怒られたよ。それは止血するための道具で修復するためのものじゃないってね」

亮介は手術を振り返る。「とりあえずのビールはいいけど、とりあえずの止血は修復を難しくするんだ」と亮介は機嫌よくビールを流し込む。二人の患者の下肢が救えた達成感からか、いつになくピッチが速い。

7 ドベイキーやペアン、サテンスキーは止血用の血管鉗子、修復するならブルドック鉗子などの血管クランプを使う。止血目的であっても、無暗に鉗子で摘まずに、まずは出血部位の確認を。大血管からの失血は生命維持を脅かす事態だが、慌てて血管を損傷するような処置をすると、その修復のために阻血時間が長くなりかえってリスクが増すことに。もちろん、阻血による組織障害より止血が優先される場合はこの限りではない。

8 血管壁の挫滅により、縫合できない場合や縫合により狭窄を来す場合には、損傷部分を切除して端端吻合を行う。無理な縫合を行うと血栓が生じるので、見極めが重要。

9 大血管の長時間の阻血後の再灌流では、再灌流障害に注意。下肢の数時間の阻血では、透析を行っても再灌流によって死に至ることもある。

「俺だったらパニックです。本物の医者を呼んでくれって叫んじゃいそう」

俊一は身震いしつつもハラミを頬張る。

「慌てて対処すると、かえって事態を悪化させる。今日はいい経験になったな。君たちも覚えておきなさい」と亮介は胸を張った。

「先生！　タレ、こぼしてますよ！　白シャツなのに」と明日香が亮介の胸元を指さした。

「わっ」と慌てた亮介は、慌てておしぼりでシャツを擦る。[10]

「だめですよ、擦っちゃ！　油じみはまず乾いたティッシュとかでそっと油をふき取るんですよ。それから、裏側にハンカチを当てて表から石鹸水を付けたティッシュで押さえて拭かないと。状況を把握せずにとりあえずの応急処置をすると、事態が悪化するんじゃなかったんですか？」

10
やっちゃいますよね。酔っていると特にね。

見通しの悪い
条件反射は
たいてい
ロクなことに
ならない。
ボールに集まる
子供のサッカー
みたいなもんだ。
訓練された
条件反射ならいい。

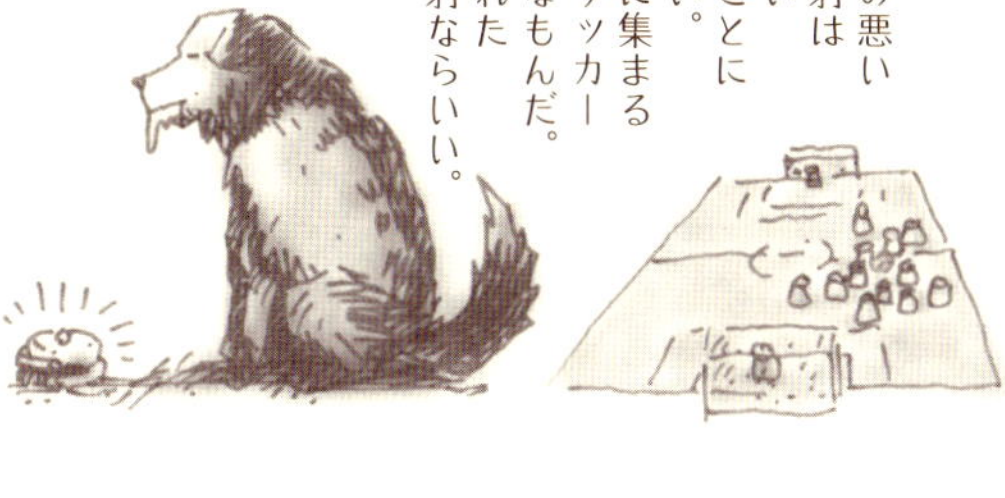

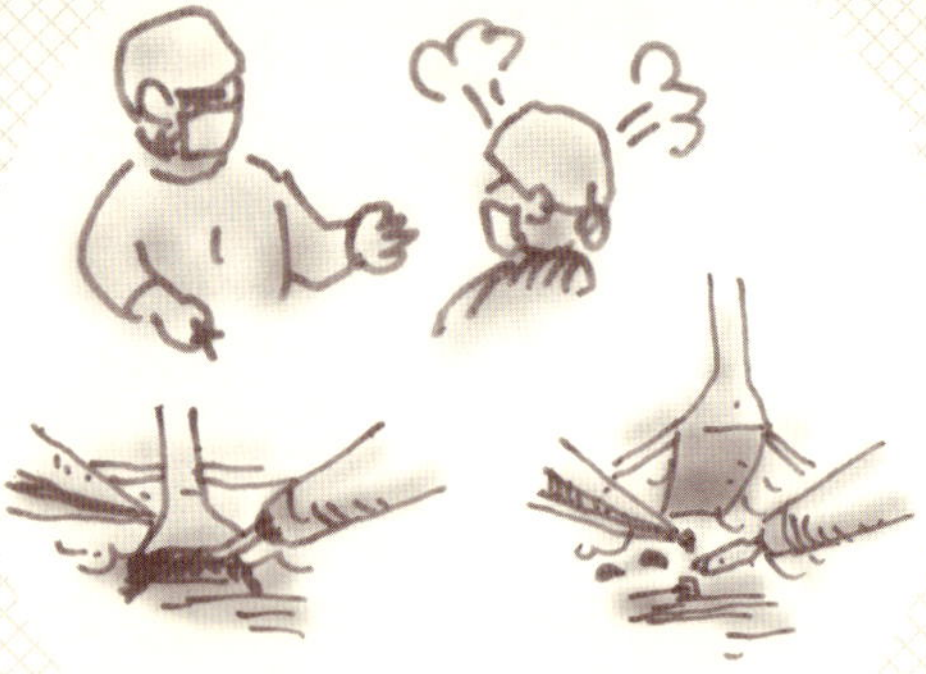

今回はおもしろい。
アクシデント反射だ。

出血した時に
筋鈎で術野を作っている助手が
反射的に止血道具を取るために、
筋鈎をゆるめて
術野を変えてしまう、
なんてのがよくある。
気を利かせているつもりでも、
これでは肝心の止血点が
分からなくなってしまうので、
術野の維持を続けてほしい。

術者は術野を
記憶しているので、
なるべく同じ術野で続けたい。
僕はライトの当たり方が
変わるだけでも
すごく気になるので、
少なくとも手術操作中は
ライトを動かさないでほしい。
術者によるんだろうけど。

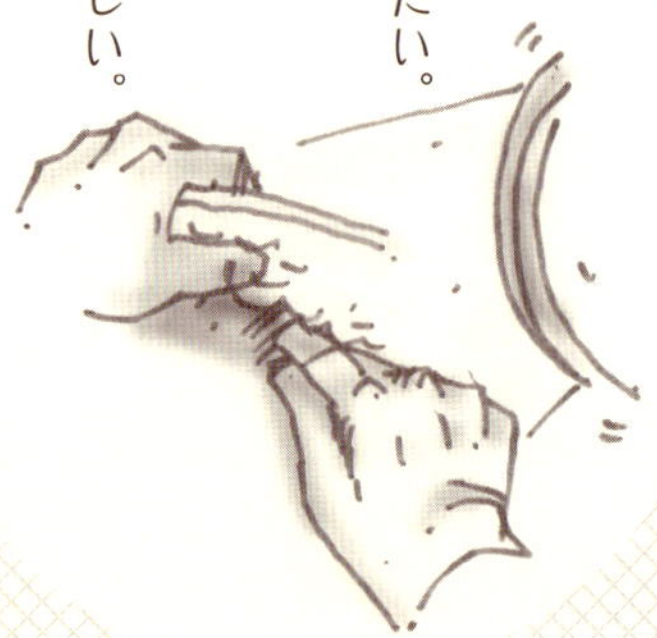

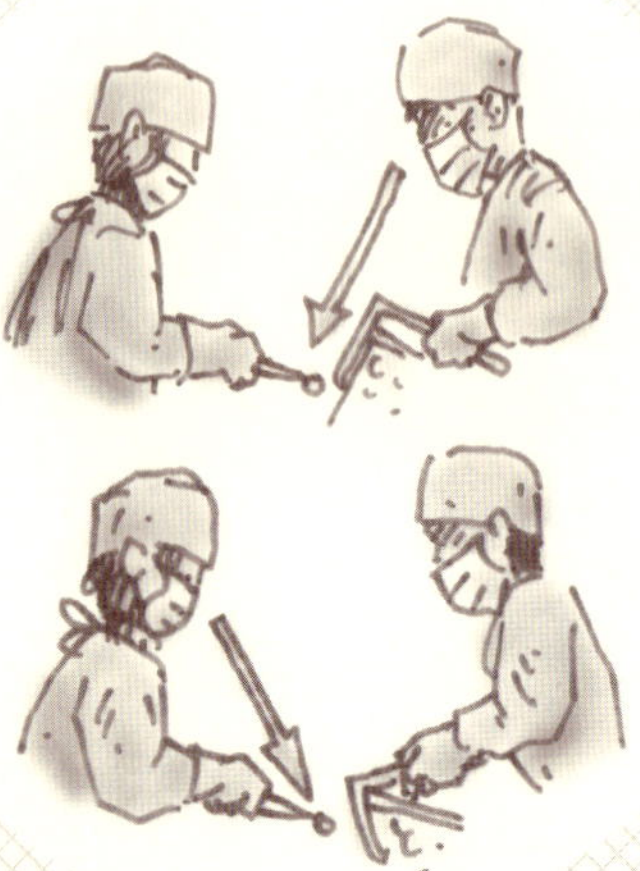

反射ではないが、
筋鈎を引く時にも
自分が見えるように
するのではなく、
術者と術野の視線に
平行に引いて、
術者がよく見えることを
優先してほしい。
手が必要な時は、
助手も術野が見えるように
指示するから。

止血の技

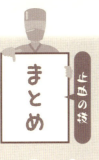

まとめ

1 血管損傷は、**止血目的**か**修復目的**かで止血操作が異なる

2 修復する場合は、**無暗に鉗子で摘ままずに**出血部位を確認する

3 大血管の損傷では、**阻血時間**と**再灌流障害**に注意する

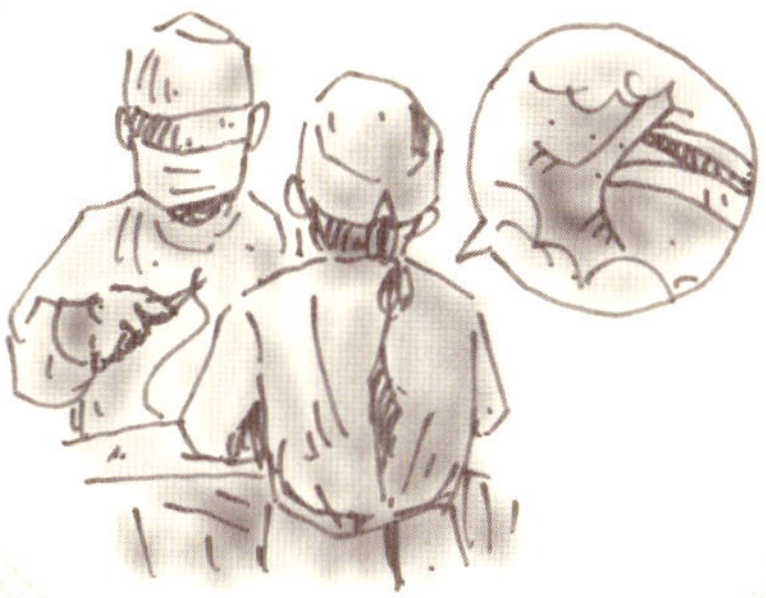

でも、
なんでも指示待ちよりは、
血管の枝を剥離している時に、
助手なりに判断して
止血道具を準備しておいて
くれたりすると、
とても助かるんだよな。
わがままな術者と手術するって
大変だよね〜

COLUMN

制作秘話～本書の絵

寺尾先生の文章は
文学的で味がある。
どんな絵が合うか
悩みました。

今回の画調も
新たな試みです。
その方法を紹介します。

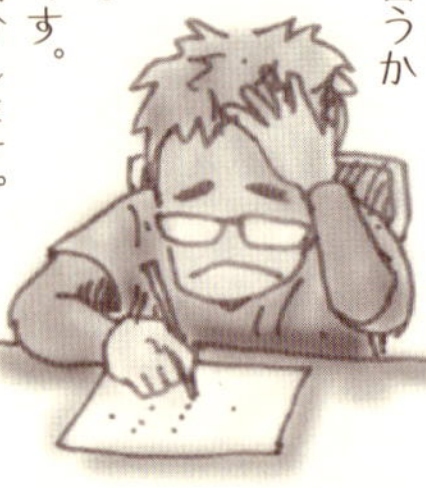

1

まずは、
鉛筆で下書き。

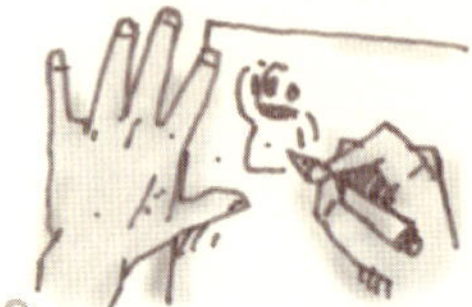

2

次に、トレーシングペーパーに
ペンで清書。

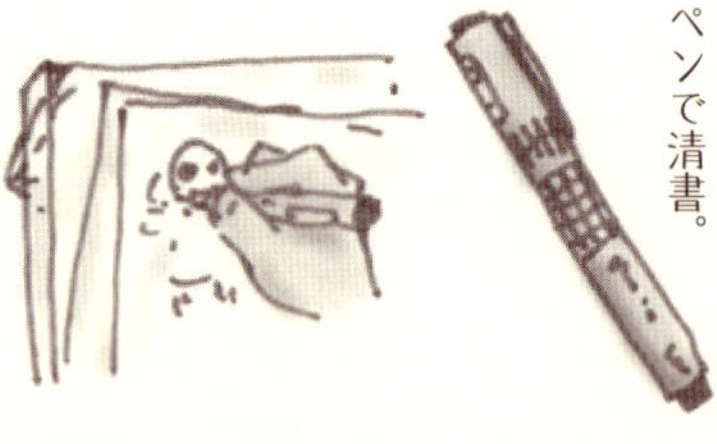

今回主に使用したペンは、
PILOTの
DRAWING PEN油性の
02と08です。
紫色のペンです。
ほわーっとした線が描けます。

3

スキャナーで
取り込んで、
Photoshop®で
読み込みます。

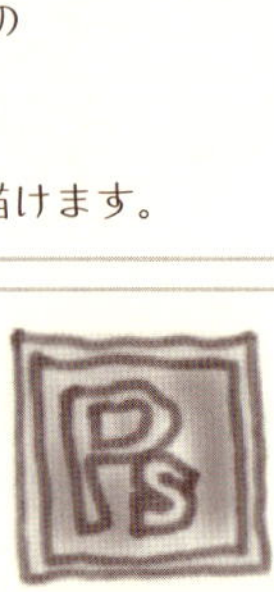

4

スキャナーで
取り込んだままだと、
背景が
グレーなので、
レベル補正で、
背景を
真っ白にします。
ペンの濃さも
調整できます。

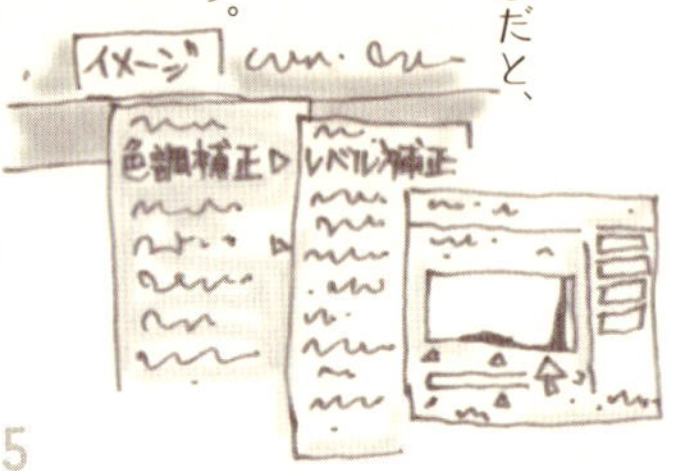
イメージ
色調補正
レベル補正

5

不透明度も流量も
30%くらいに下げた
ブラシツールで
色付けです。

モヤモヤっと
明るい色から
色付けします。
重ね塗りすると
いい感じになります。

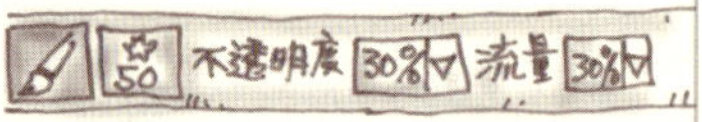
50
不透明度
30%
流量
30%

6

アナログペンと
トレーシングペーパー
Photoshopだけで、
描きました。

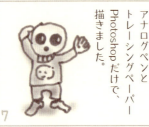

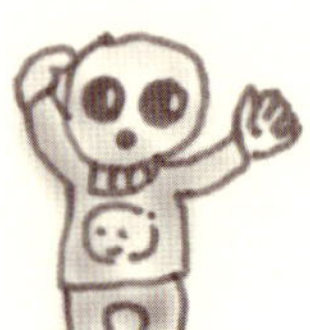

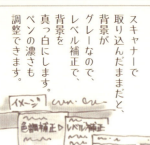

7

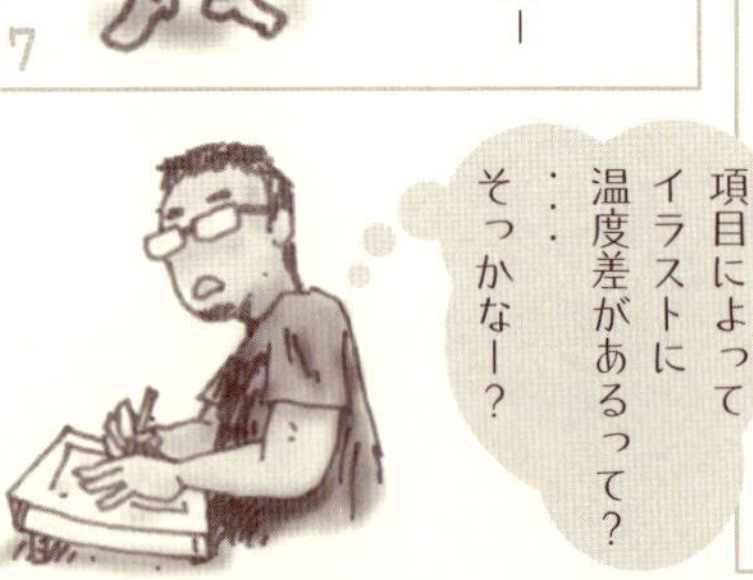
項目によって
イラストに
温度差があるって?
・・・
そっかなー?

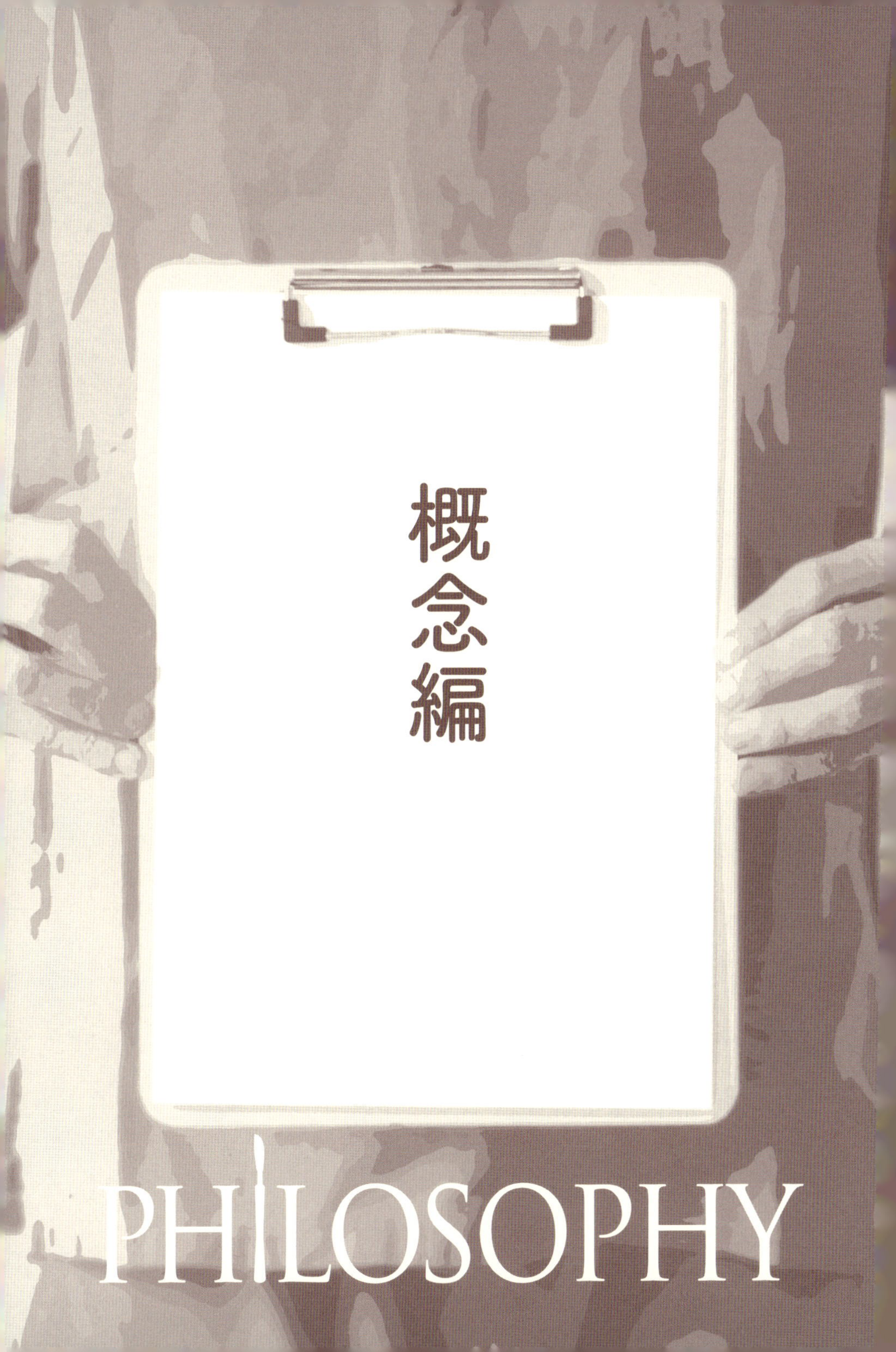

概念編

PHILOSOPHY

PHILOSOPHY

21 手術の流れ

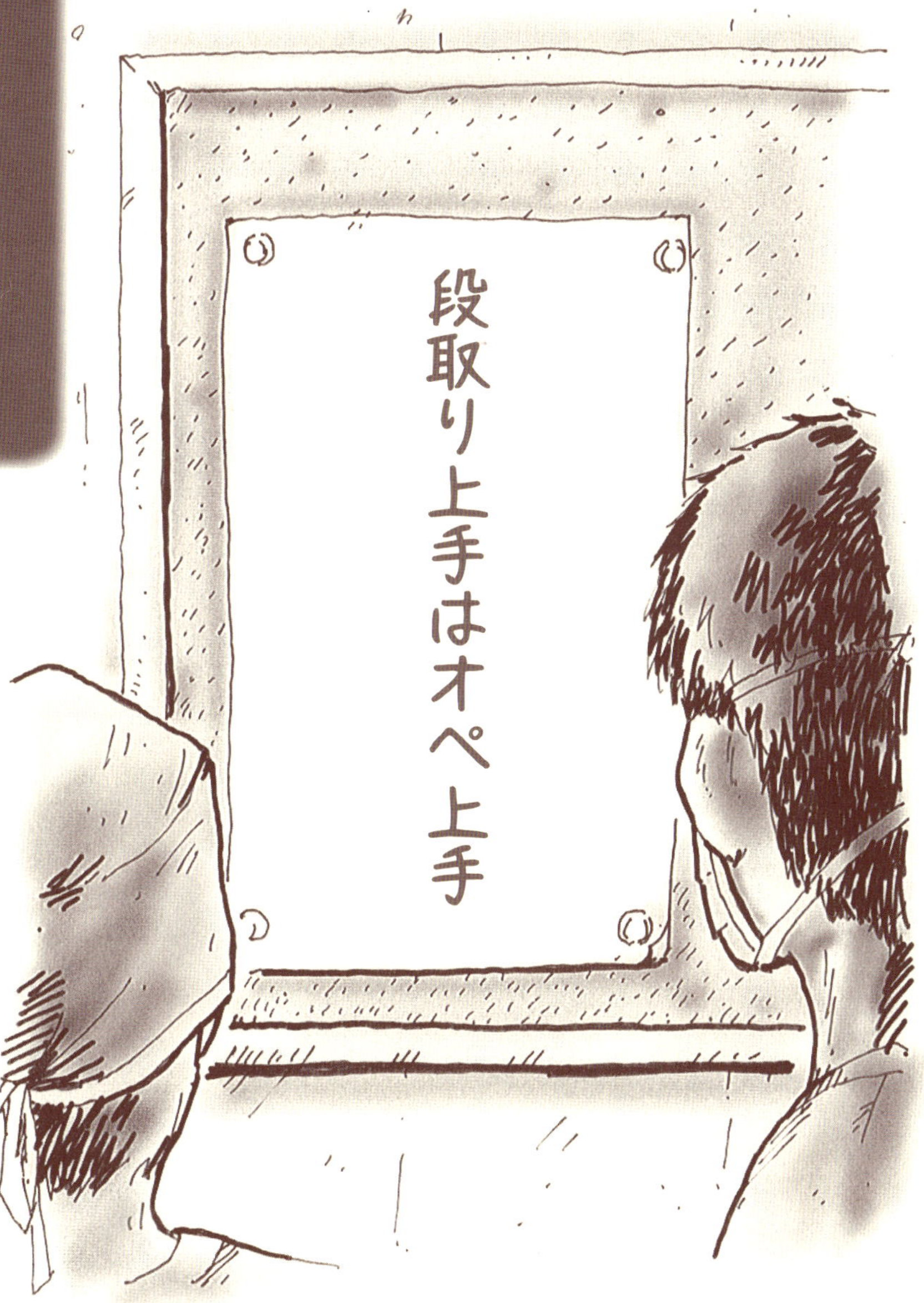

執刀から終刀まで指揮を執る

――緩急つけて流れを作る

軒下のほのかに甘い山茶花《さざんか》の香りに誘われて、相葉和也は小さな数寄屋門《すきやもん》をくぐる。手水《ちょうず》の脇の白い花を愛でながら、「福江」の格子戸をガラガラと開けた。

「あら、相葉先生、いらっしゃいませ。長瀬先生もいらしてますよ」とおかみの優香がほほ笑む。薄柿色の結城紬《ゆうきつむぎ》の袖に、かすかに漂う白檀《びゃくだん》の香りも心地よい。

「お二人ともいつも仲がいいのね。恋人同士みたいよ」

「優香さん、誤解されないようにこいつに誰か紹介して…」と妻帯者の長瀬が言いかける。「ていうか優香さんじゃ駄目なの？　相葉の片思い、叶えてやってよ」

ゴホゴホゴホッ…

板場で優香の父親がわざとらしく咳き込む。今日は六人客のコース料理で忙しそうに立ち回っていたが、話はしっかり聞いていたらしい。

二人が熱燗でレンコ鯛の南蛮漬け[1]をつついていると、新見理子と谷口茉奈が賑やかに入ってきた。麻酔科の学会で全麻手術ができないこの日を狙って、二人でクラシックコンサートに出かけていたのだ。[2]

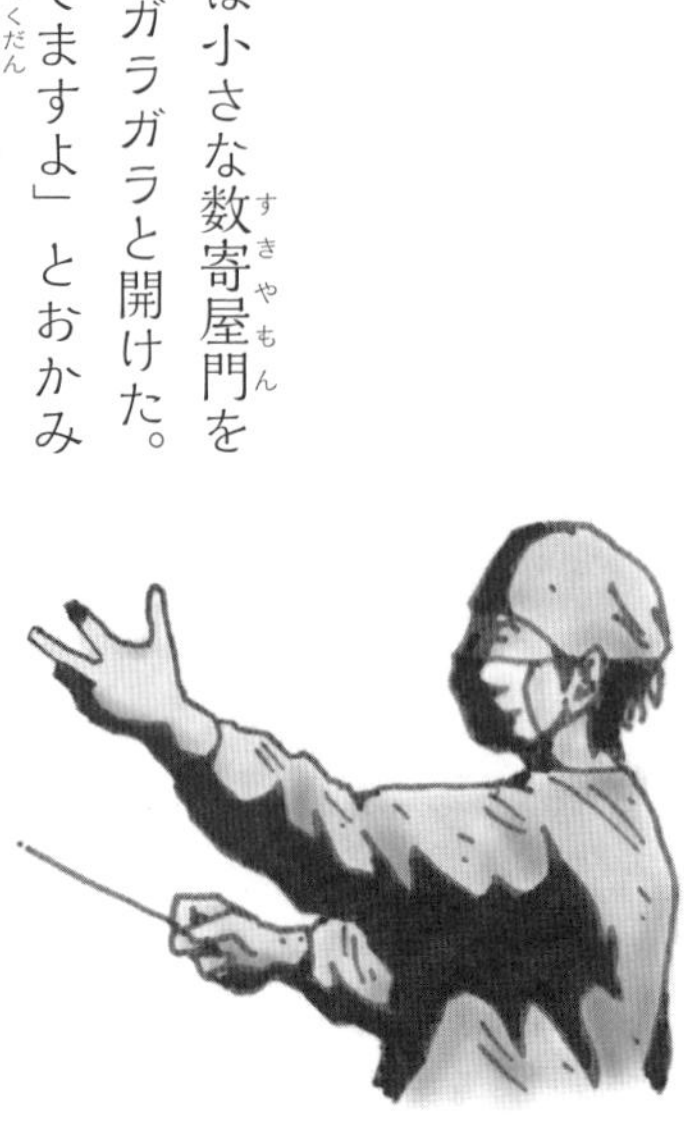

1 レンコ鯛（キダイ）は真鯛よりやや小ぶりだが、尾頭付きで塩焼きや煮つけにしやすい。長崎では南蛮漬にすることが多い。夏から秋が旬。

2 春の日本麻酔科学会と秋の日本臨床麻酔科学会は要チェック。緊急手術以外はできない可能性が大きい。プライベートの予定を入れるには絶好のチャンス。

「クラシックの帰りにワインじゃなくて日本酒ってところが二人らしいな」と相葉はカウンターの隣の席を勧めた。

「ワインはコンサートの前と休憩時間に飲んじゃいました」と茉奈が舌を出す。

「感動したら、おなかが減っちゃって」と新見が薄手のコートを脱ぎながら答えた。

「指揮者の大友さん、素敵だったなぁ。指揮者のタクトって魔法の杖みたい。違う国の違う時代の音楽なのに感動だわ」と茉奈がうっとり呟いた。

「音楽の感動は国柄や時代によるものじゃなくて、もっと個人的なものなんじゃないかな。人それぞれの琴線に触れるのよ。喜びや悲しみは自分のものだからね[3]」

音楽好きの新見の持論である。

「指揮者って、譜面の音符から自分の音楽を創り出すんだろ？　なんだが、素材から料理を作る板前さんみたいだな」と、これは音楽に疎い相葉の解釈だ。

「俺たち外科医だって、指揮者みたいに手術全体を執刀から終刀まで、滞りなくコントロールすることが必要だよな。流れのある手術は患者の利益だけじゃなく、麻酔科医や手術室看護師の信頼につながるからね。それに時間のロスがない手術は病院経営的にも意味がある。琴線じゃなくて金銭のほうね」と長瀬が言った。

「つまんねぇ」と相葉が舌打ちをする。「だけど、長瀬たちがやってる再建手術は、複数の術野でやるから流れを作るのは難しいんだろ？」

3　小澤征爾さんがこのようなことをおっしゃっていた。

再建手術では、悪性腫瘍の切除部位と移植する組織の採取部位の二つのチームで手術を行うことになる。移植する組織が二つある場合は三チームになる。移植床の準備、移植組織の採取、採取した組織の加工、血管吻合による移植、それぞれの術野の工程が同時進行で行われる。[4] 無駄な待ち時間が生じないように、役割分担を決めて操作の手順を組み立てることになる。[5]

「それぞれの作業の複雑さやそれを担当する医師の技量を考えて、助手の配置や時間配分の段取りをしないとね。術者には全体の流れを作ることが求められるってことだ」

「再建手術は、切除する科の先生も段取りに入れないといけないから大変ですね」

新見が付け出しを食べながら推し量る。

「分かってるじゃない、新見先生。切除する先生によって手術時間が違うからね。俺たちは切除が終わってから呼ばれるんで、朝からの仕事のやりくりや昼飯のタイミングまで段取りが必要になるわけ」[6] と長瀬が答えた。

「うん。やっぱり親父さんとおんなじだ」相葉は持論から離れない。「今日みたいなコース料理を先付け、お造り、煮物、焼き物、最後の止め椀と客のスピードに合わせて提供するっていうのも、指揮者みたいなもんでしょ？　それが馴染の客なら食べるスピードも読めるしね」相葉は板場の親父さんに同意を求めた。

「そうだね。私らはあくまでお客さんのペースに合わせるけど、食事の『間《ま》』

4 例えば舌と下顎を切除する場合、腓骨皮弁で下顎再建、腹直筋皮弁で舌再建、それらを頭頸部の操作と同時進行で行うために、ロスのない段取りが必要になる。

5 縫合糸や器具を頼む場合も、使う段階でオーダーするのではなく、必要な時に使えるように前もって頼んでおくことが必要。オペ看との呼吸も大事。

6 再建外科医は腫瘍の状態や切除医の技量も考えて、段取りをする。待ち時間を他の仕事に有効に使う。午睡は決してしない？

は長すぎても短すぎてもよくないんだよね。その間ってのもお客さんによって違うから、食事の様子で塩梅を見てるかな。指揮者だってその人の音楽性で、ゆっくりやったり早くやったりってあるんでしょ？」

「確かに、カラヤンの間とチェリビダッケの間は違うものね[7]」と新見が首肯《しゅこう》した。「感動は個人的なものだから好き嫌いがあるとしても、どちらも音楽として完成している。おれはチェリビダッケ派だけどな」と長瀬も同意する。

「指揮者は自分の間を表現するんだね。先生たちにとっての良い間は、無駄がないってことでしょ。そのために段取りをやる、その結果が時間短縮につながるってことなんだね。私らはお客さんの間を大切にする。食事や会話の流れを作るようにね」

という親父さんに

「さっきは絶妙な間でわざとらしく咳をして、話の流れを止めたくせに」と相葉は独《ひと》り言《ご》ちた。

7 作曲者の指示よりも遅いテンポで指揮することもあったチェリビダッケは、毒舌でも知られており、早いテンポで人気を博したカラヤンを「コカ・コーラ」などと批判した。

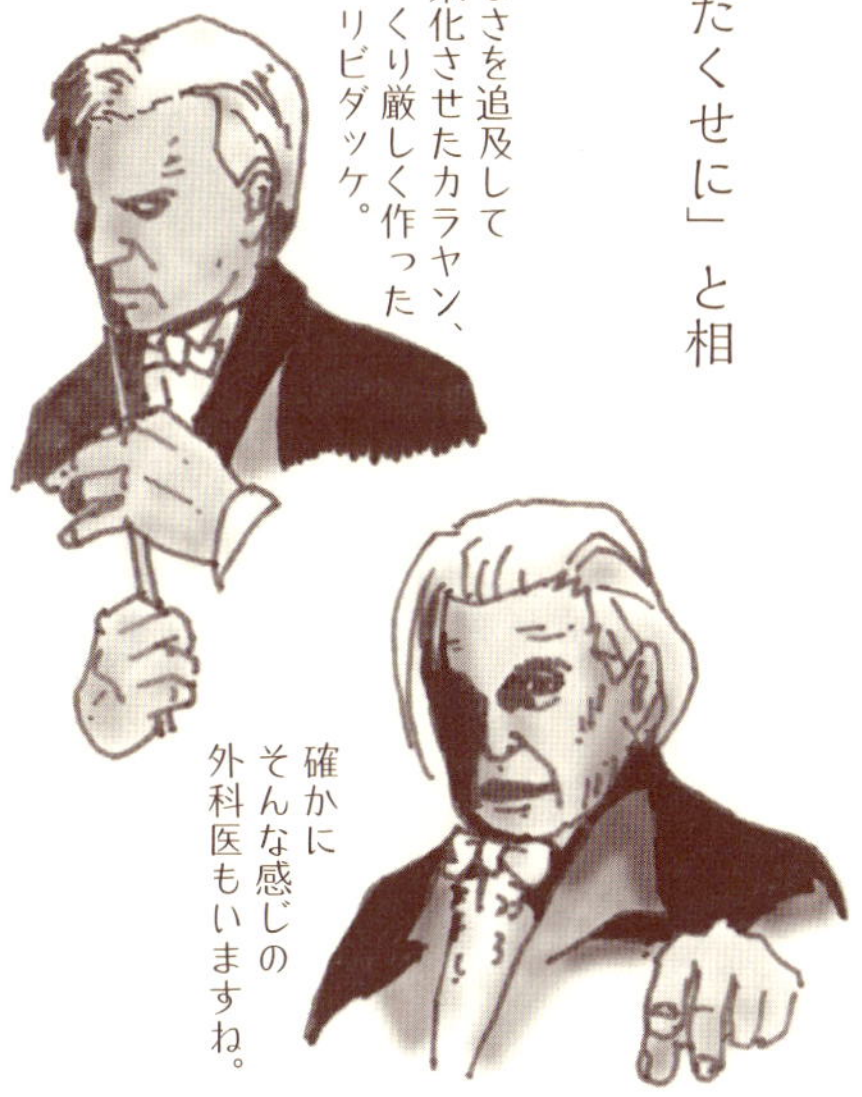
美しさを追及して大衆化させたカラヤン、じっくり厳しく作ったチェリビダッケ。
確かにそんな感じの外科医もいますね。

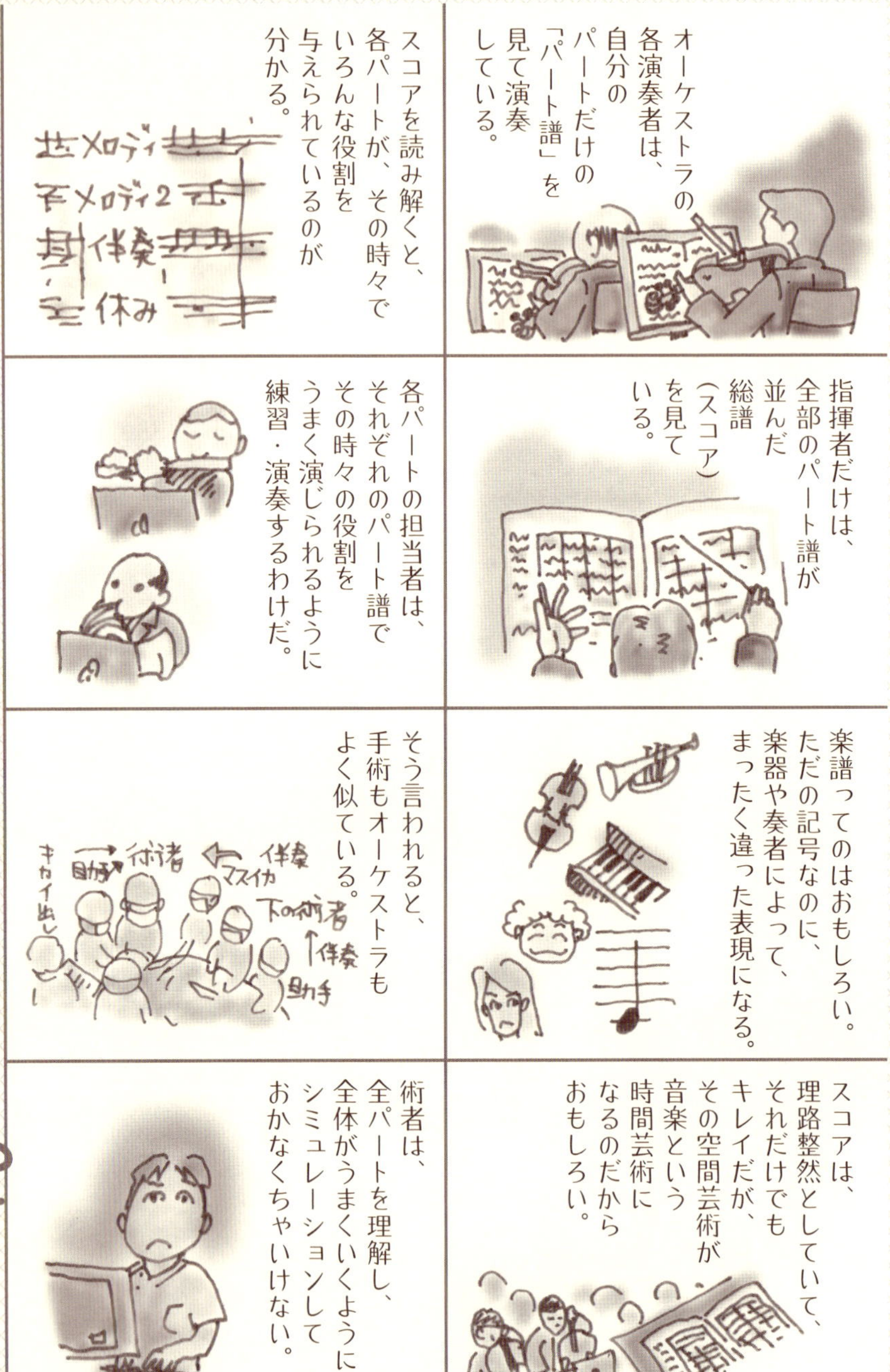
オーケストラの各演奏者は、自分のパートだけの「パート譜」を見て演奏している。
指揮者だけは、全部のパート譜が並んだ総譜（スコア）を見ている。
楽譜ってのはおもしろい。ただの記号なのに、楽器や奏者によって、まったく違った表現になる。
スコアは、理路整然としていて、それだけでもキレイだが、その空間芸術が音楽という時間芸術になるのだからおもしろい。
スコアを読み解くと、各パートが、その時々でいろんな役割を与えられているのが分かる。
主メロディ
副メロディ2
伴奏
休み
各パートの担当者は、それぞれのパート譜でその時々の役割をうまく演じられるように練習・演奏するわけだ。
そう言われると、手術もオーケストラもよく似ている。
キカイ出し
助手
術者
マスイカ
伴奏
下の術者
伴奏
助手
術者は、全パートを理解し、全体がうまくいくように、シミュレーションしておかなくちゃいけない。

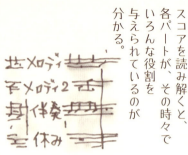

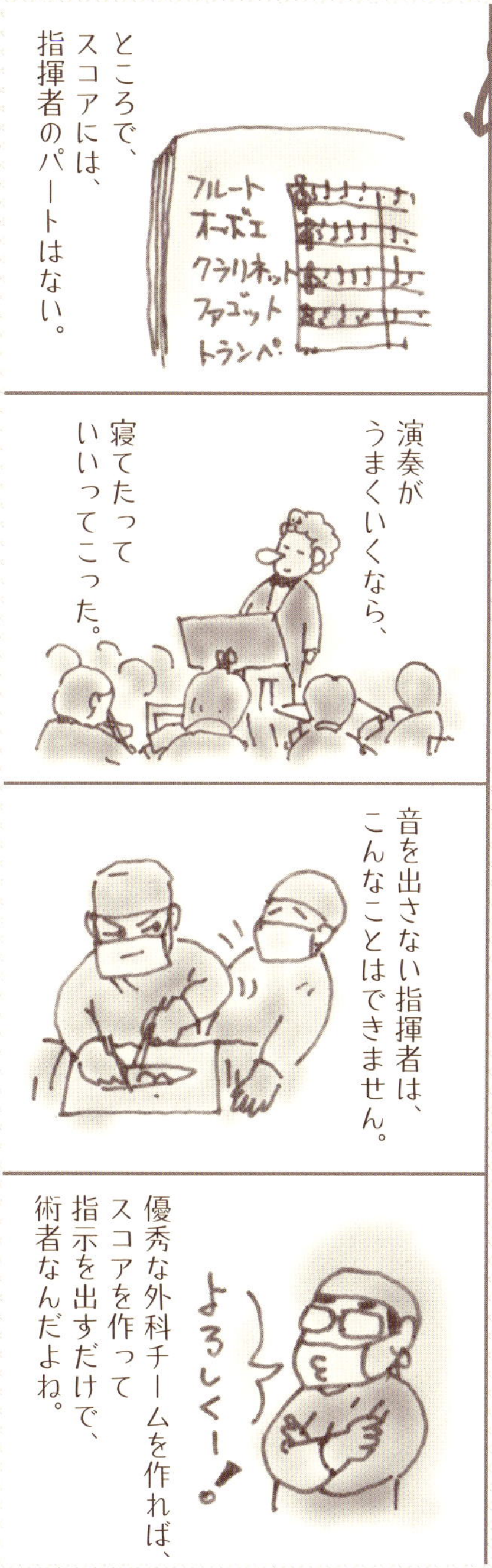
ところで、
スコアには、
指揮者のパートはない。
フルート
オーボエ
クラリネット
ファゴット
演奏が
うまくいくなら、
寝てたって
いいってこった。
音を出さない指揮者は、
こんなことはできません。
優秀な外科チームを作れば、
スコアを作って
指示を出すだけで、
術者なんだよね。
よろしくー!

手術操作をすることばかりが、外科医の仕事じゃないってこと。
腕に自信があっても、指揮者になれなきゃ、よい手術はできるようになりません。
教育で優秀な外科医を育て、
よい外科チームを作ることで、更なるパフォーマンスが生まれるんだろうな。

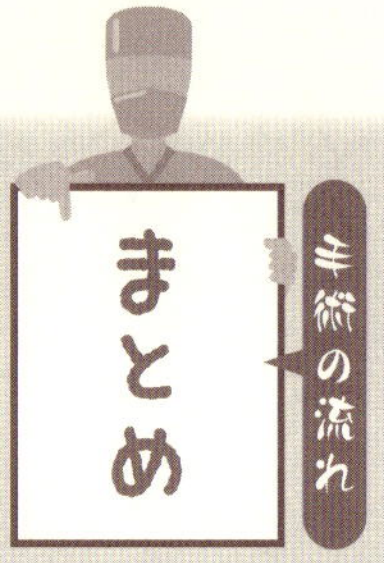

1 術者は各パートの進行を見て、**全体の流れを作る**

2 休止を作らぬように、糸や器具は**使う前に頼んでおく**

3 調和をもってテンポよく、**大切な局面では急がない**

22 シミュレーション

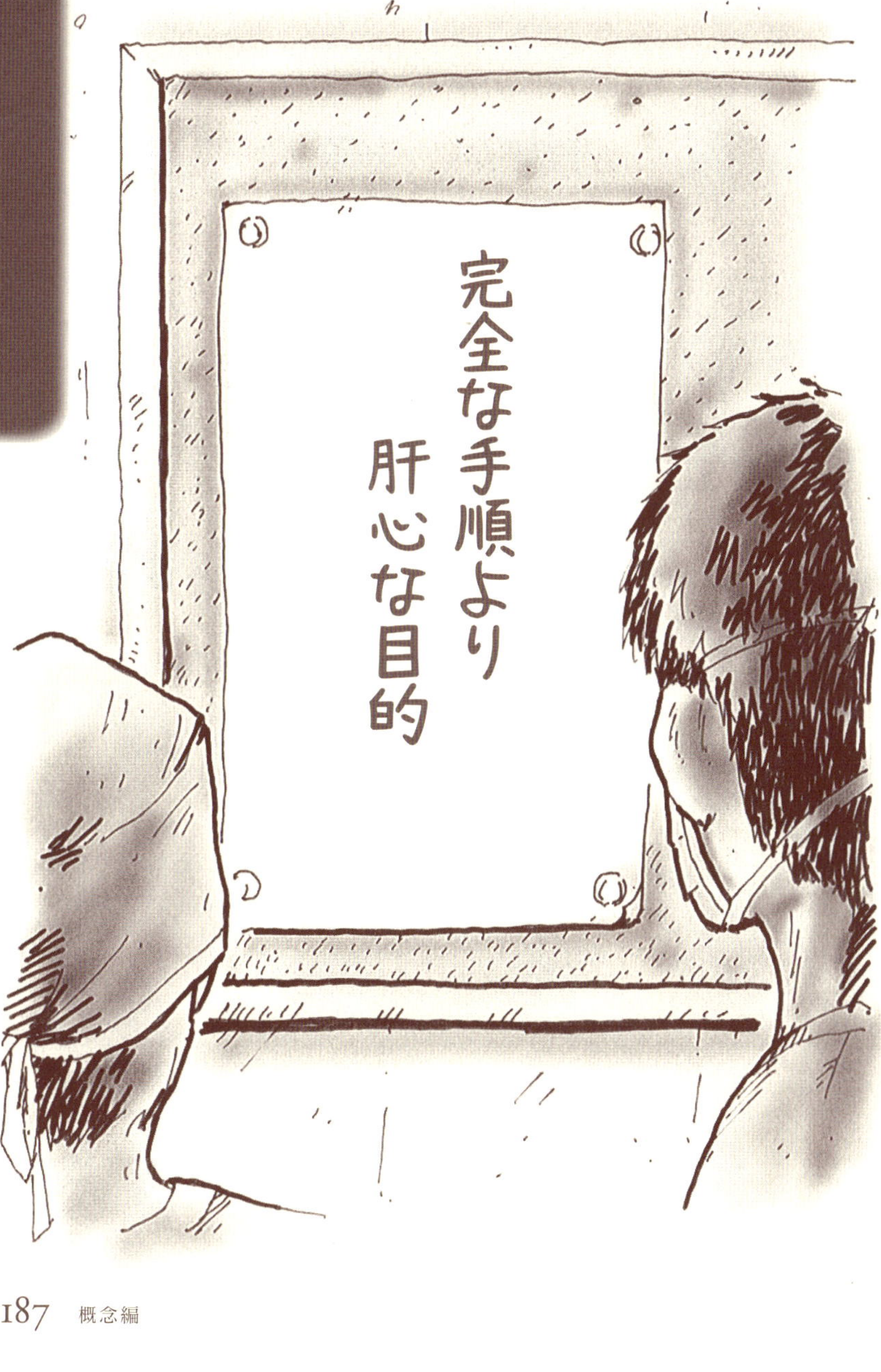

シミュレーションとリスクマネジメント
——手順にとらわれ目的失しては本末転倒

パリ発、日本航空四十六便が定刻通りに羽田空港に降り立った。到着ロビーが何やら浮き出しだった空気に満ちているのは、心地よい異国の言葉のアナウンスのせいか、それとも到着ゲートから現れる人々の多様な心持ちのせいか。その中に疲れ切った表情の二人の日本人がいた。江草俊一とその妻、麻衣である[1]。俊一が仕切り直しのプロポーズに成功してから半年あまり、二人は一週間前に入籍して新婚旅行に行ったのだが…

「ただいま戻りました」

俊一が土産を抱えて医局に入ってきたが、その声に元気がない。

「お帰り。新婚旅行、楽しめたか？」と振り返る相葉だが、冴えない顔をした俊一を訝《いぶか》しんだ。「どうした、時差ぼけか？」

「それが、みっちり計画を立てた旅行が予定通りに進まなくって」

「なになに？　なんだか面白そうな話ね。詳しく教えて」

俊一の憂鬱は、同期の藤井明日香の好物でもある。

「計画は完ぺきだったんだよ。パリの美術館を回りたいっていう彼女のリクエ

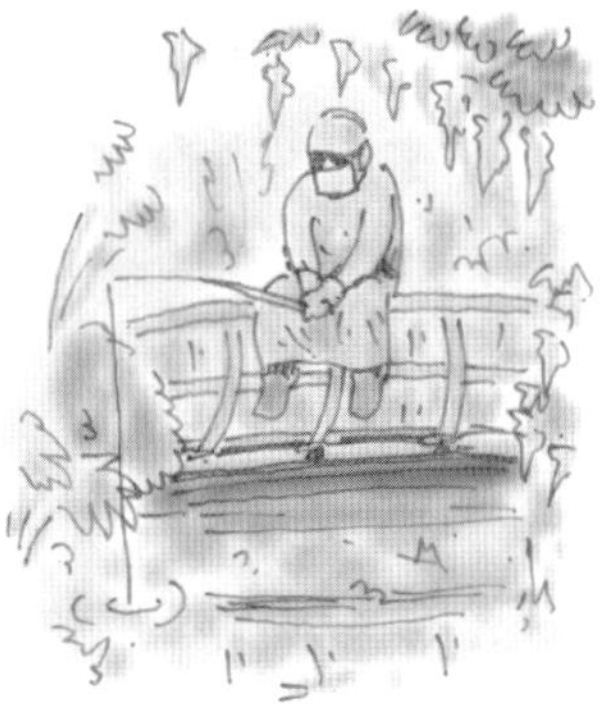

1 基礎編1を参照。相葉のアドバイスもあって（？）無事結婚できた模様。

ストと、シャモニーでスノーボードを楽しむっていう僕の希望を両方とも叶える旅程を練って、飛行機とホテルを予約して行ったんだけど[2]」

「計画倒れってわけね」と明日香が先回りする。

「うん。休館日を避けて月曜にルーブル、火曜にオルセーを観に行ったまでは良かったんだけど、モネにすっかり魅せられた彼女がオランジュリー美術館も行きたいって言い出して、だけどその日は休館日だったから最終日に行くことにして、翌朝ジュネーブ経由でシャモニーに行ったら吹雪いていて麓《ふもと》のホテルから出られないし、その翌日はスノーボードを強行したけど視界が悪くて景色が見えないし、パリに戻る飛行機は遅れるし、結局オランジェリーにも行けないし、行きたかったレストランも改装工事中だったし、そもそもスケジュールに余裕がないし…」

「分かった、分かった。俺が一週間しか休みを許可しなかったせいだな。悪かったよ。来年五月の披露宴の時も休暇を取らせるから。で、プランBはなかったのか？[3]」と相葉が訊いた。

「プランAがあまりにも完ぺきだったんで…」

「お前の頭にはリスクマネジメントって概念がないのか？」

やれやれ、と言いつつ、出番とばかりに相葉は腕を組む。

「手術の準備って、何をする？」

「それは、手術書や解剖書、論文なんかを見たり、助手の時の所見を確認し直

2 シャモニーはフランス東部、スイスとの国境近くの町。モンブランの麓にあり、スキーや登山で人気。冬季オリンピック発祥の地。

3 課程のシミュレーションは一つだけでは不十分。手術によってはプランCやプランDも必要。大切なのは過程ではなく目的を達成すること。術中所見によってはプランBが第一選択に格上げされることもある。

したりして予習をします。手順のシミュレーションも頭の中でちゃんとやってます」と俊一は自信を持って答えた。

「腫瘍の所見が画像と違ったら？　陥りやすいと書いてある落とし穴に実際嵌《はま》ってしまったら？　損傷しないように気をつけろと書いてある血管や神経を傷つけてしまったら？　そういうシミュレーションはやってるか？[4]」

相葉はいつもの癖で耳かきに手を伸ばそうとするが、谷口茉奈の視線に気付いてその手を引っ込め、代わりに後頭部を撫でつけた。

「手順をさらうのは成功の予習に過ぎない。想定されるトラブルや想定外のことを想定して対処法まで考えるのが、準備というもんだ」

「そこまでは考えていませんでした。すみません」

「教科書通りに手術することが目的じゃないだろ？　腫瘍を取り切るという目的を見失って、手順に縛られるのは本末転倒[5]。目的に至る道筋をたくさん想定して準備しなさい。旅行は、まぁ、行き当たりばったりでトラブルを楽しむのも一興だけど、自分で新婚旅行をアレンジしたならプランBぐらい考えておくか、その場で臨機応変に対応しないとな」

「しかし先生、休館日や吹雪はどうにも…」

「オランジュリーが休館だったら、モネのアトリエや庭園があるジベルニー[6]に行くとかあるだろ。シャモニーが吹雪の予報だったら、スノボを諦めてパリに残ってもいいし、予定通り行って雪景色を見ながら二人でワインを傾けて語り合うのもいい。計画に縛られて、二人で時を過ごすという本来の目的を忘れる

4 Pitfallに嵌った場合に、どうするかを考えるのが予習。リスクを避けるだけでなく、ダメージを少なくする策を用意する。手術書の手順を暗記することだけが準備ではない。

5 手順の確認、予習の実行のために手術をするのではない。手術全体の大きな目的（腫瘍を完全に切除するなど）、それぞれの課程での小さな目的（血管の剥離、神経の温存など）を意識する。順番や視野は予習通りでなくても、臨機応変に変更する。

6 十一月から三月の間は開放されていないので要注意。パリから電車で一時間、モネの晩年のアトリエと住まいがある。あの水蓮の池や日本風の太鼓橋があってとても美しい（らしい）。

ようではまだまだだな。手術も結婚生活も臨機応変が不可欠、理想のシミュレーションだけでは失敗…」

最後の余計な一言に気付いた相葉は「俺のことはほっとけよ」と慌てて言い添えた。

「で、麻衣さんは怒ってるの？」と明日香の興味はシフトする。

「そんなことないよ。オランジュリーは次の楽しみに取っておくって言ってくれたし。それに…いや、やめとこ。相葉先生や明日香にはちょっと…」

「何よ、言いなさいよ」

せっつく明日香に、逆襲のチャンスを得た俊一は不敵な笑みを浮かべた。

「計画はこなせなかったけど、シャモニーで濃密な時間を二人で過ごせたからね。フフフ」

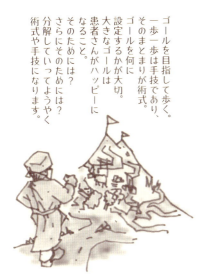

ゴールを目指して歩く。
一歩一歩は手技であり、
そのまとまりが術式。
ゴールを何に
設定するかが大切。
大きなゴールは
患者さんがハッピーに
なること。
そのためには？
さらにそのためには？
分解していってようやく
術式や手技になります。

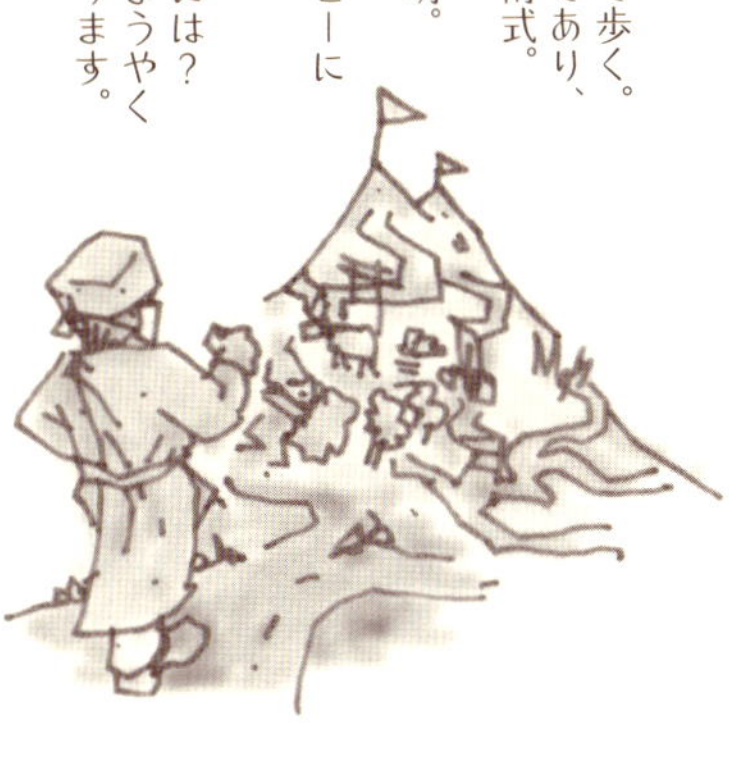

ふら～
じーっ
何してんの？
血管剥離です！
それ、血管じゃなくて枝だよね。
はぁ?!
さくっと剥離して早く切りなよ。

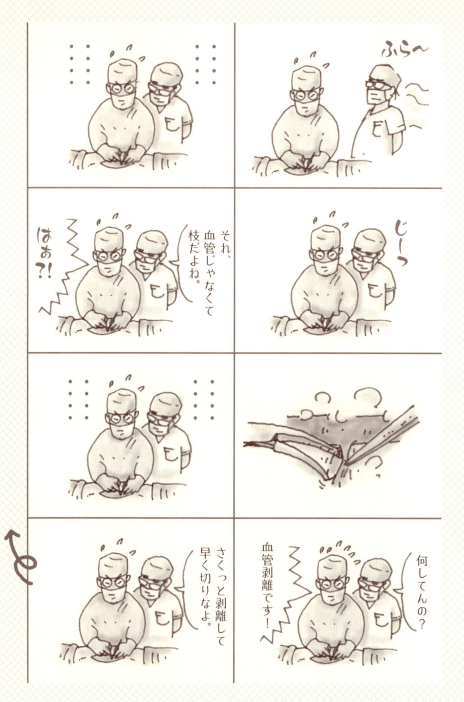

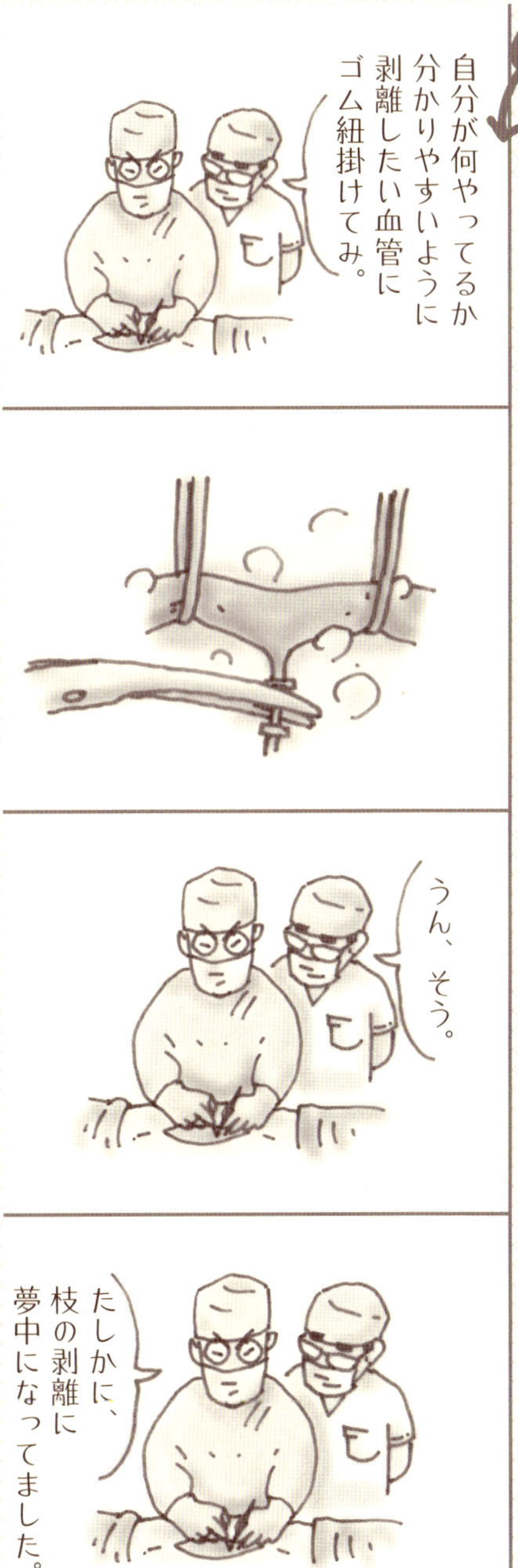
6
自分が何やってるか
分かりやすいように
剥離したい血管に
ゴム紐掛けてみ。
うん、そう。
たしかに、
枝の剥離に
夢中になってました。

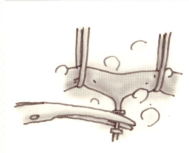

手技に没頭するあまり、ちょっとした目的を見失うことがある。
どうせ切らなくちゃいけないものを丁寧に剥離して
無駄な力と時間を使ったりしている。
大掃除の時に、細かいものの整理に夢中になっちゃうのと同じだね。
手技は目的達成のための作業です。
大きな目的と、それを達成するための小さな目的、
それらをまっすぐ見て、そこまでの最適なコースを選ぼう。

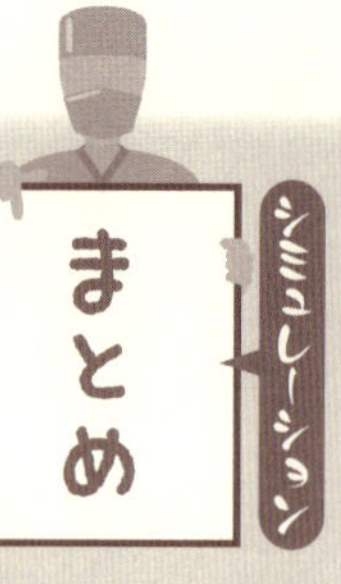

1 手術全体の**大きな目的**と、その過程の**小さな目的**を意識する

2 手順に縛られ、目的への**道を逸れては本末転倒**

3 成功だけでなく、**トラブルのシミュレーション**が大切

23 窮地の一手

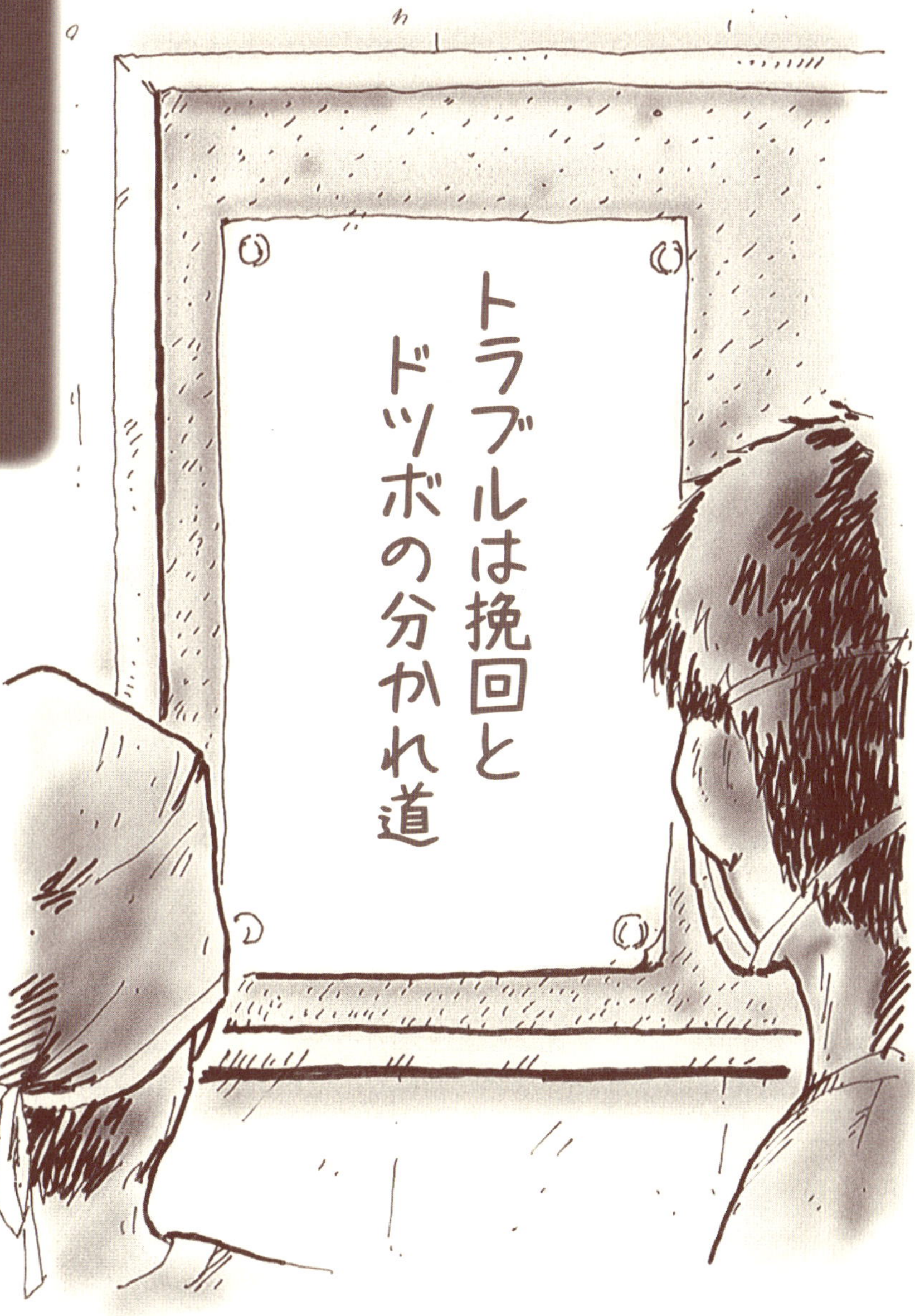

リカバリーショット
——起死回生の一打は、打てるところから

「ファーッ」

渕上亮介のティーショットは大きく右に曲がり、朱色に染まる林の中へと消えていった。

亮介は相葉たちと年に一度の医局ゴルフコンペ[1]に参加していた。昨年始めたゴルフはメキメキ上達し、この日も十七番を終えてスコアは九十四。最終ホールをボギーで上がれば、初めて百を切るという矢先のトラブルだ。

がっくり肩を落として赤朽葉に踏み入ると、ハゼノキの根元にボールを発見。グリーン方向はかろうじて開けている。前方の木間は二メートルの幅しかないが、幸いテークバックを取る空間はある。[2]

「よし、低い球でグリーンを狙えばパーが取れるかも」と渕上は欲をかいて小鼻を膨らませた。

力んで素振りを繰り返す亮介の姿をフェアウェイから見つめていた相葉和也は、この後の展開を予想してため息を漏らした。

「コーン」と乾いた音が響き渡り、亮介のボールは林のさらに奥へと転がっていく。そこからさらにミスを重ねて、このホールのスコアは十。

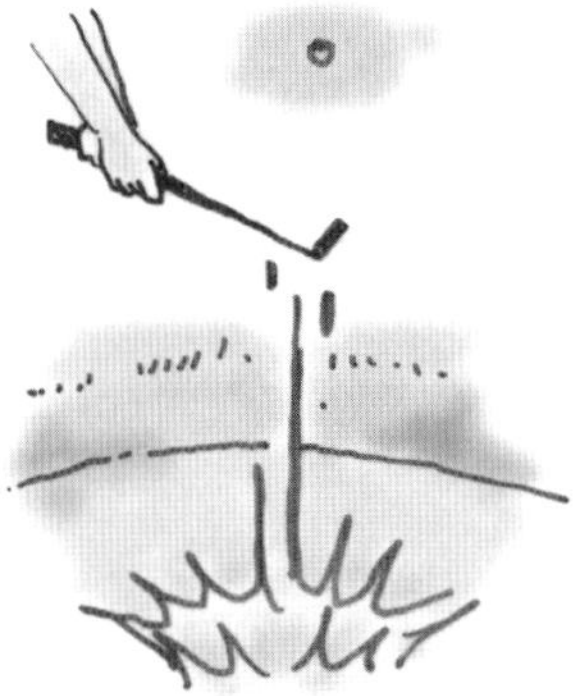

1 最近はゴルフ人口が減っているらしい。著者の施設でも、歴史ある外科ゴルフコンペが消滅した。

2 後ろに戻るしか選択肢がなければ諦めがつくが、僅かな可能性があるとスケベ心が出てしまう。そういう要素も含めてスポーツ（人生？）は面白い。

「やっちゃいました」

亮介は苦笑いを作ろうとするが、精根尽きて口角も上がらなかった。


翌日の月曜日、手術室の控室で相葉と亮介に江草俊一を加えた三人が、ゴルフの場面を振り返っていた。

「あの一打さえ木に当たらなければ九十台だったんだけどなぁ」といまだに引きずる亮介に
「ゴルフにタラレバは無いって教わりましたよ」と俊一が冷たく言い放つ。

「奇跡の一球に賭ける気持ちも分からないでもないけど」と相葉が二人に背を向けて電子カルテに入力しながら言った。「あのミスショットは当然の結果だな」

「どういうことですか？」と亮介が相葉に訊ねる。

「しまったという気持ちのまま、次の一打で挽回しようと思ってただろ。ガチガチに力が入って、自信がないのに欲を抑えきれないスケベ心が丸見えだったよ」

「そんなにディスらなくてもいいじゃないすか」と亮介が頭を掻く。

「ゴルフだからいいけど、手術ではイチかバチかの一打は許されんよ」

相葉は入力を諦め、椅子を回して亮介たちに向き合った。

「球聖と言われたアマチュアゴルファー、ボビー・ジョーンズ[3]って知ってるか？」

首を横に振る二人に相葉は続ける。「彼の言葉に『リカバリーショットは、

3 ボビー・ジョーンズ（米国1902–1971）、生涯アマチュアを貫いた当時最強のゴルファー。二十八歳で全米オープン、全米アマ、全英オープン、全英アマで優勝。スポーツにおける主要大会の制覇をグランドスラムと呼ぶようになったのは、これが初めて。その後引退し、本来の弁護士業に従事するかたわら、後の四大大会となるマスターズを創設。数々の名言は検索の価値あり。

それが打てる場所に球が来てから打て』というのがある」

「良い状況に戻してから、リカバリーを行いなさい、ということですね。ゴルフに限らず」と亮介は相葉が言わんとすることを察する。

「手術では」と相葉の話が仕事モードになる。「予想外の展開や自分のミスでトラブルに見舞われることがあるだろ。そういう状況では外科医の実力が問われる。慌ててミスを挽回しようとすると、さらに事態は悪化する。まずは落ち着いて状況判断、遠回りのようでも一つずつ状況を変えてから、本来の目的に向かって起死回生のリカバリーを行う。待つことが良い結果を生むこともあるんだよ」

「待つって、具体的にはどういうことですか」亮介が訊ねる。

「トラブルに遭っているのは医者じゃなくて患者だからな。患者にとって良い状況になるのを待つんだ。出血が落ち着く、薬の効果が現れる、スタッフが揃うといったそれぞれの場面での待ちもあるけど、生命に影響のないトラブルであれば、感染の治癒や瘢痕の緩みなど長期的な待ちもある。待つことで、患者の心理や求めるものが変わることもあるし、俺たちが提供できる医療も変化するかも知れないからな」[4]

「つまり、局所の状況や全身の状態、患者の心理や生活、医療の変化、それぞれの良いタイミングで、打つべきリカバリーショットがあるわけですね」俊一も得心して肯《うなず》いた。

「そ、自分のためのリカバリーじゃないからね。自分のミスを取り返そうとす

4 再建手術では、結果の良し悪しは患者が判断することが多い。時間経過で結果が変わることもあれば、患者の受け止め方が変わることも。問題を先延ばしにするのではなく、積極的に待つことも大事。そのためには、自分のミスに目を逸らさずに、長期間患者を診続けなければならない。

る心理が、冷静な判断を妨げるんだ。あんなガチガチのスイングをするような外科医に、自分の体を触られるのはごめんだね」と相葉は蒸し返した。

「あの一打に関しては素直に非を認めます。でも飛距離では、断然僕が勝ってましたからね。林にさえ入らなかったら…」と亮介が術着をめくって力こぶを作って見せる。[5]

相葉はそんな亮介に、ボビー・ジョーンズの格言をもう一つ教えた。

『ゴルフとは両耳の間の五インチのコースでプレーするゲームだ』

5 スイング理論の教祖と言われたベン・ホーガン（米国1912-1997）の名言に、「ミスの弁解はあなたの友人を苦しめるだけじゃなく、あなたも不幸にする」というのがある。

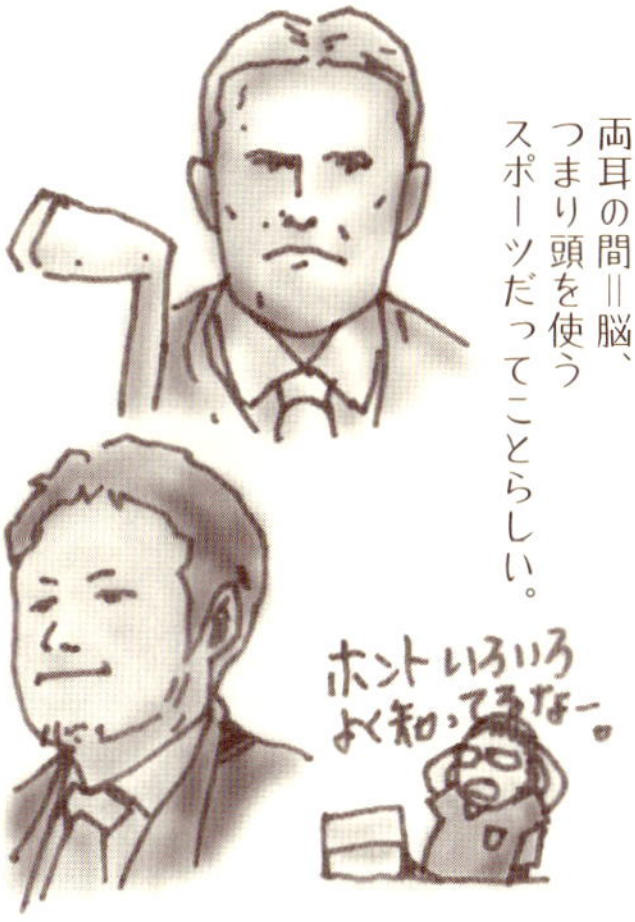
両耳の間＝脳、
つまり頭を使う
スポーツだってことらしい。
ホントいろいろ
よく知ってるなー。

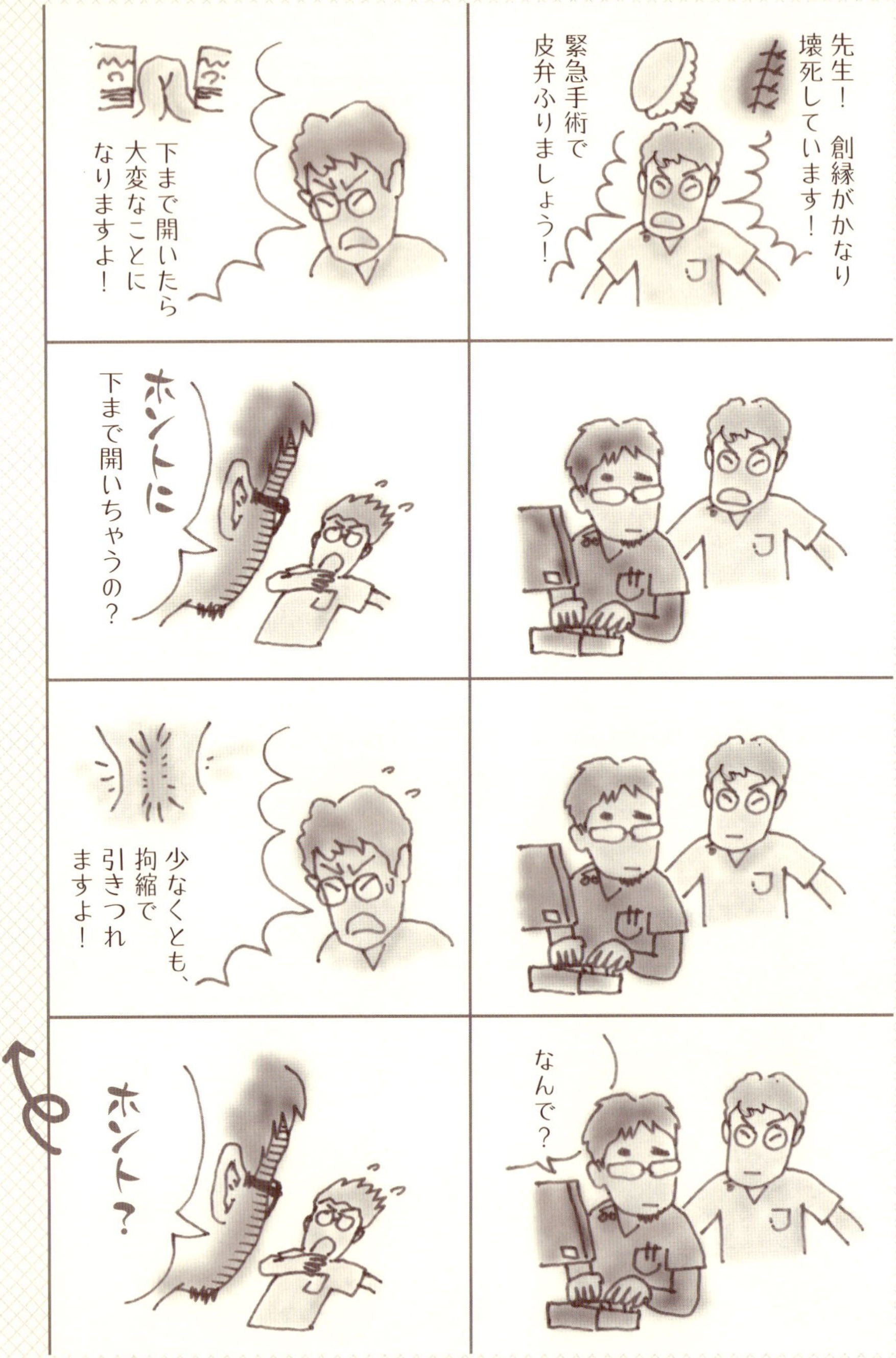
先生！ 創縁がかなり壊死しています！
緊急手術で皮弁ふりましょう！
下まで開いたら大変なことになりますよ！
ホントに
下まで開いちゃうの？
少なくとも、拘縮で引きつれますよ！
なんで？
ホント？

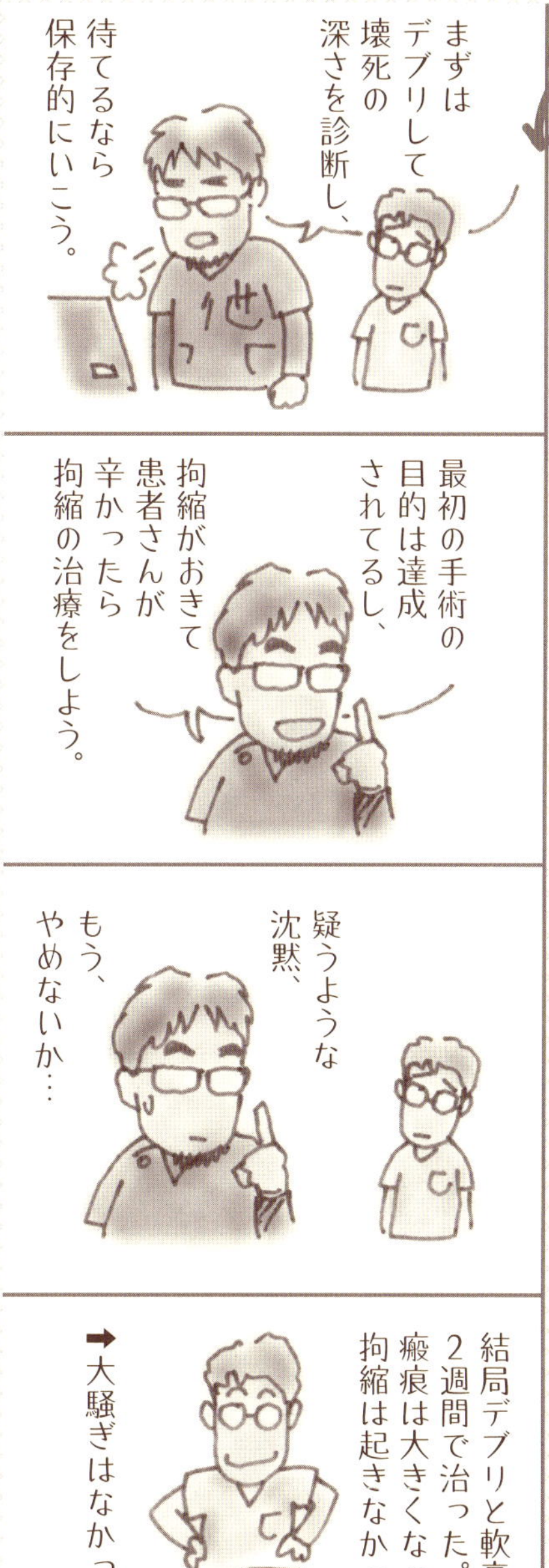
まずはデブリして壊死の深さを診断し、
待てるなら保存的にいこう。
最初の手術の目的は達成されてるし、
拘縮がおきて患者さんが辛かったら拘縮の治療をしよう。
疑うような沈黙、
もう、やめないか…
結局デブリと軟膏で2週間で治った。瘢痕は大きくなったけど、拘縮は起きなかった。
➡大騒ぎはなかったようなドヤ顔

手術は、しなくてよいならしない方がよいということを、外科医はまず心得なくてはいけない。次にどんな手術でも目的を明確にすること。例えば腫瘍取りの手術の目的は、傷をキレイにすることではない。もちろん、手術をやるからにはキズをキレイにする努力はするが、それが第一目的ではない。もし結果としてのキズを汚いと患者さんが言ったら、その時点でキズをキレイにする治療をすればよい。熱心な外科医ほど、少しでも患者さんを良くしようと、積極的な外科治療を薦めることがある。それが時にオーバーサージャリー、つまり「やりすぎ」になることもある。

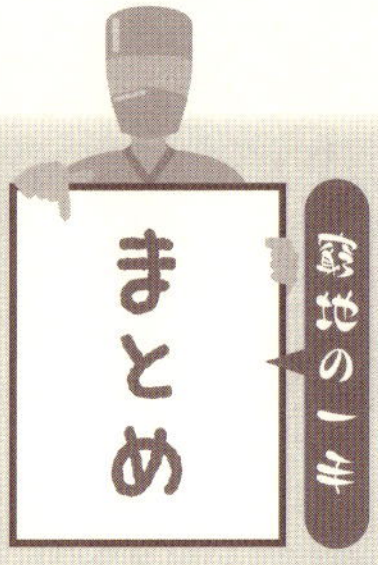

1. トラブルは慌てて対処せず、**まず状況を見極める**
2. 全身状態、局所状況、環境が整うのを**待つことも大事**
3. 最善のタイミングで、**最善の一手**を打つ

24 手術の進歩

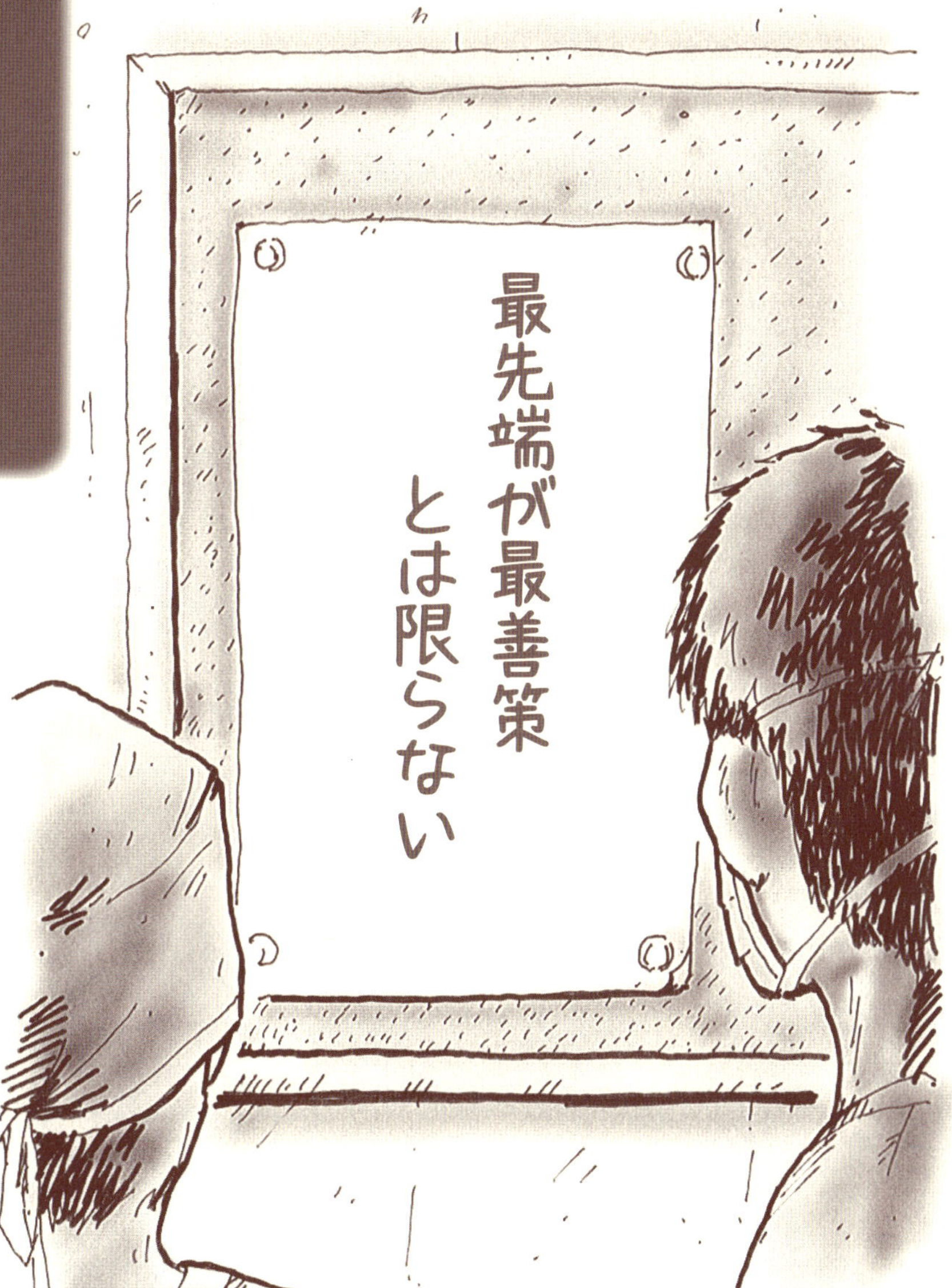

拡大手術から縮小手術へ
——そこに患者の利益はあるのか

「うーん、確かに胸筋を含めた乳房拡大切除が必要ですね」

術前カンファランス[1]で、形成再建外科の長瀬太一はＭＲＩ画像を見て顔をしかめた。

「ええ、術前化学療法も効かなくて。皮膚も広範囲に切除することになります」

乳腺外科の櫻井雅紀も長瀬の隣で腕を組んでモニターを見つめる。

「植皮で創を閉じるか、皮弁で再建までするか、患者さんの希望は？」

「患者さんは再建希望なんで、よろしくお願いします」


医局では木津直志が年季の入った分厚い医学書を広げていた。紙は色褪せ、イラストのタッチも古めかしい。[2]

「何調べてるんですか？」と藤井明日香が覗き込む。

「櫻井先生の手術の予習。ハルステッド手術って知ってる？」

直志はイラストを指さして明日香に質した。

「確か昔の乳癌の手術ですよね。大胸筋も小胸筋も一緒に切除するんですよね」

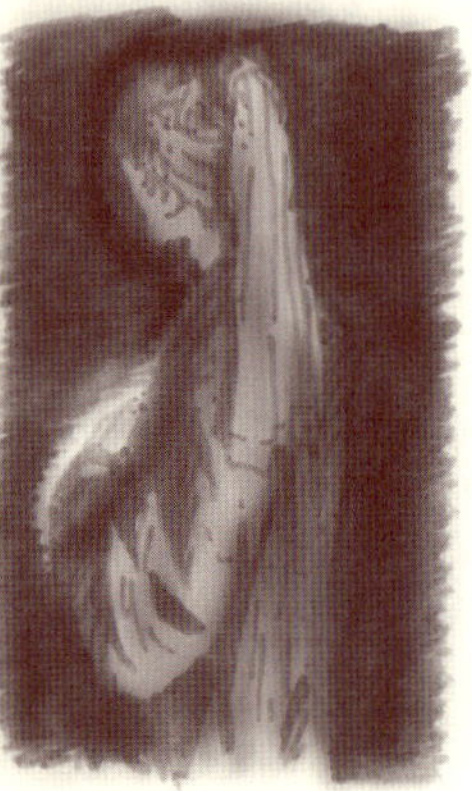

1 癌治療では、切除を行う外科、放射線科、腫瘍内科、そして再建外科などからなるチームカンファランスで、切除範囲や再建方法などを術前に議論する。

2 古い教科書や歴史に名を残す手術の原著を読むのは感慨深い。セピア色の紙面に漂う当時の医師たちの情熱や興奮に、思いを馳せてみては。

「それだけじゃないよ」と、ちょうど医局に入ってきた櫻井が言った。「皮膚もざっくり取って腋窩リンパ節の郭清もする。一八九〇年代、まだ診断の技術やステージングの概念のなかった時代に確立された術式だ」

「一三〇年も前の手術をやるんですか？」と明日香が驚く。

「もちろん小胸筋とか残せるものはなるべく残すけどな。でも、ハルステッド手術は驚くことに一九八〇年代初めまで標準術式だったんだ。現在行われている胸筋温存全摘術が、ハルステッドを逆転するのが一九八五年。九〇年代以降は乳房部分切除と放射線治療を組み合わせる温存療法が広まったけど、最近は全摘術がまた増えてるんだ[3]」と櫻井が解説する。

「ハルステッド手術を受けた高齢の患者さんのお胸を拝見すると、酷《ひど》い傷跡ですよね。今なら再建手術があるけど、当時の患者さんは可哀そう」

明日香は自分の胸に手を当てて、眉を寄せた。

「それでも、ハルステッドの時代では最先端だったんだ。何しろ彼が生まれたニューヨークでは、癌に対しては下剤や瀉血《しゃけつ》が治療法だったらしい[4]」

櫻井は十九世紀の医療に話を移した。

「一八七七年、コロンビア大学を卒業したハルステッドは、アメリカの医療に見切りをつけてヨーロッパを渡り歩き、ウィーンではビルロートの開腹手術に魅了される」

「あの胃癌手術のビルロート？」と直志が驚く。

「あぁ。そこで新しい外科手術の息吹を感じたんだろうな。何しろエーテル麻

3 今世紀に入ると、温存療法に積極的な病院が「良い病院」という風潮になり温存率を競った。しかし、適応を外れた温存療法は根治性、整容性とも不十分な結果を招き、最近は全摘に回帰する傾向もみられる。

4 シッダールタ・ムカジー著「がん四〇〇〇年の歴史」（早川書房）参照。

酔による全身麻酔手術が始まったのが一八四〇年代だから、一八七〇年代のヨーロッパは各臓器の手術が開花し始めた時期ということになる。[5] で、乳癌の手術は当時の第一人者であるハレ大学のリヒャルト・フォルクマンのもとで学んだそうだ。[6] 彼はフォルクマン拘縮[7]を提唱した外科医でもある。当時の外科医は軍医でもあったから外傷にも詳しかったんだ[8]」

「昔の医者は多才だったんですね。ところで、全身麻酔ができる前の乳癌の治療って、どういうものだったんですか？」直志が質問する。

「それが、ヒポクラテスの時代から十八世紀ぐらいまでは、焼灼術といって焼きごてのような道具で直接焼いたり、乳房を切り取った断面を焼いたり…」

「やだ、拷問じゃないですか」と明日香が身震いした。

「乳癌は体表の癌だから、紀元前から治療の対象だった。[9] ただ、早期発見なんてできない時代だ。進行した癌が相手だから、焼灼術で治るわけがない。それでも何とか治そうと先人たちは苦労したんだろうな」

櫻井はそこまで言うと古い医学書を手に取った。

「だからこそ、このハルステッドの業績は偉大なんだよ。[10] 現在の手術はその延長線上にあるからな」

「診断技術も、薬物治療や放射線治療も進歩して、手術は縮小できたんですね」

と言う直志に櫻井はくぎを刺す。

「そこには落とし穴もある。拡大から縮小への流れはどの分野にもある。不必要な切除をせずに機能や形態を温存できるからな。ただしそれには、根治性を

5 花岡青洲が痛仙散による全身麻酔で乳癌を摘出したのは一八〇四年。

6 ハレはウィーンから北東に約五百キロ、ドイツ南西部に位置する都市。

7 外傷などにより、前腕の組織圧が上昇することで生じるコンパートメント症候群。

8 リヒャルト・フォルクマンは戦地から子供に童話を書いて送った。それらが後に童話集となり、リヒャルト・レアンダーの名で童話作家としても活躍。まさに多才！「不思議なオルガン」など和訳本あり。

9 外科の歴史は乳癌手術の歴史でもある。紀元前五世紀のヘロドトスの「歴史」にも乳癌の記載があるという。さらには、四千年以上前のパピルスにも！

10 他にも手術用ゴム手袋の開発（それまでは素手！）など、医学における貢献は計り知れない。ちなみに、ゴム手袋の開発の裏にはハルステッドの恋物語が…

損わない、ということが絶対条件だ[11]」

「根治性に妥協した縮小手術なんてあるんですか？」と直志は疑問に思う。

「ない、とは言い切れないな」

櫻井は、「縮小手術は適応を間違わなければ、患者に大きな恩恵をもたらす」としたうえで、その問題点を説明する。


縮小手術は、術前の画像診断や生検で腫瘍の局在や性状を明らかにして残せる組織を残す手術だが、時代の流れに乗って闇雲に縮小すると、再発や転移のリスクを患者に負わせることになる[12]。また、残すためには放射線治療の併用が必要になることもあり、それらの治療に要する時間的、経済的な負担が増えることになる。


手術の目的は根治であり縮小ではない。患者が望まぬ負担を増やしてまで、患者が強く望んでいない縮小手術に拘るのは、本末転倒と言わざるを得ない。

「だから、患者の拘り以上に医師が温存に拘るのはどうかと思う。乳癌の温存療法は乳房をほぼ残せるけど、仕事や育児の都合で術後五週間の放射線治療が受け入れられない患者も少なくない[13]。患者の意思を聞かずに、癌の状態だけで治療法を決めるのは、医師の傲慢かも知れないな」と櫻井は少なからず経験している実例を示した。

「確かに、縮小に拘って治せる癌も治せないようでは、拷問まがいなことをしてまで癌と闘った先人医師たちに怒られてしまいますね」と言う直志に対して、

11 縮小手術は完全切除とのぎりぎりの闘い。ところが、ぎりぎりアウトでも放射線治療と抗癌剤治療を被せれば大丈夫、という意見もある。本当？ 手術の目的は完全切除であるはず。であれば目的を達成する手術にプライドを。患者も「取り切る」ことを望んでいる。

12 縮小手術や内視鏡手術、最近ではダヴィンチ手術の件数や割合をホームページで紹介するようになった。患者への有効な情報となればよいが、患者が適応外の縮小手術を望む危険性を孕む。

13 根治性に問題がないというエビデンスが、治療の適応に直結するわけではない。

「拷問まがいの治療を受けて闘ったのは、女性患者ですからね」と明日香が鼻息荒く指摘する。

「そう、手術は多くの犠牲のうえに進歩した。これからは、そうであってはならないな」

櫻井は、ハルステッドの顔写真を見ながらそう呟いた。

そう言えば、華岡青洲の麻酔も、女性が大活躍だったね。

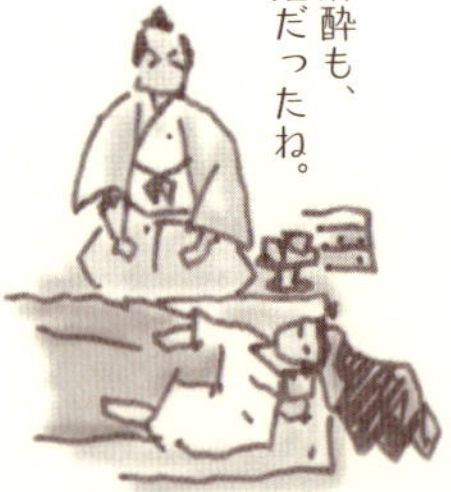

ビルロート

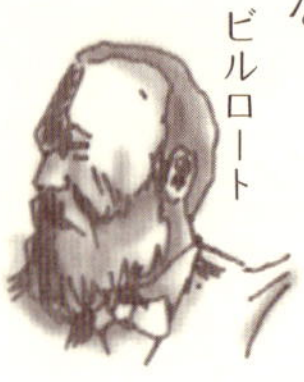

フォルクマン

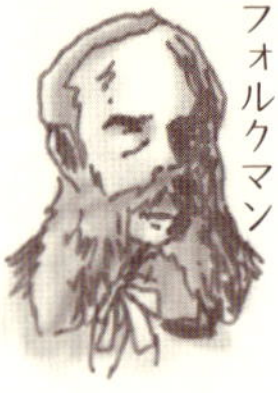

ハルステッド

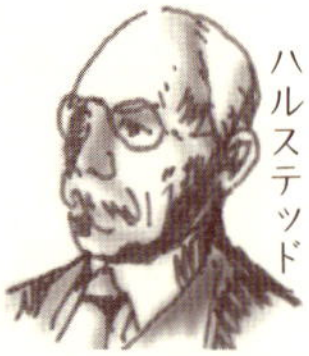

昔のエライ先生は、みんなヒゲだね。手術の時に邪魔じゃなかったのかしら。

手術の進歩 まとめ

1 患者が望まない縮小手術で、**患者の負担を増やさない**

2 縮小手術であっても、**完全切除は不変の目的**である

3 不完全な縮小手術を、**補助療法で誤魔化さない**

25

QOL

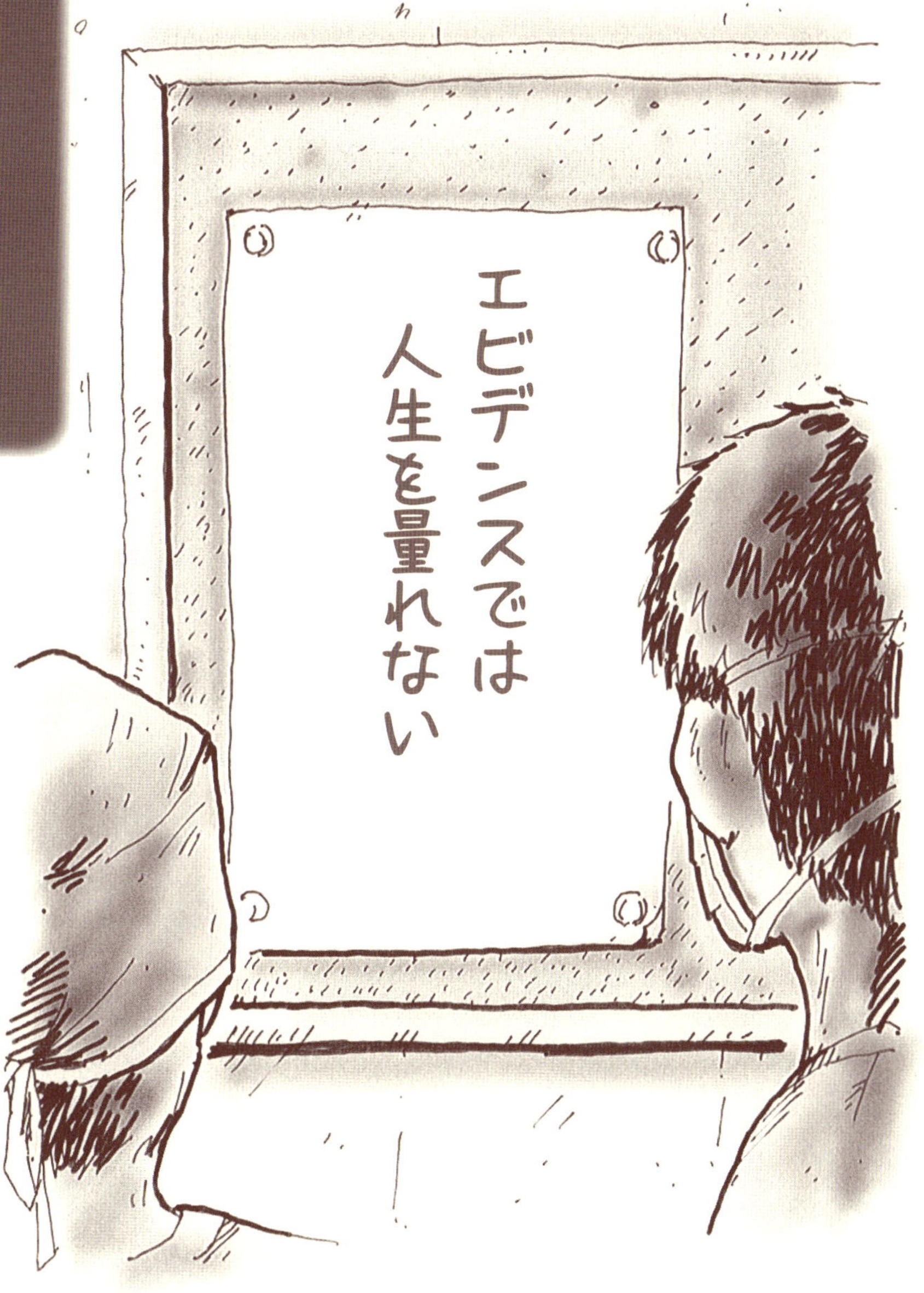

QOLは患者の言葉
——患者の生活は患者が評価する

相葉和也がからすみを肴に熱燗を舐めていると、コートの肩に粉雪を乗せて長瀬太一が入ってきた。

「冷えるねー。優香さん、俺には焼酎の前割りを」[1]

長瀬はコートを脱いで相葉の隣の椅子を引いた。いつの頃からか恒例になった「福江」での二人だけの忘年会である。

「お疲れ。今日は例の板前さんの手術だったんだろ？」と相葉は訊ねた。

小野寺吾郎、五十八歳、舌癌の患者である。舌の脇にできた腫瘍は二センチの大きさで、リンパ節転移はなくステージII。患者が料理人であることもあり治療法が議論され、一般的に行われる可動部舌半側切除の他に、化学放射線治療も提案された。[2] その結果、舌半切、予防的頸部郭清、遊離鼠径皮弁による再建術が行われた。[3]

「板前さんなのによく手術を決断できたね。手術をする治療としない治療の選択肢だと、しない方を選ぶ患者さんが多いと思うんだけど」相葉は疑問を抱いた。

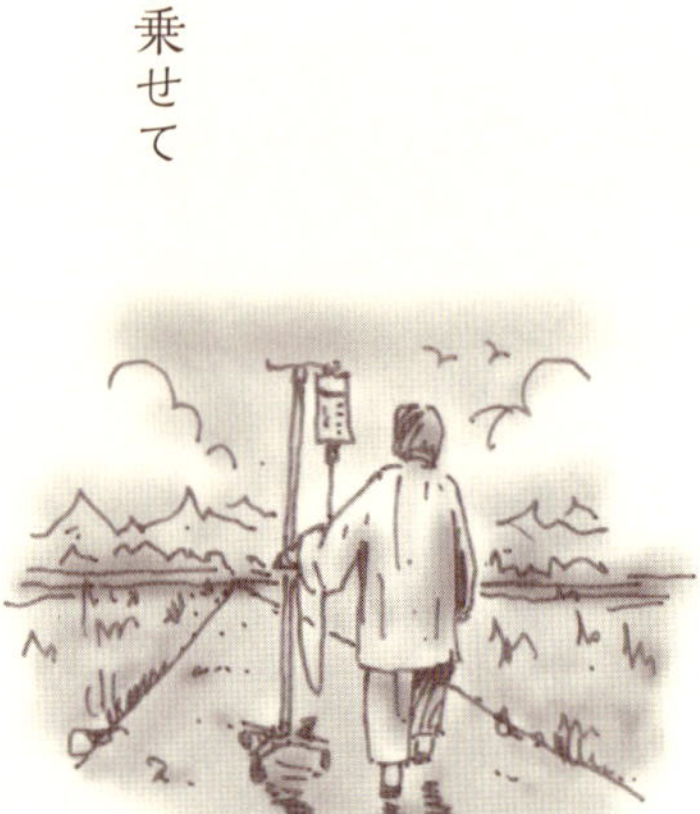

1 焼酎をあらかじめ水で割って数日寝かしたもの。角が取れてまろやかに。「じょか」と呼ばれる酒器に入れて直火で温めるとなお良し。

2 放射線治療は小線原を埋め込む組織内照射、外照射、両者の組み合わせなどで行われる。腫瘍が完全に消失しない場合は手術を行う。

3 舌半切では薄くしなやかで無毛の皮弁がよい。前腕皮弁、大腿皮弁、鼠径皮弁、腹部皮弁などから、発毛状態、脂肪の厚さ、患者の希望などを考慮して決める。

「難しい問題なんだ。放射線科医は手術をしないことで低侵襲、機能温存を謳うけど、外科医は切除と再建を行うことで機能が保たれると考える。しかし残念なことに、両者をきちんと比較したデータが無いんだ」長瀬はため息をついた。

「で、再建した場合の機能って、どれくらいなんだ？」

「可動部半切ならリハビリ次第で普通の食事は可能だし、会話の不自由もあまりない。ただし、口腔底に残渣が溜まりやすくなるし、気を付けていないと涎が出ることもある。会話も込み入った表現や早口は難しいかもな。残念ながら完全ではないんだ」

「じゃあ、どうして手術に決めたのかしら、小野寺さん」と優香が薩摩焼の黒じょかから芋焼酎を注ぎながら首を傾げた。患者の小野寺は、優香の父親の友人でもある。

「彼が彼自身のＱＯＬを選んだんだよ」と長瀬は答えた。


癌治療では、根治だけでなく、治療後の患者の生活の質も問われる。その人らしい生活をすることも治療の目的なのだ。しかし、患者が求める生活は人それぞれ、何が重要なのかは、癌治療のエビデンスとは次元が違う問題である。[4]しかし医者は『ＱＯＬのために手術をしない治療法を勧めます』とか、『再建すればＱＯＬは保たれます』などと、ＱＯＬを引き合いに自らの得意とする治療法を勧めていないだろうか？　ＱＯＬは治療方針を決める際の医師の言葉ではなく、術後を生きる患者の言葉なのに。[5]

4　患者の背景や事情、考え方を重視した治療（narrative based medicine）と、治療成績に基づく治療（evidence based medicine）の融合が重視されている。前者では患者との対話から最善の治療法を探る。

5　患者が医師を介さずに症状や満足度を定量化して申告するＰＲＯ（patient reported outcome）により、ＱＯＬが評価されるようになった。しかし定量化されない定性的な心情をくみ取ることも大切。

「いらっしゃい。今日は小野寺の手術、ありがとうございました」と親父さんが差し出した皿には、ヒラメや寒ブリの刺身が並ぶ。

「いただきます。小野寺さんの経過は順調ですよ」

長瀬は術前に行った再建手術の説明の場面を思い出す。手術手順や合併症、離床からリハビリの流れ、そして予測される術後機能などを一通り説明してから、理解できなかったことや疑問がないかを訊ねた。小野寺の質問はただ一つだった。それを聞いて、長瀬は小野寺の選択に納得したのだった。

「料理人だから舌を温存すべきというのは、医療者の勝手な考えです。もちろんそれを望む患者もいます。しかし、彼は手術を希望した、というより放射線治療を避けたいと言ったんですよ[6]」

「どうしてなんですか？　あ、でも、これは個人情報の問題かしら」と優香。

「古くからのお知り合いなので、大丈夫でしょう」と長瀬は相葉に同意を求めて続けた。「小野寺さんにとって、一番大切なことは味覚だったんですよ。放射線治療でも手術でも、ある程度の障害が残るけど食べたり話したりはできる。でも、味覚障害は放射線治療の方が残りやすいんです[7]」

放射線による味蕾への直接的な影響や神経障害で味覚障害は生じる。回復には時間がかかり、完全に回復しないこともある。さらに粘膜や唾液腺の障害による口腔内の乾燥に悩まされることも多い。もちろん、内照射、外照射とも癌の周辺組織を保護する技術は進歩しているが、完全に合併症を避けるには至っていない。[8]

6 手術を行った場合でも、断端陽性やリンパ節転移症例に対して術後照射を行うことがある。断端陽性部位への照射では、唾液腺障害による口腔内の乾燥、粘膜障害、下顎骨壊死などの合併症が起こりやすい。言うまでもなく、完全切除が重要。

7 化学療法でも味覚障害が生じることがある。したがって、化学放射線療法では高度な味覚障害が残ることも。

8 強度変調放射線治療（IMRT）では、腫瘍周囲の組織に当たる線量を極力抑えることできるが、前述の合併症を無くすことはできない。

「多少の食べ難さや話し難さが残ったとしても、味覚を守ることは譲れなかったんだな。治療の効果だけでなく、治療にともなう時間や費用、体への負担や合併症、全部説明しているつもりでも、患者さんにとって重要な情報が抜けていることってあるんだな」

相葉はそう言いながら、深く肯いた。

「単に低侵襲だから、最先端だから、という理由でQOLを語るのは安易すぎるってことだ。術後の機能や心理をちゃんと診ないと、自分の行っている治療の意義は分からないままだ。小野寺さんはおそらく味覚障害は残らないし、仕事も続けられるだろう。しかし、健常者でも加齢による嚥下障害はある。舌癌の患者が、リハビリで獲得した機能を五年後、十年後も維持できているかどうかは、診察を続けないと分からない。癌を克服して、普段の穏やかな生活に戻って、そのうえで患者自身が自分の生活をどう評価しているかを俺たちは知らないといけない」

長瀬の言葉に、相葉は「そうだな」と一言呟いた。

外では年の瀬の雪が静かに降り続いていた。

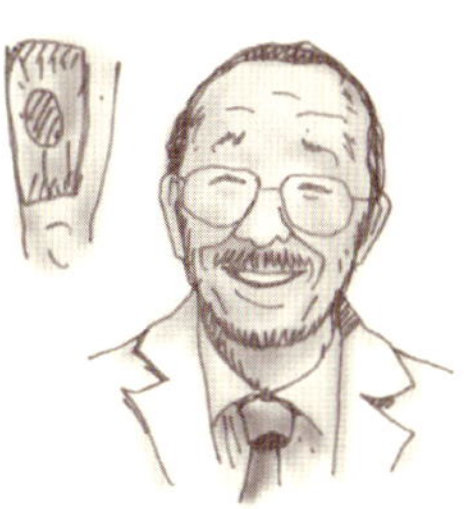

骨軟部腫瘍の外科治療を
劇的に改革した
川口智義先生と
ご一緒させていただいた時に、
「生きてこそのQOLでしょ」
と、嬉しそうに話していたのが、
とても印象に残っている。
わずかなりに外科医ができることは、
生かすこと、機能を良くすること。
生きるのは患者自身なんだろうな。

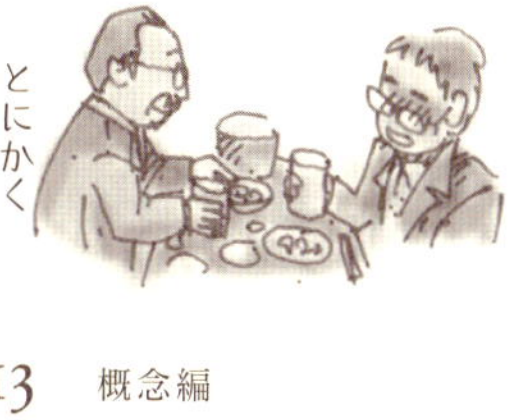

とにかく
お酒に強い。

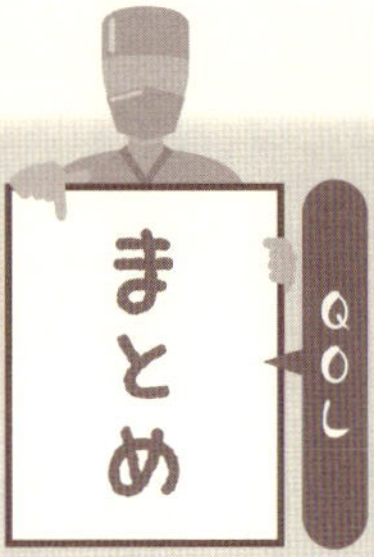

1. QOLは医師が判断するものでなく、**術後を生きる患者が感じるもの**
2. 患者ごとに、**譲れないものがある**ことを知る
3. 本当の評価は、**日常生活に戻ってから**しか分からない

26
チーム医療

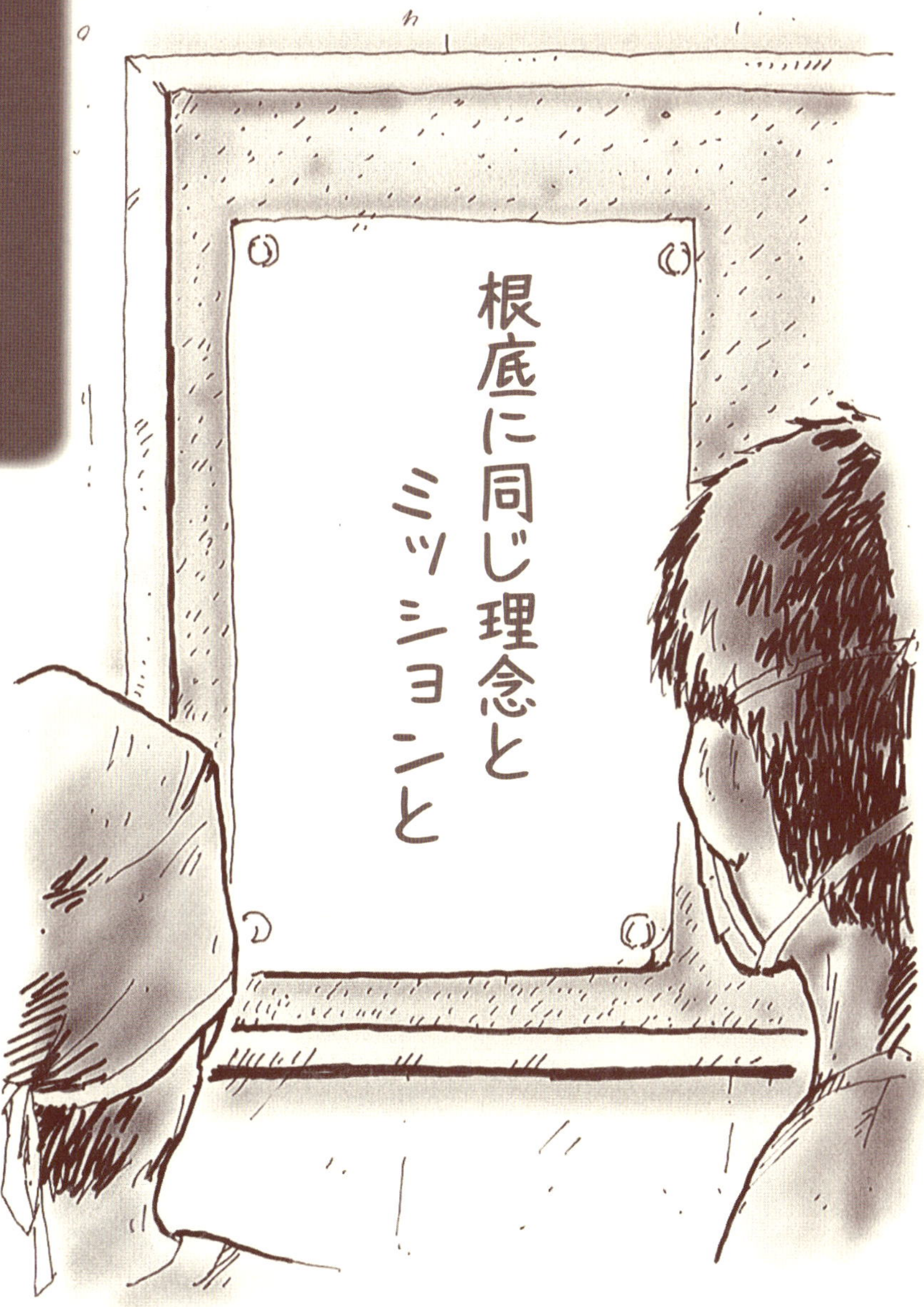

チーム医療に大切なもの
——役割分担だけじゃない

水曜早朝の術前カンファランスは、いつものように白熱していた。食道癌症例の手術計画のプレゼンを行った江草俊一は、内科外科を問わず各方面からボディーブローを浴び、どうにか繰り出した反撃に対して、肝臓外科の松岡智からカウンターパンチをもらった。[1]

「だから、肝機能障害の合併症は突っ込まれるって言ったじゃないですかぁ」と俊一が先輩の渕上亮介に愚痴をこぼす。

「それでも、ここで手術を回避すると根治の可能性がなくなるからな。結局、リスクはあるが手術が最善であることを理解してもらえたじゃないか。麻酔科をはじめ腎臓内科、肝臓内科が協力して万全のバックアップ体制が組めそうだ。それこそがカンファランスの目的だ。お前はそのための生贄《いけにえ》だ」

その夜、二人はいつものラーメン屋の暖簾をくぐる。

「新婚なのに、俺に付き合ってラーメン食っていいのかよ」と言う亮介に、「彼女も残業なんです。こんな寒い日は、一緒にラーメンで温まりましょ」と俊一は調子よく答えた。

1 最初は打たれて強くなる。院内カンファで防御を覚えて学会へ。そしていつしか攻撃に転じるようになる。

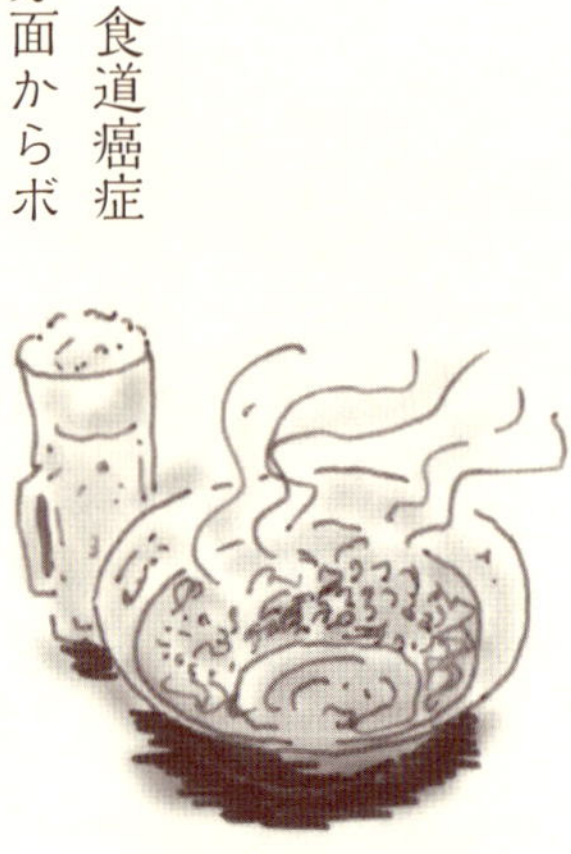

二人は今朝のカンファランスの修羅場を振り返る。

「結局チーム医療ですよね」と俊一が言った。「いろんな科の医師が集まって、一人の患者さんを治療するってことですよね[2]」

「医師だけではなく、看護師や薬剤師、リハビリ療法士、栄養士、ソーシャルワーカー、そして患者さん自身も一員となって、治療にとどまらず治療中の生活、治療後の社会復帰まで総合的な患者支援をするんだ[3]」と亮介がチーム医療を解説する。

「だったら、あんなに責めないで優しく協力してくれればいいじゃないですか」と俊一は早朝カンファの場面を振り返る。「あんな鬼瓦みたいな顔で」

「誰が鬼瓦だぁ?」

タイミングよく松岡が入ってきた。

「お、お疲れ様です…」

俊一は、松岡もこの店の常連だったことを思い出して狼狽《うろた》えた。

「予定調和のカンファや仲良しチームでは、馴れ合いになってしまうからな」と言って、松岡は俊一の隣にどかっと腰を下ろす。注がれたビールを一口飲んでから、「お前らにとっていいチームってなんだ?」と訊ねた。

「うーん、それぞれの役割をしっかり果たすことでしょうか?」と亮介。

「そうだな。イチローは、勝つためには一人のファインプレーより、全員の確実なプレーが大事だといみじくも言っている[4]。ラグビーの平尾誠二は、チームプレーに自己犠牲はなく、自己を生かすことがチームを生かすと言っている[5]。

2 内科、外科の壁を越えた医療、というのは簡単ではない。特に外科はそれぞれの壁が高く厚い。不要なプライドや縄張り意識は患者中心の医療の妨げとなる。

3 医師が頂点に立つのではなく、対等の関係が必要。

4 鈴木一郎(1973-)彼の言葉で「僕は天才ではない。どうしてヒットを打てるのか説明できるから」というのが好きです。

5 平尾誠二(1963-2016)、ミスターラグビー。同志社大、神戸製鋼、日本代表。胆管細胞癌で死去。残念!

ただ、それだけじゃ駄目だ」松岡は空のコップを差し出して言った。

「何だろう?」と二人は考える。

「当たり前すぎて思い浮かばないかもな。でも、その当たり前のことが案外できていないんだ」と再び注がれたビールを煽る。「治療の目的だ。共通の目的、理念、そこに至る哲学、そういう意思統一が大事になる」[6]

「病気を治すっていう共通の目的があるじゃないですか」と亮介が言った。

「治すにもいろいろある。疾患の根治だけでなく術後の機能まで考えるとゴールはいくつもあるし、そのためのアプローチとなると選択肢はさらに増える。患者の背景、希望、提供できる医療、そういうものもすべて加味して一つの方向を目指さないとチームとは言えない。その判断を下すための考え方がバラバラだと、チームは方向性を見失い患者も道に迷う」

「そうか、長瀬先生がやっている再建医療だって、患者さんが求めるものはそれぞれですしね。切除する外科と再建外科、それに看護師やリハビリ部門が同じ考え方で患者さんに接しないと、患者自身の意思決定も難しくなりますもんね」

「稲盛和夫は、共有すべき普遍的な哲学、理念、価値観が根底に流れていれば、会社がひとつの生命体として機能すると言っている」[7]と松岡が言うと、

「都知事は、どんな立場でもミッションを忘れるなって言ってました」と俊一もジャブを返す。

「お、カンファと違って応酬してくるな」と松岡が面白がった。「カンファでも、

6 哲学というと大げさだが、チームに共通の目的や理念がないと、目先の変化で方針も変わってしまう。

7 稲盛和夫(1932–)、京セラ、KDDIの創立者、日本航空名誉会長。経営に関する名言多し。

意見や疑問はちゃんと言わないとな。年長者の意見が常に正しいとも限らない」

「はい」と俊一は、ようやく自分のパンチが松岡に届いたことに気を良くした。

「和を持って貴しとなす、というのは家長や目上の人が絶対だった時代の概念だ。[8] スティーブ・ジョブスによると、アップルは他社でトラブルになった連中ばかりが集まってるらしいし、[9] マイルス・デイヴィスも、個人の持ち味を混ぜないとグループの味が出ないと言っている。[10] 意見をぶつけ合って問題を共有する過程が重要なんだ。根底に共通の哲学とか理念があればだな…」と松岡が言い終える前に、

「ラーメンお待ち！」と店主が三杯のラーメンを並べた。

「よし、食おう。グダグダ言うより、一緒に旨いラーメンを食えばチームワークはできる。このラーメンってのは、いわば小宇宙だ。出汁《だし》とか麺とか…」

「…先生、まず食べましょう」

8 聖徳太子（574−622）、十七条憲法を制定（異説あり）。第一条、以和為貴…は、人は党派を作って諍（いさか）いを起こすものだ、と人間の本質をつく。

9 スティーブ・ジョブス（米国1955−2011）、アップル社創立者。仏教徒で親日家、トレードマークの黒のタートルネックは三宅一生デザイン。

10 マイルス・デイヴィス（米国1926−1991）、ジャズトランペット奏者、モダンジャズの帝王。ラウンド・アバウト・ミッドナイトなど名演多数。

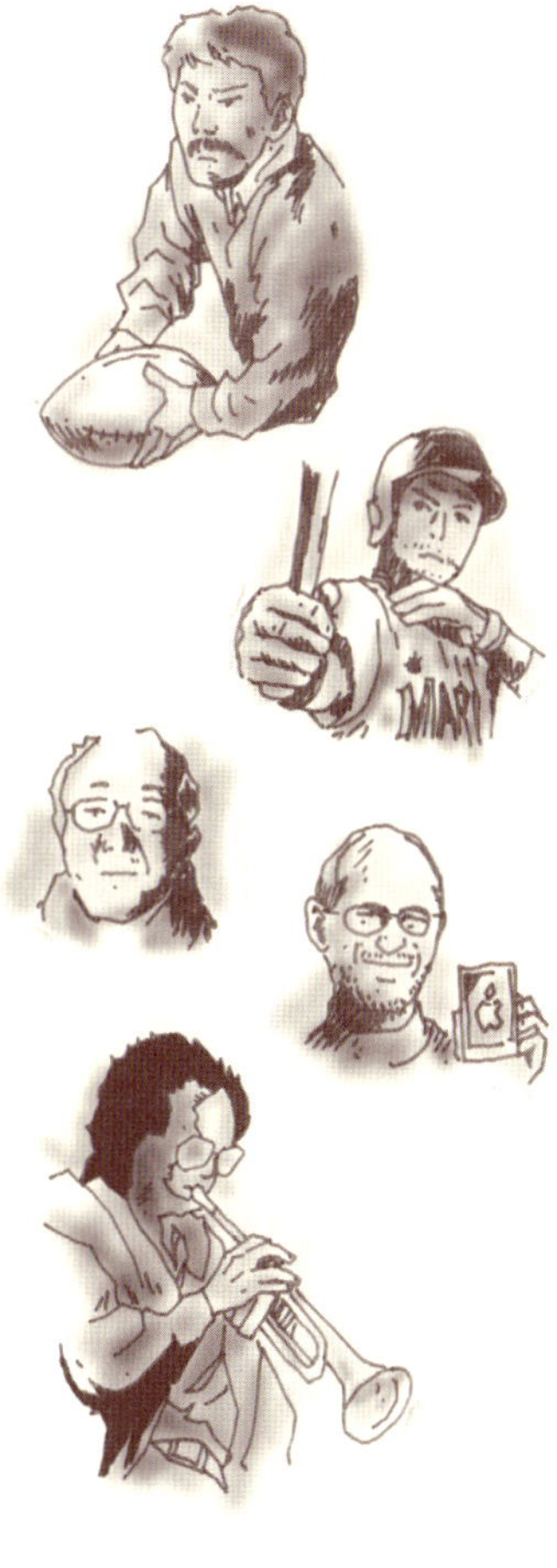

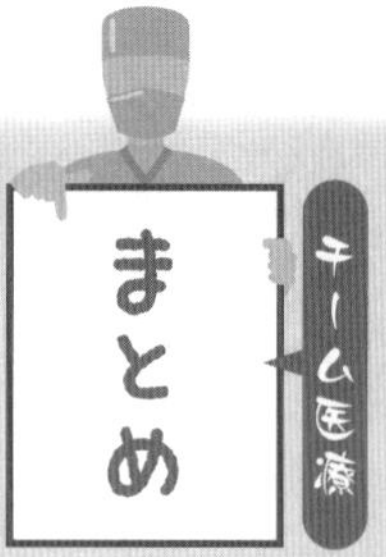

1 チームには、**共通の理念と目的**がなければならない

2 プライドを持って、**それぞれの役割**を果たす

3 医師が頂点ではなく、**患者も含めた対等な関係**を築く

27

ヒト細菌叢

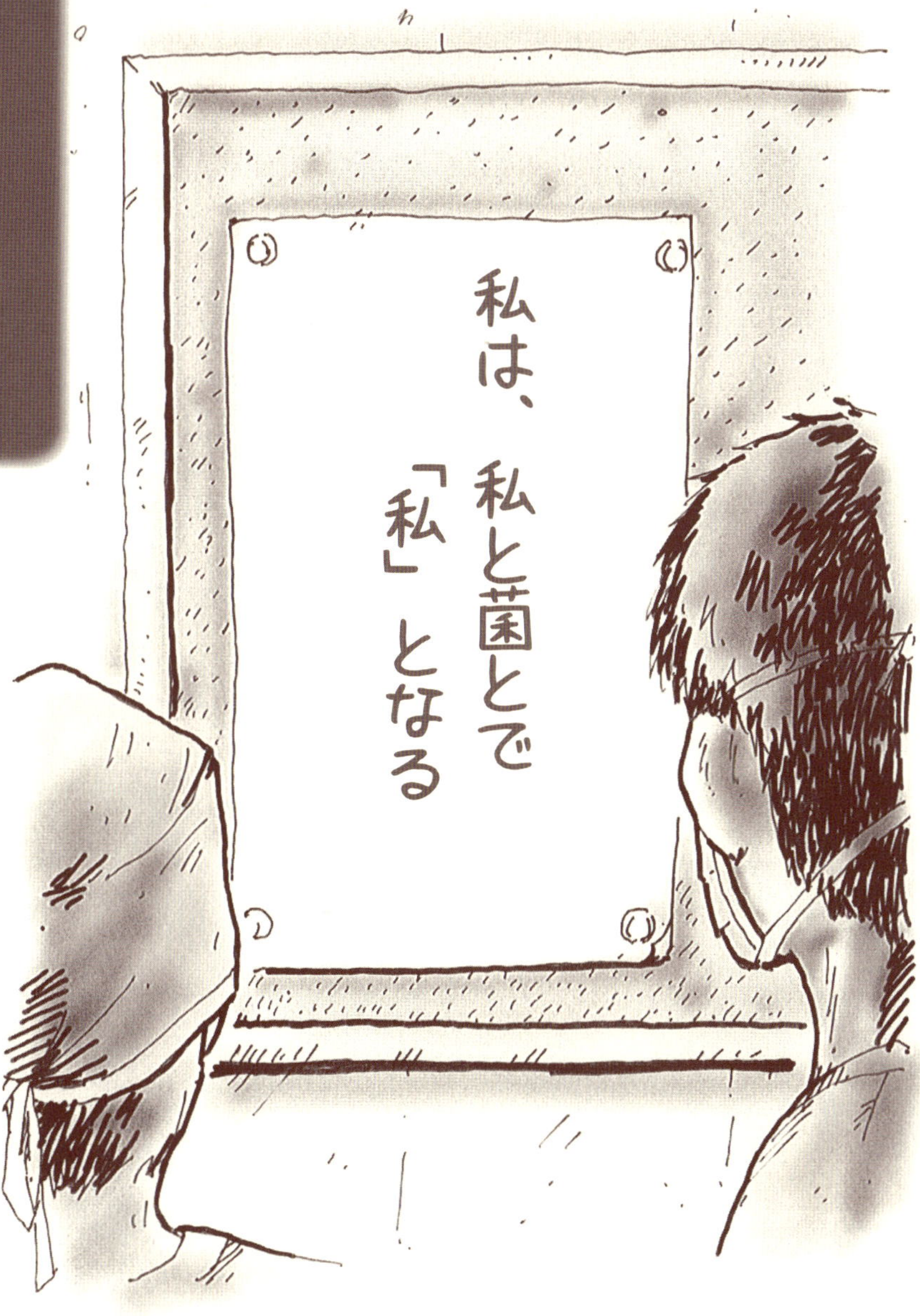

抗生物質とヒトマイクロバイオーム
——過剰投与で共生者は死滅する

「うわー、かわいい！」

ガラスに顔をつけんばかりに水槽を覗き込んでいた新見理奈が声を上げた。

「カクレクマノミね。イソギンチャクと仲良しなんだって」

新見理子も娘の肩越しに、オレンジと白の模様を纏った愛らしい魚に見入った。

理奈は小学四年生。正月休みに旅行に行く余裕がなかった新見一家は、連休最後の日曜日に水族館を訪れていた。

「共生といって、お互いに助け合って仲良く暮らしてるの。イソギンチャクはクマノミの隠れ家になって、クマノミもイソギンチャクに餌を運んでいるのよ[1]」と新見は娘に共生の説明をする。

「ほかにも、キョーセイしている魚はいるの？」と理奈は興味津々だ。

「あっちの水槽のベラっていう魚は、大きな魚の体を掃除するの。体に着いた寄生虫や古い肌を食べてくれるんだけど、大きな魚はベラを食べることはないんだって[2]」と新見は大きなハタの口元にまとわりつく、鮮やかな縞模様のベラを指さした。

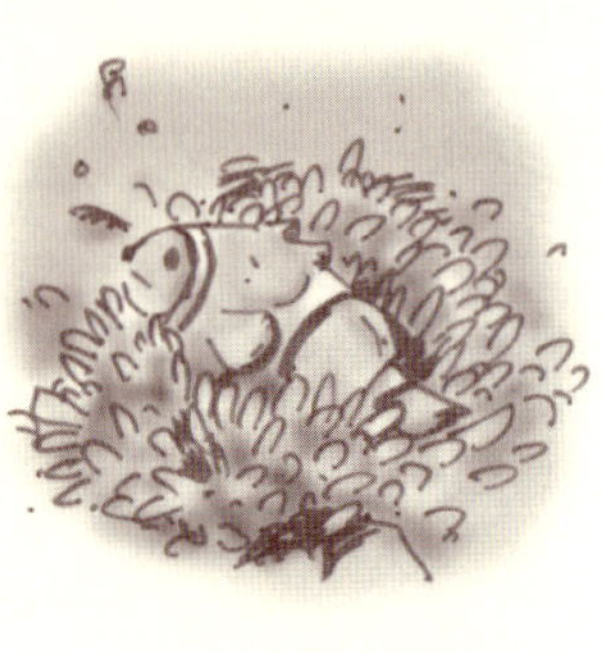

1 イソギンチャクの毒に耐性があるクマノミだけが共生できる。クマノミがイソギンチャクの餌となる魚を誘い込むと言われているが、単にクマノミの食べ残しをもらう程度で片利共生ではないかという説も。厄介な居候？

2 ベラなどの掃除魚にお手入れをしてほしい魚（ホスト）は、自ら近づいてアピールするらしい。コバンザメは自分からホストにくっつく違うタイプの掃除魚。

「魚ってすごいね。自分のなかまをちゃんと分かっていて、食べないんだね」

楽しそうな理奈の様子を見て、新見は旅行の穴埋めができたと愁眉《しゅうび》を開いた。しかし、「でもね」といつもの調子で一言いいたくなる。「自分だけでも生きていける、小さな共生者は邪魔だ、殺してしまえっていう生き物もいるんだよ」

「だめじゃん。おんしらずって言うんでしょ、そういうの。どんな生き物なの？」

「それはね、ヒトっていうのよ」

得意げに話す理子の横で、夫の孝太郎が「また余計なことを…」と苦笑いを浮かべていた。


「そう言ったら、理奈、きょとんとしてた」

翌日、新見は休日の母親業を医局で披露していた。

「人は大事な共生者を殺して、自らを苦しめてるからな」と相葉和也が肯く。

「そういえば、江草君も共生者を無駄に殺生するところだったよね」と新見が江草俊一に狙いを定める。

「そんなことしてませんよ」と突然捕食されそうになった俊一は、慌てて否定した。

「鼠径ヘルニアの患者さんに、一週間も抗生物質を処方したじゃない[3]」

「メッシュシートを使ったんで、手術中の点滴投与だけでは心配で…」

「術後感染は手技の問題だからね。菌の侵入だけじゃなくて、壊死組織やドレナージ不足で菌を増殖させる環境を残すことが問題なの。まずは抗生物質に頼

3 術後感染予防抗菌薬の適正使用のガイドラインによると、ヘルニアなどのクラスIの清潔創の手術では、執刀直前の単回投与で十分とされている。

らない手術をしなさい。不必要な抗生物質が及ぼす影響も考えないと」

新見は捉えた俊一をゆっくり咀嚼する。

「ま、俺たちも昔は、風邪を引いただけで抗生物質をたっぷり処方する医療に毒されてたけどね」と相葉は後悔するように言った。

「無駄な抗生物質は耐性菌を作りますからね」という谷口茉奈の一言をきっかけに、

「それだけじゃないのよ」と新見の講義が始まった。


ヒトの遺伝子の総数は二万数千個、これはミジンコより少ない。この少ない遺伝子で、ヒトはどうやって複雑な生理機能を働かせて生命を維持しているのか。その答えがヒトに共生する細菌、つまりヒトマイクロバイオームにある。[4]

ヒトの常在細菌は千種類以上、数にして百兆個以上。これらが常にヒトの皮膚や消化管で発動し、免疫系や生命維持に必要なアミノ酸やタンパク質の生成に大きく関わっている。

「常在菌は、満席状態にして他の菌の侵入を防いでるだけじゃないからね」

免疫は炎症性T細胞と制御性T細胞の均衡により、外敵を攻撃しつつ過剰な炎症反応を抑えるのだが、無菌状態の動物では病原体を排除できず、また制御性T細胞の機能が働かない。つまり、共生細菌との関係が崩壊すると、ヒトは外敵に曝されるだけではなく、炎症性疾患の増悪の危機にも直面する。

「それに、世界中の人間が十分な肉や野菜を摂取できるわけじゃないでしょ。

4 一連の記載は、山本太郎著「抗生物質と人間—マイクロバイオームの危機」（岩波新書）から引用。山本氏は著者の親友であり、パクリも許してくれるだろう。

それでも生きていけるのも共生細菌のおかげよ」と新見は続ける。

ヒトは居住する地域によって、摂取できる栄養に極端に偏りがある。また、長い歴史の中で幾度となく深刻な飢餓に曝されてきた。その過程で、細菌と共生することで限られた原料から、必要なアミノ酸やタンパク質を作り出す手段を手に入れた。

「つまり、『私』という存在は常在する細菌を含めて『私』なの[5]。抗生物質が人類にもたらした恩恵は計り知れないけど、その一方で大事な共生者、つまり『私自身』に影響を与えてたのね」

「栄養素も細菌が作ってくれてるなんて」と俊一は常在菌がもたらす影響に驚いた。

「そうよ。だから、体形や嗜好、居住地域によって、ヒトはそれぞれのマイクロバイオームを持っている。マイクロバイオームを見ればその人が分かるらしいよ」

「なんだか血液型占いみたい。でも性格までは分からないか」と茉奈が言った。

「ところがね、神経伝達物質のセロトニンのほとんどは腸で作られてるの。腸内細菌と精神疾患の関係を研究した論文もあるからね[6]」

「それじゃあ、腸内細菌が性格まで影響するってことですか?」

茉奈は急に不安になりお腹をさする。

「マウスの腸内細菌をコントロールすることで、社交的なマウスやコミュニケーションが取れないマウスができるんだって[7]」

5 細菌は三十八億年前から存在し、現在も地球上の生物のほとんどは微生物(総重量はヒトの数千倍)。ヒトが菌に助けてもらっているのではなく、菌が生き延びるためにヒトが利用されている、と考えた方がよさそう。

6 うつ病と腸内細菌の関係が注目されている。しかし、健康食品の広告の域を出ないデータも存在するので、判断は慎重に。

7 精神状態に影響を与える微生物をサイコバイオティクスという。

「なんだか、抗生物質を使うのが怖くなってきましたね。使いすぎは耐性菌を作るだけじゃなく、免疫系や精神状態にも影響を与えるなんて。念のための一週間投与なんて、とんでもないですね」と俊一は項垂《うなだ》れた。

「共生細菌を守りつつ外敵を防ぐのはジレンマだな。抗生物質は多くの患者さんの命を救ってきたのは紛れもない事実だ。しかし、頼りすぎたのかも知れない。人類に与える影響を地球規模で考えないといけないな。少なくとも今は、これまでの垂れ流し投与のツケを払わなければならない」[8]と相葉が締めくくった。


数日後、新見は理奈の冬休みの宿題の絵日記を見て絶句した。

――ヒトにとって大切な共生相手の細菌を殺してしまう、恩知らずの医者もいる――

「ちょっとやめてよ！　教室に貼り出すんでしょ？　お友達のママやパパにも、お医者さんがいるのに」

8 前述の書で山本氏は、ポスト抗生物質時代の疫病として肥満、アレルギー、糖尿病を挙げ、「多くの研究者が、幼少期からの抗生物質投与による腸内細菌叢の撹乱が、その原因と考えている」と紹介する。私たちはその対価を払わなければならない。

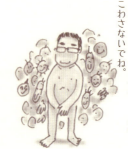

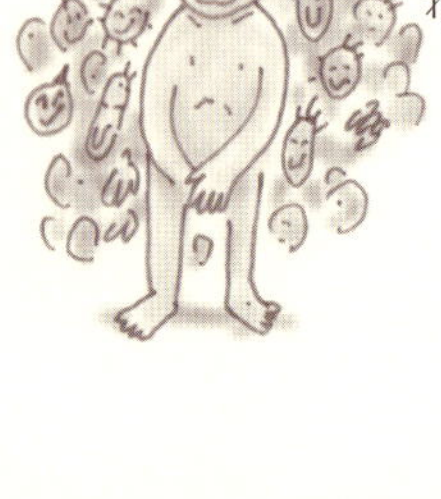
多数の細菌とこの個体で「私」。こわさないでね。

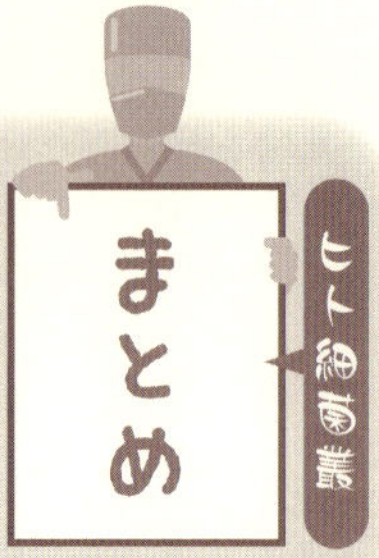

ヒト細菌叢 まとめ

1. 手術には、**抗生物質の適正使用量**が定められている
2. 外科医であるならば、まず**抗菌薬に頼らない手術**を心掛ける
3. 常在菌叢の撹乱は、**様々な疾病の原因**となる

28 技の教育

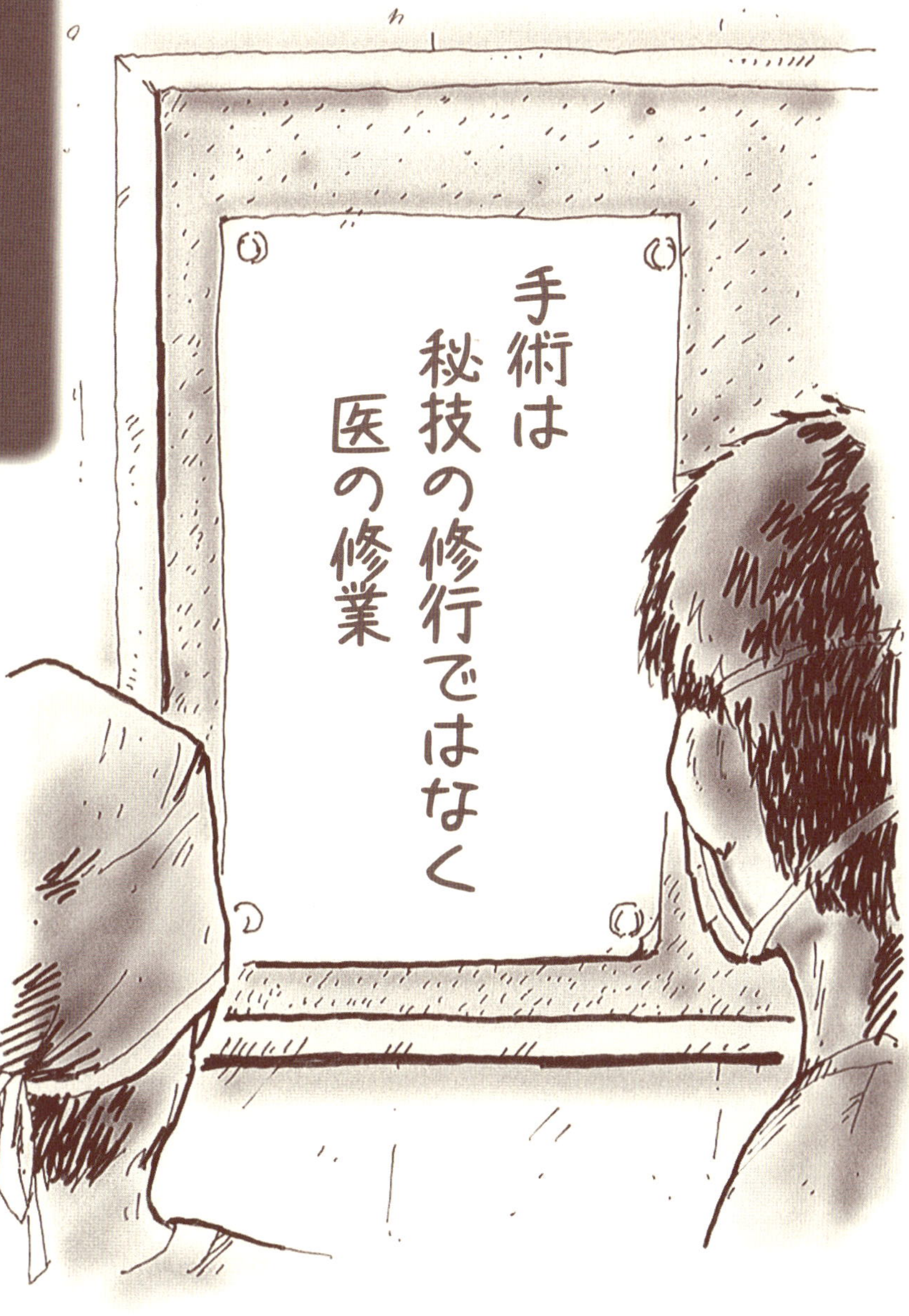

技術を伝授する

――盗むものでも、背中で伝えるものでもない

管理当直の長瀬太一のデスクから、お囃子《はやし》に乗って味のある声が流れてくる。

〽腎臓だけが移植されて、まだ生きとりますのんで

〽世の中が進むとややこしくなるなぁ…

「なんだか物騒な落語だな」

医師会の新年会を終えて、医局に戻ってきた相葉和也が訊ねる。

「桂米朝《かつらべいちょう》の『地獄八景亡者の戯れ《じごくばっけいもうじゃのたわむれ》』[1]だ」と長瀬が答える。「で、相葉は何しに戻ってきた?」

「学会の仕事だよ。この歳になると臨床以外の仕事が増えるからな。手術室に行く時間がだんだん少なくなる」と相葉はコーヒーを入れる。

「順番だから仕方ないだろう。そのためにも若手をちゃんと育てないと」と長瀬が言った。「しかし、手術にしがみついて若手を育てない外科医も多い」

「確かに。自分じゃないとだめだと思い込んでいる輩《やから》がいるよな。自分しかやらないから周りには難しく見える。自分しかやらないから下手でもバレない。

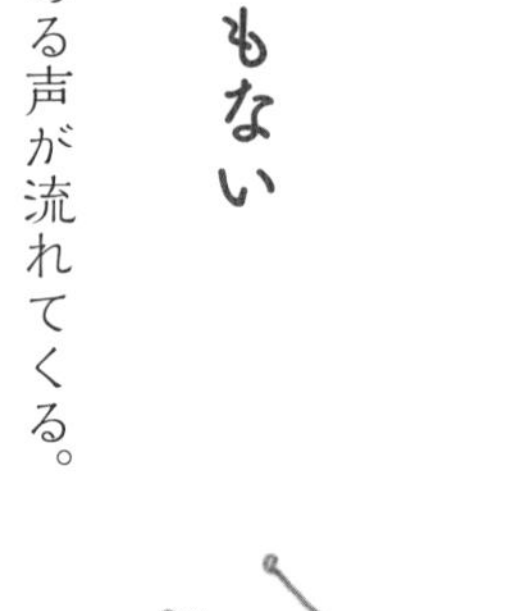

1 桂米朝(1925–2015)、上方落語を代表する一人。人間国宝、文化勲章受章。「地獄八景亡者の戯れ」は米朝の代表作。米朝によると、天保年間(一八四〇年ごろ)の小話が起源という。その後時代に合わせて変化しながら受け継がれるが、一時間を超える噺で登場人物も多彩、技量と体力が必要とされるため、演じる落語家は限られる。冥土の旅路を往く一行、閻魔大王に地獄に落とされた四人(一人は医者)はどうなる? 米朝の録音が残されている。まさに名人芸!

大概の、いや全ての手術はちゃんと指導すればそう難しくない。そうでなければ医療とは言えないよ」と相葉も大きく肯く。

〽その方は未熟なる医術を使い、助かる病人まで多数殺してしもぉた。また、健康保険不正受給や脱税行為を繰り返した咎《とが》により、お前は地獄へ落としてやる…

「稀な疾患や待機することができる手術であれば、有名な外科医に患者が集まる構図が成り立つけど、患者が順番待ちをするような需要と供給のアンバランスは医療としては歪《いびつ》だ。[2] これに危機感を覚えずに優越感を感じる外科医は、手術が安定供給されるべき医療行為であるということを忘れてるんだろうな。自分が病気や何かで突然手術ができなくなったら、と考えると無責任としか言いようがない」と相葉の言葉は厳しい。

「すでに確立した手技に工夫を加えて後輩に伝える、という当たり前ができない環境は辛いな。先輩は長年かけて培った知識や技術を後輩に出し惜しみしてはいけない。後輩は先人たちが得たものを受け継ぐ権利と、それを超える義務がある」[3] 長瀬も持論を展開した。「手術が上手い外科医は教えるのも上手い。逆もまた然りだ」

〽お、人呑み鬼か、また肥えたなぁ

2 患者の順番待ちに若手医師の順番待ちも重なって、医療は深刻な渋滞に陥る。

3 これを芸能論として伝えたのは能楽の世阿弥。「風姿花伝」とは、先人の所作や姿を真似て、そこに自らの花を添えて後人に伝えよ、との教え。

〽近ごろ運動不足で困っとりますわい。コレステロールが増えてかなわん、
ほぉ、こりゃ娑婆《しゃば》から来たて、脂がのって旨そうなわい…

「さっきから、腎移植とかコレステロールとかって、古典落語じゃないのかよ？」

相葉はBGMの米朝の落語もしっかり聞いていたようだ。

「古典だよ。米朝は古典の噺《はなし》を語り継ぐ数少ない落語家だ。[4]江戸時代の噺を今風にアレンジして未来に伝える、まさに外科医が見習うべきだとは思わないか？」と長瀬が答えた。

「確かに。手術は芸術、外科医は芸術家なんていう人もいるけど、どちらかというと手術は芸能だと思う。[5]百年に一人の天才がいれば価値が出る芸術とは違って、手術は途絶えてはいけない大衆芸能だ。落語や歌舞伎は昇華して芸術の域に達しただけで、本来は手術と一緒で広く普及して大衆が享受できるものでないと」

〽やぶ医者でも一通りのことは勉強してある、鬼の腹も人間の腹もそぉ変わらんわい。とにかくこれ胃袋じゃ、ここにおったらこなされてしまうさかいな、これを出なあかん。わしゃメスを一本持ってきたさかい、これで腹をこう裂いてな…

米朝師匠は多数のお弟子さんを持ち、一人も破門しなかったことで立派な教育者ともされています。でも、教育って難しいよね。

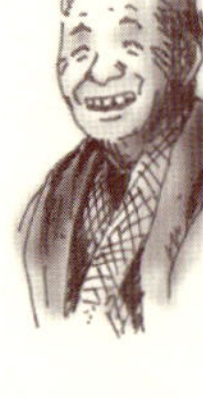

4 落語の稽古は師匠と弟子の口移し、その場ではメモも取らないらしい。丁寧で丹念な指導があって技術は受け継がれる。そこに自分の色を付けてこそ味が出る。盗んで覚えるものでも、背中で教えるものでもない。

5 芸術という感覚が、独りよがりの拘りを生む。医療という目的から逸脱して、自分のための手術を行う外科医になってはいけない。

「日本には、手仕事には修業が必要という概念があるからな。それは素晴らしいことだと思うけど、一部の外科医は修業と修行を勘違いしてるんじゃないかな。[6]修行と称して、精神論的な要素を含めて基本手技の繰り返しを強いるだろ。長い修行を経て、最前線、最先端という本来のスタート地点にたどり着いた外科医は、後輩たちにも同じことをやらせるかもな」と相葉はため息をつく。

「本来のスタートラインか。そこにたどり着くのに息切れしてたら、未来を作ることはできないな」と長瀬も同意する。「切除すべきものを確実にきれいに切除し、温存すべきものを機能的にも形態的にも温存する、そういった当然のレベルの手術ができずに、雑な切除で薬物療法や放射線に逃げる外科医では、閻魔《えんま》様に地獄に落とされる」

〽もし、大王様

〽おぉ、人呑み鬼、いかがいたした

〽もう、こうなったらあんたを呑まなしょうがない

〽わしを呑んで何とする

〽大黄[7]（大王）飲んで、下してしまうねやがな

6 修行とは本来は仏教用語。精神鍛錬のニュアンスを含む。手術を学問ととらえるなら、修行ではなく修業。

7 大黄は緩下剤として使われるタデ科の多年草。

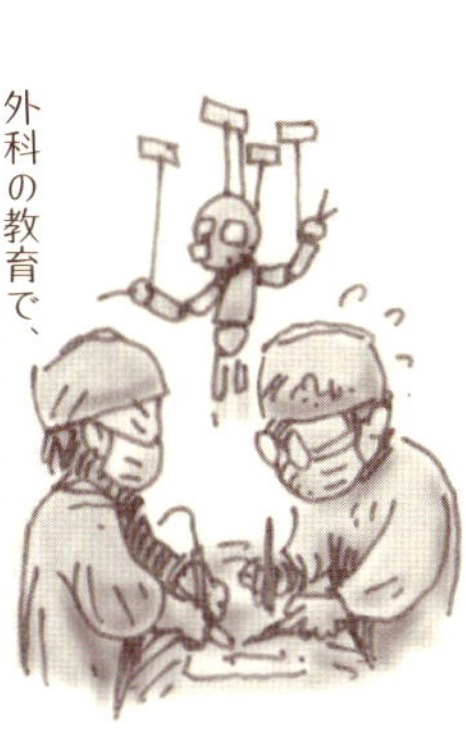

外科の教育で、指導者の言うままにやるマリオネット手術なんてのがあるけど、あれやってると、頭使わない外科医になっちゃうしなー。

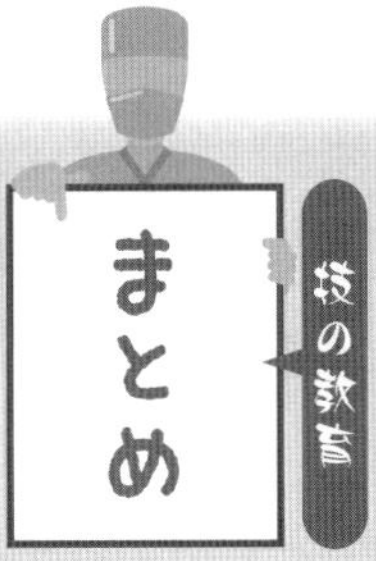

1. 先人は**伝授を惜しまず**、後人は**先人を追い越す**努力を
2. ベテランが手術を独占しては、**医療が停滞**する
3. 最前線がスタートライン、**若いうちにそこに立て！**

29 患者の暦

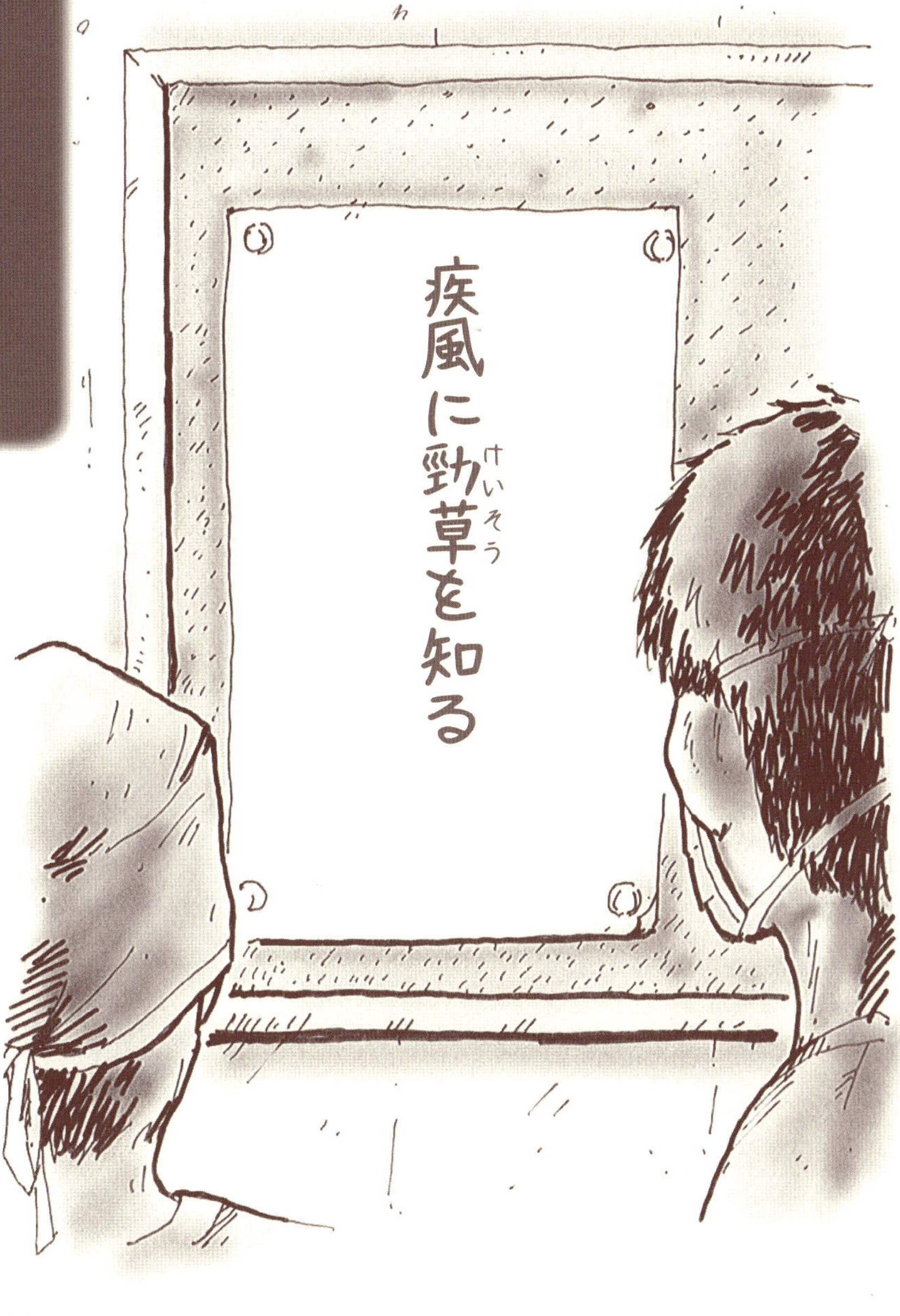

病という試練
——手術はスタート地点

「長い間ありがとうございました。これ、読んでください」

最後の診察を終えた石崎沙織は、屈託のない笑顔で乳腺外科医の櫻井雅紀に手紙を渡した。

沙織が左の乳房のしこりに気づいたのは十年前、三十歳の時だった。一年間の出産育児休暇から仕事に復帰した矢先のことである。近所の乳腺クリニックで受けた超音波検査で乳癌が疑われ、この病院に紹介されてきた。生検と全身検査の結果、乳癌と診断されたばかりか右側にも乳癌が見つかった。両側とも乳頭温存皮下乳腺全摘術[1]が必要だと告げられた。夫に付き添われて説明を受けたが、沙織にはその時の記憶が全くない。突然暗闇に突き落とされ、時間が途絶した静寂の中で動けないでいたのだ。

それから一週間、櫻井と乳癌専門看護師から時間をかけて説明を受け、現実をどうにか受け入れられるようになった。しかし乳房を失うことは想像すらできない。女性、妻、そして母親であること全てを失うような気がして、得体のしれない孤独感に押しつぶされていた。[2]

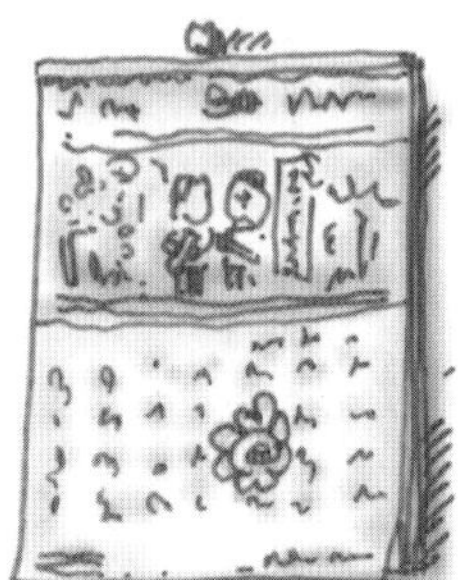

1 乳頭を含めた皮膚をすべて温存する乳腺全摘術。腫瘍が乳頭や皮膚から離れていることが絶対条件。

2 乳房には女性として、母親として、人それぞれの意味がある。「もう若くないから必要ないでしょ」という無理解や、「まだ若いから再建してあげる」というパターナリズムは大間違い。乳房再建は乳癌治療の一環で、患者には選択する権利がある。

「再建手術を受けますか？」

櫻井にそう言われて、沙織は戸惑った。乳癌の治療を受けるだけでも家族に負担をかけるのに、再建手術は贅沢なのではないかと思ったのである。話だけでも聞いてみたらと言われて、形成再建外科の外来を受診することになった。

シリコン製の人工乳房インプラントを使う方法[3]と、腹部から脂肪を移植する方法[4]を長瀬太一から説明された。保険診療でできるため、高額療養費制度によって再建手術にかかる費用の負担は思いのほか少ない。もともとの乳房ではないが、膨らみは取り戻せる、小さな娘の母親でいられる、そう思うと一筋の光明が見えてきた。

沙織は、シリコンインプラントによる再建を選んだ。負担が少ない方法で、一日でも早く娘の傍に戻るための選択であった。

あれから十年、沙織は四十歳になり、小学校四年の娘と夫とともに穏やかな生活を取り戻していた。しかし、犠牲も少なくなかった。両側の乳癌はルミナールタイプのステージⅠとⅡAであった。抗癌剤治療とホルモン療法を行うことになり、二人目の子供は諦めなければならなかった[5]。

沙織は子供の頃からつややかな長い髪が自慢だった。ふわりと風になびく髪が心地よかった。しかしその慣れ親しんだ髪を抗癌剤の治療前にショートボブにカットした。副作用の脱毛に備えたのだ。覚悟はしていたものの、治療開始直後から抜け落ちる髪を見ては、アイデンティティーを失うようで自然と涙が

3 残念ながら現在、保険手術でのシリコンインプラントによる乳房再建ができなくなっている（僅かではあるがリンパ腫発症のリスクがあるため）。より安全なインプラントの保険適用が待たれる。

4 それぞれ利点と欠点がある。今後は脂肪注入も選択肢となるだろう。

5 ホルモン療法による妊娠の断念だけでなく、放射線治療や化学療法にともなう通院や副作用の負担は、育児や仕事に影響を及ぼす。部分切除か全摘かの選択においては、術後放射線治療を回避したいという患者の事情も考慮すべき。治療はエビデンスだけでなく、患者の背景や心情を含めて判断する。

こぼれた。

抗癌剤治療では脱毛のみならず消化器症状などの副作用も強く、仕事を休まざるを得なかった。病気療養のための休職は入院治療で使い果たし、有給休暇を使いながら治療と仕事を両立してきたが、それも間に合わなくなって辞職した。女性癌患者の社会環境は決して優しくない[6]。特に乳癌では、好発年齢と働き盛りの年齢が重なり深刻な問題となる。


「私にはこの子がいる」

その気持ちが沙織を奮い立たせた。この子のためにも癌に負けるわけにはいかない。ウィッグと眉のメイクで武装し、彼女は闘った[7]。

沙織は元来控えめな性格で、自分の意見を主張するタイプではなかった。強い意思を持って何かに挑んだこともなかった。そんな彼女であったが、強く生きる覚悟こそが癌に勝つために不可欠と信じ、彼女は強敵に立ち向かった。

とはいえ、一人になるとふと弱気になる。死の恐怖はいつも隣にあった。診察のたびに、検査のたびに再発の二文字が頭をよぎる[8]。娘の次の誕生日を祝えるだろうか、小学校の入学式には付き添えるだろうかと、不安の波に飲まれて眠れない夜を何度経験しただろう。

沙織はカレンダーを買うたびに、手術を受けた日に印をつけた。一年、二年と時間が過ぎるごとに、ほんのわずかだが恐怖は遠のく。不安が薄れただけではない。彼女自身が強くなったのだ。抗癌剤治療が終了して二年、ようやく

6 配置転換や退職を迫られることもあるとのこと。癌患者の就労問題は、社会全体で取り組むべき課題。

7 眉や睫毛の脱毛に対するメイクが行われている。ウィッグや爪変形の対策なども含め、アピアランスケアが重要となる。

8 定期検診前には不安になる、検査結果を聞くのが怖い、というのが患者の当然の心理といえる。数か月ごとの「再発所見なし」のカルテの一行の裏には、患者の揺れ動く不安がある。

ウィッグがとれた。髪質に以前のような柔らかさはないが、彼女はそうやって一つずつ身に着けた武器を下ろしていった。

シリコンインプラントで再建した乳房は沙織の強い味方となった。乳頭温存皮下乳腺全摘術では、乳房外側の目立たない部位に傷跡は残るが、再建手術によって乳房を失うことは避けられた。鏡に映る形の良い乳房は、彼女の心を少し軽くした。[9] 娘を抱きしめた時、一緒にお風呂に入った時、そこに乳房があることで母親としての自信を持つことができたのだ。[10]

「もちろん、乳癌になってよかった、なんてことはないですけど、私、案外強いなって思いました。病気に感謝するって、こういうことなんですね」

十年間の戦いに勝ち抜いたからこそ言える、偽りのない言葉だと櫻井は思った。

ホルモン療法も終了し、石崎沙織はこの病院を卒業する。きっと彼女のカレンダーには、十個目の花まるが付いているのだろう。

櫻井は医局に戻り手紙を開いた。そこには、沙織の思いが綴られていた。十年間の長い道のりが記されていた。医療はその伴走者とならなければならない。急性期病院ではフォローアップまで行わないこともあるが、それでも伴走者の襷《たすき》は、同じ熱意を込めて繋げなければならない。[11] 櫻井はあらためてその思いを強くした。

9 インプラントによる片側再建は、健側乳房の形によっては対称性が得られないこともあるが、両側再建では左右同じ形態に再建しやすい（患者の希望により必ずしも術前と同じ形態ではない）。患者満足度も、片側再建よりも両側再建の方が高いと報告されている。今後、健側乳房（あるいは両側乳房）の予防切除が行われるようになると、両側再建は増えるであろう。

10 すべての患者に再建が必要ということではない。再建しなくても幸せに過ごしている患者もいる。乳房がなくても母親として自信を持てる人もいる。再建する理由は人それぞれ、ということ。

11 担当医や病院が変わっても、同じ理念で治療を繋ぎたい。

手術や抗癌剤、放射線治療といった癌治療は、患者にとってはスタート地点に過ぎない。本当の闘いはそこから始まる。医師は、治療当初の大きなイベントが終わると、数か月に一度の検査データを患者に告げるだけになる。しかし、患者がその数か月をどんな思いで過ごしているのかにも、思いを馳せるべきだろう。

その手紙は彼女の気持ちを表す言葉で締めくくられていた。

「疾風に勁草《けいそう》を知る。[12] そんな心境で卒業いたします」

窓の外では、桜のつぼみがほころび始めていた。

12 強い風が吹いても折れない草は、風が吹いて初めてその強さを知る。逆境で初めて自らの強さに気づく、という後漢書の言葉。

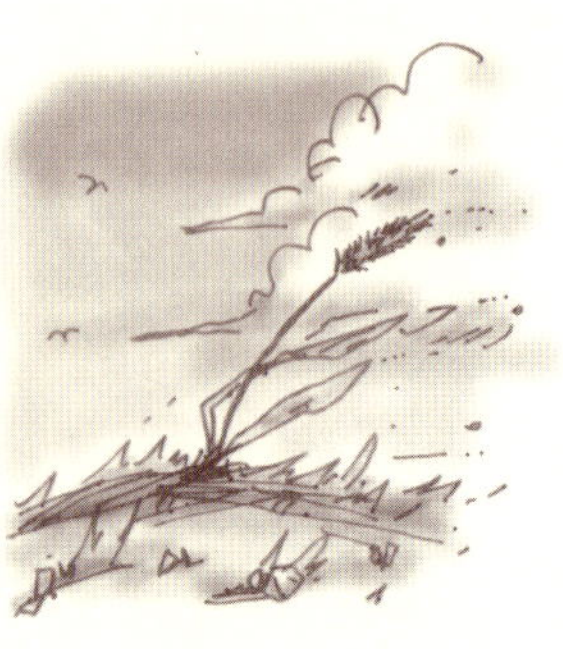

まとめ 患者の暦

1 癌治療では、**手術はスタート**に過ぎない

2 「著変なし」の裏にある、**日常の患者の闘い**を知るべし

3 医療は、**患者の伴走者**であり続けたい

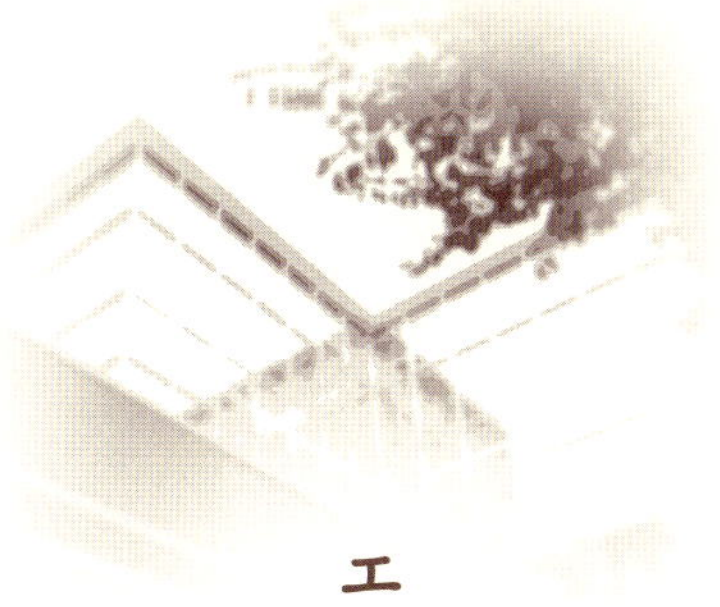

エピローグ

「四月から新しく初期研修の先生が来てくれることになった。二年目の森山渉先生だ」

相葉和也が渉を紹介する。

「よろしくお願いします。昨年は釣りで相葉先生や木津先生にお世話になりました。これからは先輩方のお役に立てるように頑張ります」

渉の挨拶を聞いて、江草俊一は藤井明日香と目を合わせる。「あちゃー、さっそく地雷を踏んじゃったよ」

「おいおい、君は何のために外科医になったんだ？　先輩のためじゃないだろう。患者さんのために頑張りなさい」

案の定、相葉は渉の失言を聞き逃さなかった。「そんなつもりで言ったんじゃないだろうけど、先輩のため、医局のため、病院のためっていう意識が、医療過誤やその隠蔽を生むんだ。患者さんとちゃんと向き合って、時には先輩に意見するぐらいの気概で臨んでくれ」

「はい。分かりました。患者さんのために頑張ります！」

かしこまる渉に渕上亮介が耳打ちする。「俺たちも最初はそうやって怒られたんだ。でも安心しろ。そこさえ間違えなければ貪欲に学べるよ」

「そうそう、釣りの方もよろしくな」木津直志が渉の肩を叩いて言った。

「はい、今年はキハダマグロを釣りたいですね」と渉が目を輝かせた。

「おい、それは俺の獲物だ。君はもうちょっと、プライベートに関して忖度というものを学びなさい」と言いながら相葉は耳かきで頭を掻いた。

「あっ、またやってる。そんなんじゃや、今年も本命、釣れませんよ」と晴れて外科医員となった谷口茉奈が笑った。

「さぁ、そろそろ患者さんが入室する時間よ。今日も一日頑張りましょ！」

新見理子の言葉を合図に、彼らは手術室へと向かった。

おわりに

さて、この医局もまた新しい年度を迎えたようです。読者の皆様、一年間お付き合いいただきありがとうございました。

私たち著者は、形成再建外科という特殊な外科に属しています。様々な外科医と一緒に手術を行い、様々な手術後の再建術や創部合併症の治療を行っています。科が違えば扱う臓器も異なり、手技や道具も違います。他科の手術を見ることは新しい発見の連続です。そして、それぞれの局面で外科の醍醐味を教えていただいています。

その一方で、「もったいない」と思うこともあります。もったいない合併症、もったいない入院、もったいない傷跡…。患者さんの不利益に繋がる「もったいない」は避けなければなりません。

この風変わりな本では、私たちが日常で遭遇する場面を物語とイラストにしてみました。外科総論としての基本的な創傷治癒の概念や形成再建外科ならではの移植手術が、この「もったいない」を減らす一助になれば幸いです。

最後に、本書の企画から執筆を通じて、多くのアドバイスをいただいた克誠堂出版の大澤王子さんに深謝いたします。三人で楽しみながら始めた作業でしたが、彼女の的確な意見がなければ、この本が世に出ることはなかったと思います。ありがとうございます、そして楽しかった！

【著者紹介】

寺尾 保信（てらお・やすのぶ）
がん・感染症センター都立駒込病院形成再建外科

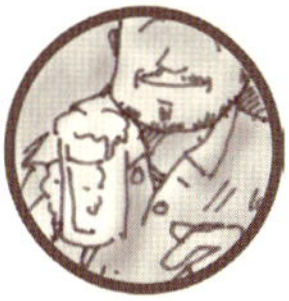

妄想好きな再建外科医。長崎大学で再建外科を知り、東京慈恵会医科大学で形成外科の基礎を学び、駒込病院で再建外科のパイオニアである坂東正士先生に師事する。主に手術室に棲息し、臓器、部位、時間を問わず再建手術に明け暮れている。

単著に『再建外科承ります』（毎日新聞社、2014年）。本書では小説部分を担当。

去川 俊二（さるかわ・しゅんじ）
埼玉医科大学国際医療センター形成外科

落書き好きな口腔顎顔面再建外科医。形成外科専攻当初は頭蓋顎顔面外科医を目指していたが、東京大学、国立がんセンターを経て頭頸部再建に目覚め、自治医科大学で突っ走り、大自然に囲まれた埼玉西部で新たな野望を抱いている。

著書に『インストラクション　フラップハーベスト―すぐに使える皮弁挙上の技』（克誠堂出版、2014年）ほか多数。本書では戯画部分を担当。

スキマ時間でスキルMAX!
ストーリーで身につく外科センス 〈検印省略〉

2019年11月1日　第1版第1刷発行
定　価（本体4,800円＋税）

著　者　寺尾 保信，去川 俊二
発行者　今井　良
発行所　克誠堂出版株式会社
〒113-0033　東京都文京区本郷3-23-5-202
電話　03-3811-0995　　振替　00180-0-196804
URL　http://www.kokuseido.co.jp

印刷・製本：株式会社シナノパブリッシングプレス
デザイン・レイアウト・組版：佐野 裕子，PAZZOT

ISBN 978-4-7719-0527-6 C3047　¥4,800E